Carl-Auer

Systemische Kinder- und Jugendpsychotherapie

Sie halten ein Buch aus der pinkfarbenen Praxisreihe des Carl-Auer Verlages in Händen. Diese Reihe ist der Systemischen Therapie und Beratung mit Kindern und Jugendlichen und ihren Familien gewidmet. Gute Therapeut:innen wussten schon immer, dass Kindertherapie ohne Eltern einem Schwimmbad ohne Wasser gleicht. In der Praxis reduziert sich der Einbezug der Eltern jedoch meist auf informative Gespräche, in denen über den Therapieverlauf berichtet wird. Um in der obigen Metapher zu bleiben: So wird maximal der Nichtschwimmerbereich mit Wasser gefüllt.

Systemische Kinder- und Jugendpsychotherapie bildet hier einen zentralen Unterschied. Die gesamte Familie, inklusive der Eltern, wird zum Gegenstand der Therapie. Das Kind bzw. der Jugendliche wird eher als Anlass, als Indexpatient:in verstanden; die Veränderung, die Entwicklung wird durch das gesamte Familiensystem angeregt und gefördert. Die Arbeit im Mehrpersonensetting ist sicherlich einer der größten Schätze der Systemischen Therapie, und die besondere Energie dieser Arbeitsweise trägt wesentlich dazu bei, Entwicklungen in der Familie anzustoßen. Durch die sozialrechtliche Anerkennung der Systemischen Therapie für Erwachsene sowie für Kinder und Jugendliche können Systemische Therapeut:innen jetzt auch im System der Gesetzlichen Krankenkassen systemisch arbeiten. Damit können nun alle Bevölkerungsschichten die hohe Wirksamkeit und Effektivität der Systemischen Therapie genießen. Jetzt müssen sich nur noch ausreichend viele junge Kolleg:innen finden, die sich im Vertiefungsgebiet Systemische Therapie approbieren und dann auch einen Kassensitz erwerben können, damit diese Therapieform in allen Regionen Deutschlands verfügbar ist.

Sie finden in dieser Reihe Konzepte der systemischen Kinder- und Jugendpsychotherapie, herausragende Fallstudien, Sammlungen von Techniken und Methoden, hypnosystemische Konzepte, lösungsorientierte Ansätze, Beiträge zur Spieltherapie, Embodiment-Verfahren und vieles mehr. Neben Publikationen von erfahrenen Praktiker:innen, die schon lange im systemischen Feld bekannt und geschätzt sind, stehen Veröffentlichungen von jungen Autor:innen, die ihre kreativen Konzepte, Zugänge und Interventionen vorstellen. Alle Bücher verfolgen ein gemeinsames Ziel: Therapeut:innen und Psychiater:innen in ihrer täglichen Arbeit mit Kindern, Jugendlichen und ihren Familien optimal zu unterstützen.

Reinert B. Hanswille
Herausgeber der Reihe

Reinert B. Hanswille (Hrsg.)

Systemische Therapie mit Kindern, Jugendlichen und ihren Familien

88 Interventionen für die Praxis

Mit Beiträgen von

Christoph Arning · Asiye Balıkçı-Schmidt · Ursula Bastänier · Maria Behr · Bernd Brass · Sebastian Clavée · Monika Detscher · Hannah Lea Dykast · Elke Frohn · Nadja Gabriel · David Grade · Carsten Hennig · Björn Enno Hermans · Irene Hochstrat · Stephanie Jaschke · Ulf Klein · Tanja Kuhnert · Kerstin Kurzius · Sylvia Legenbauer · Jochen Leucht · Anke Lingnau-Carduck · Janine Mertens · Klaus Rader · Bernd Reiners · Stephanie Rusche · Jenny Schwab · Michelle Sowa · Julia Stempel · Joachim Wenzel · Angelika Wörle-Gremler

Zweite Auflage, 2024

Themenreihe »Kinder- und Jugendpsychotherapie«
hrsg. von Reinert B. Hanswille
Reihengestaltung: Uwe Göbel
Umschlaggestaltung: B. Charlotte Ulrich
Umschlagfoto: © MMchen / photocase
Redaktion: Nicola Offermanns
Satz: Verlagsservice Hegele, Heiligkreuzsteinach
Printed in Germany
Druck und Bindung: CPI books GmbH, Leck

MIX
Papier | Fördert gute Waldnutzung
FSC® C083411
FSC www.fsc.org

CPI klimaneutral
Mehr Bäume. Weniger CO_2

Zweite Auflage, 2024
ISBN 978-3-8497-0441-4 (Printversion)
ISBN 978-3-8497-8393-8 (ePUB)

Bibliografische Information der Deutschen Nationalbibliothek:
Die Deutsche Nationalbibliothek verzeichnet diese Publikation in der Deutschen Nationalbibliografie; detaillierte bibliografische Daten sind im Internet über http://dnb.d-nb.de abrufbar.

Informationen zu unserem gesamten Programm, unseren Autoren und zum Verlag finden Sie unter: **https://www.carl-auer.de/**.
Dort können Sie auch unseren Newsletter abonnieren.

Carl-Auer Verlag GmbH
Vangerowstraße 14 • 69115 Heidelberg
Tel. +49 6221 6438-0 • Fax +49 6221 6438-22
info@carl-auer.de

Inhalt

Vorwort

Systemische Therapie und Beratung ist manchmal wie eine Abenteuerreise. Man weiß als Beraterin oder Therapeut nicht, wer gleich vor der Tür steht, was die Menschen bewegt und was sie in die Therapie oder Beratung bringt. Das klärt sich oft in den ersten Sitzungen, und dann tauchen die nächsten Herausforderungen auf: Die Ziele und Aufträge sind zu klären, und das gesamte Familiensystem ist anzusprechen – die kleine 2-jährige Tochter, der Teenager-Sohn mit 16 Jahren, die Eltern, der Expartner der Mutter und vielleicht auch die Großeltern. Sind die Ziele und Aufträge geklärt, beginnt der Prozess der Veränderung und der Anregung sowie die Begleitung der Familie. Währenddessen geht das Leben der Familie mit alltäglichen Sorgen weiter, mit Krankheit, Kränkungen, Verletzungen, erholsamen Urlauben, Erfolgserlebnissen und Niederlagen. Und dieses pralle Leben wirkt direkt in die Therapie- und Beratungsprozesse hinein. Da ist es kein Wunder, wenn bei der Therapeutin oder dem Berater gelegentlich das Gefühl aufkommt, überfordert zu sein, die Orientierung zu verlieren, keine kreative Idee mehr zu haben, keine Anregung für die nächste Sitzung.

Vielleicht kennen Sie Situationen wie diese:

Gleich in 15 Minuten kommt Familie D. zu ihrer nächsten Sitzung. Sie haben eine Hypothese im Kopf, was Sie bei der Familie gerne anregen möchten, aber leider keine Idee, wie Sie das umsetzen wollen – außer der, mit der Familie über das Thema zu sprechen.

Die kleine Anna ist 9 Jahre alt und sprachlich noch etwas »ungelenk«. Vor Beginn der nächsten Sitzung fällt Ihnen absolut nichts ein, wie Sie anders mit ihr in Kontakt kommen können.

Familie Müller hat drei kleine Kinder im Alter von 6, 8 und 10 Jahren. In der anstehenden Familiensitzung möchten Sie gerne die Kinder mehr einbeziehen und mit der Familie an den Mustern arbeiten, die in Eskalationssituationen aktiviert werden. Sie sind auf der Suche nach kreativen Ideen.

Mit den Eltern des kleinen Paul machen Sie eine Paartherapie. Die Sitzungen mit dem Paar waren bisher ziemlich anstrengend, weil beide Partner sehr rational und kognitiv sind und sich schwertun, ihre Paarthemen zu bearbeiten. Sie sind auf der Suche nach Interventionen, die die emotionale Seite des Paares stärker ansprechen.

Das Ehepaar Klein ist sehr verwickelt und eskaliert schnell in gegenseitigen Vorwürfen und Konflikten. Sie möchten gerne mit diesem Muster arbeiten und dem Paar diese Dynamik verdeutlichen. Aber wie?

Die Therapie mit Karl, 18 Jahre, erstreckt sich bisher über zehn Sitzungen. Sie konnten einen guten Kontakt aufbauen, und Karl kommt zuverlässig zu den Sitzungen. Allerdings bemerken Sie, dass sich die Sitzungen manchmal eher nach einer kumpelhaften Plauderei anhören und Sie sich immer öfter fragen, wie Karl besser von dem Prozess profitieren könnte. Sie suchen nach Techniken, die Sie dabei unterstützen können.

Das Paar S. ist verbal sehr eloquent und das Kommunikationsmuster so stark, dass Sie als Therapeutin nicht dazwischenkommen. Die beiden reden alles »platt«, und am Ende weiß niemand mehr, was der eigentliche Konflikt war. Sie wollen dieses Muster unbedingt durchbrechen, die Kommunikation verlangsamen und mehr Wert auf die Beschreibung der Emotionen legen. Es fehlt leider an Ideen, wie das am sinnvollsten geschehen kann.

Die Therapie mit Selina, 18 Jahre, plätschert so dahin. Die Sitzungen gleichen oft eher Plaudereien, obwohl Sie die Not und Bedürftigkeit von Selina sehen. Sie möchten den Prozess jetzt, wo Sie mit Selina gut in Kontakt sind, intensivieren und stärker mit ihren Emotionen arbeiten. Nur ist nicht klar, wie das gelingen soll.

Die Eltern von Evelin (10 Jahre) kommen in den nächsten Sitzungen allein zur Therapie. Sie haben den Settingwechsel vorgeschlagen, weil die Eltern gerne über ihre Sexualität sprechen möchten, mit der sie große Probleme haben. Das Thema ist aufgetaucht, als es um eine Erziehungsfrage bei Evelin ging (sie masturbiert in letzter Zeit öfter im Wohnzimmer, wenn sie vor dem TV-Gerät sitzt). Sie fanden es sehr angemessen, dass zuerst die Eltern das Thema ihrer partnerschaftlichen Sexualität besprechen möchten. Allerdings fehlt Ihnen der rechte Zugang zu diesem Thema.

Es sind solche oder ähnliche Situationen, die uns, die Autor:innen dieses Buches, motiviert haben, eine Sammlung von Interventionen zu erstellen, die für Sie bei Ihrer Arbeit als Therapeut:in oder Berater:in hilfreich sind.

Je nach Ihren persönlichen Lesegewohnheiten finden Sie auf unterschiedliche Weise Zugang zu den Inhalten:

- Gehören Sie zu denjenigen, die ein Buch ganz systematisch von der ersten bis zur letzten Seite lesen und sich den Text richtig erarbeiten, werden Sie viele Anregungen und genug Anlässe zur Aufregung finden, mit denen Sie sich näher beschäftigen können.
- Sind Sie eher ein »Suchleser«, der gezielt eine Technik für einen bestimmten Anlass, eine bestimmte Situation sucht, wird Ihnen das Inhaltsverzeichnis oder das Orientierungsraster zu den Interventionen im Technikkompass weiterhelfen.
- Sie sind eher »Spontanleser« und schnuppern gerne in ein Buch hinein, um sich überraschen zu lassen? Dann stöbern Sie mal hier und mal da, und wenn Ihnen eine Stelle zusagt, vertiefen Sie Ihre Lektüre und denken Sie das Gelesene weiter. Es sollten sich viele Gelegenheiten zum Nachdenken, Anregen, Abgrenzen, Verwerfen etc. bieten.
- Vielleicht sind Sie auch ein »Genussleser«, der ein Buch zur Hand nimmt, wenn er gerade Muße hat, und der auch ein Fachbuch wie einen schönen Garten versteht, in dem man sich mal diese und mal jene Blume oder Staude ansieht. Dann mögen Sie öfter einmal eine interessante Technik finden, die Sie innehalten lässt und dazu anregt, eine Übung selbst weiterzudenken und eigene Kreationen zu entwickeln.

Mit den Autor:innen dieses Buches bin ich der Meinung, dass systemische Therapie und Beratung sich nicht über die Techniken und Interventionen definiert und dass diese nicht den Kern des systemischen Arbeitens bilden. Unsere Leitlinie für die praktische Arbeit ist vielmehr der Spruch, der Arist von Schlippe zugeschrieben wird: »Systemische Therapie ist angewandte Systemtheorie.«

Wir stellen dem Buch deshalb im ersten Kapitel eine kleine theoretische Rahmung für die systemische Therapie und Beratung voran, in deren Mittelpunkt die Prozessgestaltung, die Hypothesenbildung, die Zielklärung sowie die Haltungen Systemischer Therapie stehen.

Die Grundidee dieses Buches ist es, Ihnen eine Art »Best Practice« für den Beratungs- und Therapiealltag an die Hand zu geben, die schwierige Situationen wie die oben beschriebenen etwas leichter macht.

Dank

Ich möchte mich bei allen Kolleg:innen herzlich bedanken, dass sie ihre Lieblingsinterventionen zur Verfügung gestellt und sie entsprechend verschriftlicht haben. So ist das Buch auch ein kleiner Querschnitt von Interventionen, die unterschiedlichste Kolleg:innen in ihrer Praxis gerne einsetzen, wobei sie ihre kreativen Ideen und Neuschöpfungen von Techniken gerne mit den Leserinnen und Lesern zur Nutzung und Weiterentwicklung teilen. Danken möchte ich auch den vielen Klient:innen, Patient:innen, Ratsuchenden etc., die durch ihre Art, wie sie sich in den Sitzungen zeigen, wie sie über sich und ihre Anliegen sprechen, zur Entstehung dieses Buches beigetragen haben.

Mein Dank richtet sich auch an den Carl-Auer Verlag für das Interesse, die Aufmunterungen und die Unterstützung bei der Herstellung des Buches.

Essen, im Sommer 2022
Reinert B. Hanswille

Einführung

Eine der besten Möglichkeiten, Entwicklung und Wachstum zu ermöglichen, ist der Import guter Ideen von fremden Menschen und Völkern.

(Dieser Spruch wird Helmut Schmidt zugeschrieben. Er trifft aber auch die Lebenswirklichkeit von Therapeut:innen und Berater:innen.)

Interventionen zu beschreiben ist nicht einfach

Beim Verfassen von Büchern, die Techniken beschreiben, steht man immer vor der Herausforderung, das so zu tun, dass die Leser die Methoden nicht nur verstehen, sondern sie auch gut in der eigenen Praxis anwenden können. Wenn ich Bücher mit Techniken lese, geht es mir immer so, dass ich am ehesten diejenigen davon aufgreife, die mich spontan »anspringen«, die ins Auge fallen, deren Grundidee einleuchtet und die nicht zu kompliziert sind. Andere finde ich interessant oder anregend, und schnell entwickelt sich dann eine Idee, wie ich diese Technik kreativ verändern kann, damit sie für »meine« Klientensysteme passender ist. Wieder andere sprechen mich gar nicht an, weshalb ich sie nie in mein Handlungsspektrum integrieren werde.

In der Praxis zeigt sich, dass viele Therapeut:innen und Berater:innen über ein bestimmtes Spektrum an Lieblingsinterventionen verfügen, die sie immer wieder einsetzen – mal leicht verändert oder in ihrer Ursprungsstruktur (s. dazu Hanswille 2022a). Systemische Therapeut:innen nutzen z. B. das Genogramm, das Familienbrett, Skulpturen, Externalisierungen, Ausnahmefragen, hypothetische Fragen, zirkuläre Fragen, Hausaufgaben, die Zeitlinie oder Timeline, Metaphern, Reframing etc. Diese Techniken kommen dann in allen Prozessen vor, und es entsteht manchmal der Eindruck, als stände bereits fest, welche Technik wann genutzt wird: In der dritten Sitzung mache ich Genogrammarbeit, in der vierten eine Aufstellung etc. Fast wirkt es so, als würden die Kolleg:innen einem strikten Manual folgen, wobei die Entwicklung der therapeutischen Prozesse, die Passung zu den Klienten und die Anregung, die ich aus einer systemischen Hypothese ziehe, keine Rolle spielen.

Dadurch entfernt sich die Arbeit immer mehr von der systemischen Idee einer hypothesengestützten Prozessbildung, deren Grundlage die systemische Erkenntnistheorie ist. Es klingt paradox, aber wir wollen gerade mit unserem Buch im Sinne einer »Best Practice« diese Ideen unterstützen und anregen, damit die systemische Praxis nicht zu einer technokratischen Anwendung von Interventionen verkommt.

Wir, die Autor:innen der Interventionstechniken, hoffen, Sie entwickeln unsere Ideen weiter, machen sie passend für Ihre Klient:innen, fügen sie in Ihre Prozessgestaltung ein, bekommen neue Ideen für andere, neue Techniken und entwickeln so die systemische Praxis weiter.

Was will das Buch?

Das Buch soll ein Arbeitsbuch für den Beratungs- bzw. Therapiealltag sein. Das heißt, die Ideen sollten nach Möglichkeit schnell umsetzbar und realisierbar sein, damit Sie sich auf die wesentlichen Dinge im beraterischen und therapeutischen Prozess konzentrieren können und Augen und Herz offen halten für Empathie, Resonanz, Beziehung, Zuhören, Musterbeobachtung, Hypothesenentwicklung etc. Deshalb haben wir Techniken bevorzugt, die wenig Vorbereitung bedürfen und gleichzeitig auch Raum für eigene Entwicklungen und Veränderungen bieten.

Wenn hier ein Vergleich mit Kochrezepten erlaubt ist: Es gibt viele tolle, sehr schmackhafte Rezepte, die allerdings nur mit viel Aufwand zuzubereiten sind, weil z. B. erst viele ausgefallene Zutaten und Gewürze zu besorgen sind. Das hat die Konsequenz, dass diese Rezepte nur selten oder höchstens zu besonderen Anlässen nachgekocht werden. Aber sie sind nichts für die Alltagsküche – wenn es schnell, praktisch, gesund, abwechslungsreich und günstig sein soll.

Die Methoden in diesem Buch sind eher für die »Alltagsküche« gedacht – sie sollten mit wenig Vorbereitung direkt einsetzbar sein, sodass es reicht, sie erst kurz vor der Sitzung zu lesen.

Leider lässt sich in den vergangenen Jahren eine Tendenz beobachten, dass man systemisches Arbeiten, Beraten, Therapieren als eine Ansammlung von Techniken beschreibt oder Interventionen und Konzepte fast mechanistisch oder technokratisch einübt – ohne die Rahmung, den Prozess, die Persönlichkeit der Therapeut:in und die Besonderheit des Klientensystems zu sehen.

> »Wenn sich systemische Praxis darauf begrenzt, systemische Interventionstechniken anzuwenden, fehlt jedoch eine wichtige Reflexionsebene, auf der man sich bewusst wird, warum man so interveniert, wie man es tut« (von Schlippe u. Schweitzer 2019, S. 18).

Aus diesem Grund habe ich der Sammlung von Techniken ein Grundsatzkapitel vorangestellt, in dem es um die Rahmung und Einbindung der Interventionen geht. Nach mehr als 30 Jahren Erfahrung in der Aus- und Weiterbildung von systemischen Berater:innen und Therapeut:innen habe ich von den Teilnehmenden gelernt, wie bedeutsam es gerade in der Anfangsphase ihrer systemischen Praxis ist, dass sie Interventionen und Techniken kennen, um Prozesse begleiten zu können. Das systemische Denken, die Reflexion, die vertiefende Prozessgestaltung und die systemischen Haltungen werden begleitend dazu erlernt und bilden sich dann im Laufe der Vertiefung des systemischen Wissens in der Praxis zur Meisterschaft aus. So sind die ersten Berufsjahre als Berater:in oder Therapeut:in oft durch die Suche nach neuen Methoden gekennzeichnet, durch die man sich für kreative Ideen und andere Zugänge zur beraterischen Arbeit begeistern lässt, während in den späteren Berufsjahren eher eine technische Ausdünnung zu beobachten ist und die Prozesse eher hypothesengeleitet sind und in der Begegnung sowie im Beziehungsaufbau mit den Klient:innen ihren Mittelpunkt finden.

Im vorliegenden Buch gibt es zwei unterschiedliche Gruppen von Techniken:

1) Interventionen, die im systemischen Feld bereits bekannt sind – wie die Wunderfrage, Aufstellungsarbeit etc. – und die wir hier mit kreativen Weiterentwicklungen, Fokussierungen etc. beschreiben
2) kreative »Neuschöpfungen« sowie kreative Entwicklungen von Techniken und Interventionen, die vielleicht weit entfernt auf bereits bekannte Ideen zurückgreifen, diese aber strukturell verändert haben.

Bei einer Sammlung von Techniken und Interventionen kann es – trotz aller Sorgfalt – geschehen, dass Sie als Leserin und Leser denken: Das habe ich aber schon an anderer Stelle gelesen oder gehört, das ist nicht neu. Ich möchte dann um Entschuldigung bitten – aber wie bei vielen anderen Erfindungen in unserem Alltag werden Techniken nur ganz selten ausschließlich an einer Stelle auf der Welt gedacht und entwickelt, meist haben mehrere Menschen in einem bestimmten Zeitraum ähnliche Gedanken und Ideen. Letztlich stehen wir alle auf den Schultern anderer Frauen und Männer, die sich auch schon mit ähnlichen Fragen und Themen beschäftigt haben.

Was finden Sie in diesem Buch?

Die vorgestellten Techniken folgen alle einem bestimmten Raster – so lassen sie sich gut vergleichen. Das unterstützt Sie beim schnellen Überschlagen, ob Sie diese Übung jetzt einsetzen wollen. Deshalb sind die einzelnen Beschreibungen auch kurzgehalten. Die Autoren haben bewusst auf ausführliche Beschreibungen, didaktische Kommentare, Gedanken zur Rahmung etc. verzichtet. Wir gehen davon aus, dass Sie diese Techniken eingebettet in eine systemische Hypothese einsetzen, sie in den Beratungs- bzw. Therapieprozess integrieren und individuell anpassen.

Alle Techniken folgen diesem Raster mit 15 Aspekten (gibt es zu einem der 15 Punkte keine Ausführungen, folgt direkt der nächste Punkt):

1) **Ziel der Intervention:** Welches Ziel lässt sich mit der Intervention erreichen?
2) **Dauer der Intervention:** Wie lange dauert die Intervention (Angabe in Minuten, auch unter Berücksichtigung der Anzahl von Personen im Mehrpersonen-Setting)?
3) **Zielgruppe, Alter und Setting:** Ab welchem Lebensalter und in welchem Setting ist sie durchführbar?
4) **Therapiephase:** In welcher Phase der Therapie ist sie einsetzbar (Anfang, Beziehungsaufbau, Zielklärung, Vertiefung oder Abschluss)?
5) **Anlass, Themen und Symptome:** Bei welchen Anlässen für die Therapie ist die Intervention besonders zu empfehlen?
6) **Benötigtes Material:** Welches Material muss ich vorher bereitstellen? Welchen Aufwand muss ich betreiben?
7) **Spezifische Hinweise für Therapeut:innen:** Welche Hinweise brauchen die Therapeut:innen für die Durchführung der Technik?

8) **Spezifische Instruktionen für Klient:innen:** Gibt es besondere Hinweise an die Klient:innen, wie z. B. »Hören Sie bitte erst zu, und starten Sie danach mit …«?
9) **Arbeitspapiere für Klient:innen:** Benötigen die Klient:innen ein Arbeitspapier?
10) **Was es sonst noch zu bedenken gibt:** Gibt es noch andere Dinge zu beachten, die bisher nicht benannt wurden, wie z. B. Auswirkungen auf das Mehrpersonen-Setting oder Erschwernisse ab einer bestimmten Gruppengröße etc.?
11) **Durchführung der Technik:** Wie lassen sich Ablauf und Durchführung dieser Technik beschreiben?
12) **Kontraindikationen:** Sind Kontraindikationen bekannt oder zu vermuten?
13) **Tipp:** Gibt es besondere Hinweise, die bedacht werden sollten?
14) **Weitere Bemerkungen:** Gibt es weitere Anmerkungen oder Erläuterungen (unter Umständen ein kurzes Fallbeispiel)?
15) **Literatur:** Literaturtipps und Quellenangaben.

Die Techniken sind in diesem Buch nach dem Setting geordnet, in dem sie besonders zu empfehlen sind. Das bedeutet nicht, dass sie nicht auch in anderen Settings einsetzbar sind. Für Interventionen, die in allen Settings gleich gut geeignet sind, existiert ein Kapitel für Setting-ungebundene Interventionen (Kap. 9).

Zum Aufbau des Buches

Das Buch gliedert sich in folgende Kapitel:

- ein Vorwort zum Motivieren
- eine Einführung, die der Einordnung, dem tieferen Verstehen und der Orientierung dienen soll
- Im ersten Teil mit fünf Kapiteln lesen Sie einige rahmende Beiträge zur Gestaltung systemischer Prozesse und zur Bedeutung von Techniken in der systemischen Beratung und Therapie. Das 1. Kapitel beschäftigt sich mit grundsätzlichen Gedanken zum Einsatz von Techniken, das 2. Kapitel steht unter dem etwas provokanten Titel »Warum man besser keine Techniken anwendet«. Es folgen zwei Kapitel zur Prozessgestaltung in der Systemischen Therapie, bei denen die Zielklärung und die Hypothesenbildung

im Mittelpunkt stehen sowie die Haltungen, mit denen Systemische Therapeut:innen arbeiten. Das 5. Kapitel schließt mit einem kurzen Beitrag darüber, wie sich die Gesprächsführung in Beratungs- und Therapieprozessen anregen lässt.

- Im zweiten Teil finden Sie vier Kapitel mit den Beschreibungen der einzelnen Interventionstechniken, die immer in einem bestimmten Raster präsentiert werden (s. o.). So können Sie schnell die Informationen finden, die Sie benötigen, um die Übung einzusetzen. Die Techniken sind kurz und prägnant beschrieben, damit sie leicht und schnell nutzbar sind. Sie sind danach geordnet, in welchem Setting sie zur Anwendung kommen. Dabei ist den Autor:innen bewusst, dass diese Trennung bei vielen Interventionen nicht eindeutig ist. Sie lassen sich in gleicher Form oder nur leicht verändert auch in unterschiedlichen Settings einsetzen. Andererseits ist das Setting ein bedeutsames Merkmal für die Entscheidung, mit welcher Technik die Therapeut:in arbeiten möchte. Die Kapitel des zweiten Teils sind überschrieben mit:
  1) Intervention im Einzel-Setting
  2) Interventionen, die sich vor allem für das Mehrpersonen-Setting eignen
  3) Interventionen für das Paar-Setting
  4) Interventionen, die sich für verschiedene Settings eignen.
- Im Anschluss an die Beschreibungen der Techniken folgt am Ende des Buches ein Raster, um die Suche nach einer Intervention zu erleichtern. Dort finden Sie alle Techniken mit einigen Merkmalen zu ihrer Einsetzbarkeit aufgeführt. Sie sind durchnummeriert und mit Seitenzahl gelistet, sodass sie schnell auffindbar sind. Das Raster führt folgende Kriterien auf:
  1) das Setting: Kinder und Jugendliche als Einzelpersonen, Familien, Paare (die Interventionen finden sich immer nur in den Settings, die die Autor:innen als besonders geeignet ansehen)
  2) eine Altersangabe, ab wann es sinnvoll erscheint, die Intervention einzusetzen (natürlich können Sie die Übungen auch in anderen Altersgruppen einsetzen – es ist nur eine Einschätzung und ein Erfahrungsbericht der jeweiligen Autor:in)

3) den Zeitaufwand, mit dem Sie rechnen müssen (in der Regel sind alle Interventionen auf maximal eine Stunde begrenzt)
4) Welche Vorbereitung ist für die Technik nötig (z. B., ob Sie Material bereitlegen müssen, um die Planungszeit im Auge zu behalten)?
5) Liegt der Schwerpunkt der Arbeit eher auf dem Körper oder auf der verbalen Auseinandersetzung? Ist Kreativität besonders erwünscht?
6) In welcher Phase der Therapie ist der Einsatz zu empfehlen (Anfangsphase, Zielklärung, Vertiefung oder Abschluss). Auch das ist nur eine Empfehlung, viele Übungen sind eher flexibel einsetzbar.

- Das Buch schließt mit einem Literaturverzeichnis.

Interventionsvielfalt
Im Interventionsüberblick (S. 407) finden Sie alle Techniken aufgeführt. Die Setting-ungebundenen Interventionen lassen sich in allen Settings gleich gut nutzen, andere nur in zwei Settings. Bei diesen mussten wir uns entscheiden, in welchem Kapitel wir sie aufführen sollen. Bei anderen kommen Sie vielleicht selbst auf neue Ideen, wie sich eine bestimmte Technik auch in einem anderen Setting nutzen lässt. Daraus ergibt sich, dass die 88 Methoden vielfältiger einsetzbar sind als hier beschrieben. So können Sie auf den folgenden Seiten deutlich mehr als 120 Interventionsmöglichkeiten in den unterschiedlichsten Settings finden.

Unterschiedliche Perspektiven, denen wir in diesem Buch folgen

Berufsperspektive: Wir unterscheiden in diesem Buch nicht explizit zwischen Inhalten, die für Berater:innen, Therapeut:innen, psychologische Psychotherapeut:innen oder für Kinder- und Jugendlichen-Psychotherapeut:innen Bedeutung haben. Wir freuen uns, wenn möglichst viele Professionen und Kolleg:innen mit unterschiedlichsten Aus-, Fort- und Weiterbildungen hier Anregungen für ihre Arbeit finden. Deshalb sollen sich, wenn im Buch mal nur von Berater:innen und an anderer Stelle nur von Therapeut:innen die Rede ist, immer alle angesprochen fühlen – egal, welche Aus- oder Weiterbildung sie absolviert haben.

Genderperspektive: Da im Feld der systemischen Beratung und Therapie – und wahrscheinlich auch in der Leserschaft – Frauen in der Mehrzahl sind, sprach vieles dafür, überwiegend die weibliche Form zu nutzen.

Allerdings ist uns in der komplexen und teilweise hitzig geführten öffentlichen Debatte über generisches Maskulinum, Gender und Gendersterne, diverse Geschlechtsidentitäten jenseits des binären Schemas etc. bewusst, dass wir nicht alle Anliegen zufriedenstellen können. Das bedauern wir – uns ist aber keine Lösung bekannt, die alle Möglichkeiten gut integriert.

Wir möchten mit unserem Buch alle Menschen erreichen – Frauen und Männer sowie jene, die sich nicht als Frau oder Mann beschreiben. Deshalb haben wir versucht, so zu formulieren, dass sich alle Geschlechter angesprochen fühlen (z. B. Teilnehmende). Ist so eine umfassende Formulierung nicht möglich, wird der Genderdoppelpunkt verwendet (z. B. Patient:innen). Der Doppelpunkt zieht das Wort nicht auseinander wie der Unterstrich oder das Sternchen und bezieht trotzdem alle Personen mit ein (anders als z. B. die frühere Variante mit dem Binnen-I).

Störungsperspektive: Wir haben bewusst auf die Zuordnung der Techniken zu einer spezifischen Störung oder einer besonderen Problemlage verzichtet. Viele Übungen sind bewusst nicht auf Störungen fokussiert. Ihr Ziel ist es, das System dazu anzuregen, Ressourcen zu aktivieren. Sie sollen z. B. die Selbstwirksamkeit fördern, eine Begegnung mit dem Klienten oder dem System ermöglichen, die Sprechbarkeit erleichtern, die Motivation heben etc. Die Störung steht hier nicht im Mittelpunkt. Wir möchten das System dahingehend anstoßen, dass es neue Muster bildet und starre Attraktoren verflüssigt, um so in einen Veränderungsprozess zu kommen.

Teil 1: Anregungen zur Prozessgestaltung in Therapie und Beratung

1 Nicht die Intervention ist entscheidend: Sie ist zwar das Salz in der Suppe – mehr aber auch nicht

1.1 Einleitung

Viele Teilnehmende beschreiben ihre Motivation für den Besuch einer Weiterbildung mit Aussagen wie »Ich will meinen Methoden- oder Handwerkskoffer erweitern« oder »Ich will mein Toolspektrum vergrößern und mehr Interventionen kennenlernen, um mit Klienten, Systemen oder Familien besser arbeiten zu können«. Vielleicht geht es Ihnen beim Lesen dieser Zeilen auch so wie mir: Wie passt das z. B. zum Ausspruch Heinz von Foersters: »Systeme sind nichttriviale Maschinen« (von Foerster 1999, S. 12)? Denn in diesem Verständnis sind Menschen und menschliche Systeme durch eine hohe Komplexität gekennzeichnet – u. a., weil ihr Verhalten nicht erklärbar und vorhersehbar ist, weil sie aus Erfahrung lernen, ihre

> »Erfahrungseindrücke vermittels ihres Gedächtnisses und vor dem Hintergrund ihrer Erfahrungsgeschichte verarbeiten, was allein den Output determiniert (Verhalten, Handeln, Kommunikation), der damit eben nicht trivial, vorhersagbar und linear-kausal erklärbar ist« (Levold 2014, S. 56, mit Bezug auf von Foerster u. Pörksen 1998, S. 38 ff.).

Sie entziehen sich dem mechanischen Verständnis, in dem eher daran gedacht wird, man brauche nur genügend Werkzeuge, Methoden und Techniken, und dann klappt's schon – salopp gesagt – mit der Veränderung im System. Oder in Anlehnung an ein Zitat von Maslow: »Ich glaube, es ist verlockend, wenn das einzige Werkzeug, das man hat, ein Hammer ist, alles zu behandeln, als ob es ein Nagel wäre« (Maslow 1966).

1.2 Wie bedeutsam sind Interventionen für die Wirksamkeit der Therapie oder Beratung?

Viele systemische Therapeut:innen und Berater:innen sind auf der Suche nach praktischen Vorgehensweisen und Techniken, sie wollen ein passendes Handwerkszeug für ihre Arbeit und versprechen sich davon, in der Beratung wirksamer sein zu können. Dieser Nachfrage entgegenkommend finden sich zahlreiche Fort- und Weiterbildungen – es gibt geradezu ein Feuerwerk an systemischen Techniken –, und systemische Publikationen, die sich mit Tools, Techniken und Interventionen beschäftigen (z. B. Schwing u. Fryser 2010; Caby u. Caby 2009, 2011; Neumann 2011; Bleckwedel 2008; Renoldner et al. 2006). Und in der Praxis vieler Systemiker entsteht der Eindruck, der therapeutische Prozess bestehe aus einer Aneinanderreihung von Techniken und Interventionen, die der systemischen Arbeit zuzuschreiben sind.

Die fünf allgemeinen Wirkfaktoren für Psychotherapie, die Klaus Grawe (2000) nach der Auswertung zahlreicher Metaanalysen postuliert, lauten:

- die Problemaktualisierung
- die Ressourcenaktivierung
- die Problembewältigung
- die motivationale Klärung und
- die Therapiebeziehung.

Verfahrensübergreifend verfolgen das »Generic model of psychotherapy« von Orlinsky und Howard (1988) und die generischen Prinzipien von Haken und Schiepek (2010) (ausführlich s. Kap. 3.1) ein ähnliches Anliegen.

Sie zeigen vergleichbar mit der allgemeinen Wirksamkeitsforschung, dass die Bedeutung der Techniken an sich für die Wirksamkeit eines Beratungsprozesses eher gering ist. Sie erhalten ihre Bedeutung dadurch, dass sie eingebunden sind in ein Verfahrensverständnis mit erkenntnistheoretischer Rahmung, mit einer Veränderungstheorie, mit therapeutischen Haltungen etc.

Losgelöst sind Techniken und Interventionen von geringerer Bedeutung als andere Therapieaspekte – wie das Therapeutenverhalten und unspezifische Variablen (*common factors*, z. B. Unterstützung, Einfühlung, Ermutigung etc.) und Merkmale des Klienten selbst (vgl. Wampold, Imel u. Flückinger 2018). Zusammenfassend lassen sich die Ergebnisse der Psychotherapieforschung so beschreiben: Psychotherapie ist wirksam, ohne dass diese Wirkung auf die speziellen Interventionen und Techniken zurückzuführen ist. Zentraler Wirkfaktor für die Effektivität von Psychotherapie ist die therapeutische Beziehung, die Persönlichkeit und die Haltung der Therapeut:in (s. dazu auch Borst et al. 2022).

1.3 Wie entstehen Techniken und Interventionen?

Interventionstechniken haben ganz unterschiedliche Entstehungsgeschichten. Die meisten der im vorliegenden Buch beschriebenen Techniken sind in der Praxis der Kolleginnen und Kollegen entstanden – einige angeregt durch allgemein bekannte Ideen und Techniken, andere sind kreative Erfindungen der Autor:innen. Da diese ja in der Systemischen Therapie arbeiten, orientieren sich die Techniken vor allem an den Ideen dieser Therapierichtung.

Wenn wir allgemein auf therapeutische Techniken schauen, gibt es viele Interventionen, die eher allgemeiner Natur sind und sich in allen therapeutischen Verfahren finden. Dazu gehören z. B. Rollenspiele oder die Arbeit mit Metaphern, die Arbeit mit Symbolen, Seilen, Tüchern oder Karten. Andere assoziieren wir mit therapeutischen Persönlichkeiten, die dann wiederum einem bestimmten Behandlungsverfahren zugerechnet werden. Die Arbeit mit Übertragung und Gegenübertragung geht auf Sigmund Freud zurück, deshalb wird diese Interventionsform der Psychoanalyse zugerechnet, obwohl sie auch von vielen anderen therapeutischen Richtungen aufgegriffen wurde. Die Arbeit mit Skulpturen wird Virginia Satir zugeschrieben und gilt als eine Technik, die eher in die Familientherapie und systemische Therapie gehört. Aber auch hier gibt es unterschiedliche Ausprägungen im Psychodrama, in der Gestalttherapie und weiteren Richtungen. Andere Interventionen sind im Kontext von Behandlungen spezifischer Störungsbilder entstanden und wieder andere als Techniken, um Klienten leichter zu aktivieren und sich bestimmten Themen zu nähern – wie z. B. die Zeitlinienarbeit, die Arbeit mit Karten, Seilen oder Tüchern etc. Sie sind meist verfahrensunspezifisch und werden in den unterschiedlichsten Therapie- und Beratungsverfahren genutzt. Andere Techniken – wie das Malen von Bildern, das Erstellen von Collagen, die Arbeit mit Knete, Musik, Karten etc. – sind eher unspezifisch und werden je nach Vorlieben der Therapeut:innen in vielen Therapieverfahren eingesetzt.

Es gibt Interventionen, die primär einem Verfahren zugeschrieben werden. Sie stehen dann oft in engem Zusammenhang mit den jeweiligen theoretischen Orientierungen, innerhalb derer sie entstanden sind – wie zum Beispiel das SORKC-Modell[1] in der Verhaltenstherapie, die zirkulären Fragen in der Systemischen Therapie, die Übertragungsanalyse in der Psychoanalyse, das Spiegeln in der Gesprächspsychotherapie oder die Arbeit mit dem leeren Stuhl in der Gestalttherapie.

Bedeutung erhalten Interventionstechniken durch die Einbindung in ein Verfahren, in die spezifischen Theorien und Haltungen, die man den Therapeut:innen zuschreibt. Interventionen sind losgelöst aus ihren Entstehungsgeschichten, den theoretischen Hintergründen und der Orientierung der Anwender »neutral«. Deshalb könnte man auch sagen, dass es keine wirklich »systemischen Techniken und Interventionen« gibt. Systemisch werden sie erst durch die Einbindung in ein systemisches Theoriegebäude.

Einige Techniken, die in der systemischen Therapie oder Beratung Anwendung finden, lassen sich aus der systemischen Theorie begründen. So beruht das zirkuläre Fragen auf der theoretischen Idee, dass sich Interaktions- und Kommunikationsprozesse in Systemen immer auch zirkulär ereignen. Sie ermöglichen es, Musterbildungsprozesse zu verstehen und sie zu verdeutlichen. Die Ausnahmefrage (»Wann tritt ein bestimmtes Verhalten oder Symptom nicht auf?«) beruht auf der Idee, dass Verhalten oder Dynamiken in einem System nie konstant oder stabil sind, sondern Systeme immer einer Veränderung unterliegen. Skulpturen beziehen sich auf die klassische Systemtheorie und auf die Theorie der Selbstorganisation. Sie zeigen die Idee, dass Menschen innere Bilder von Systemen entwickeln und sich daran orientieren und dass die einzelnen Systemmitglieder immer aufeinander bezogen sind. Das Reflecting Team greift die Idee des Konstruktivismus auf, dass jeder eine andere, gleichrangige und gleichwertige Beobachtung und Wahrnehmung hat, und verdeutlicht, wie sich Systeme gegenseitig beeinflussen. Die Wunderfrage veranschaulicht die Bedeutung der Wirklichkeitskonstruktionen und – wenn sie in einem System Anwendung findet – auch die Kraft positiver zirkulärer Prozesse. Die Genogrammarbeit spiegelt die Bezogenheit auf frühere Generationen und die Entwicklung und Bedeutung zentraler Geschichten, die in der Familie erzählt werden.

Auch die Interventionen und Techniken, die wir in der Praxis nutzen, sind fast immer kleinere oder größere Weiterentwicklun-

1 Stimulus, Organism, Response, Kontingency, Consequence.

gen von bekannten Methoden, die die Therapeut:in auf ihr Klientensystem anpasst oder durch die therapeutische Situation kreativ verändert. So unterliegen die meisten Techniken einem ständigen Veränderungsprozess. Geleitet durch eine systemische Hypothese können Sie die passenden Techniken auswählen und verändern, sie ggf. auch theoretisch begründen und somit einer systemischen Idee und Haltung folgen.

1.4 Wie kommen Therapierende zur Auswahl ihrer Techniken und Interventionen?

In Supervisionsprozessen sowie in der Aus-, Fort- und Weiterbildung bekommt man oft Antworten wie:

- »Ich mache das immer in der Anfangsphase einer Therapie.«
- »Mein Bauch hat mich da hingeführt.«
- »Ich folge meiner Intuition.«
- »Wir haben das vor Kurzem in der Weiterbildung gelernt.«
- »Ich hatte es gelesen, und mir hat die Übung gefallen.«
- »Ich dachte, es würde jetzt passen.«
- »Ich hatte Spaß daran, das zu machen.«
- »Ich möchte meinen Werkzeugkoffer erweitern.«
- »Ich habe die Technik von einer Kollegin empfohlen bekommen und gleich genutzt.«
- »Mit der Intervention habe ich oft Erfolg bei Klienten.«

Bei vielen Antworten entsteht der Eindruck, die Intervention sei rein zufällig entstanden oder hänge eher von der Vorliebe der Therapeut:in ab – so, als ob der Klient/die Klientin, die systemische Hypothese, das System, das Störungsbild, die Systemdynamik, die Persönlichkeit der Klient:innen, die Musterbildung des Systems oder die Attraktoren kaum Bedeutung hätten. Interventionen werden ohne Zusammenhang und Resonanz auf die Klient:innen ausgewählt. Und das geschieht nicht selten in der Hoffnung und Idee, durch die Intervention würde bei den Klient:innen etwas ausgelöst oder angeregt, das den Prozess dann weiterbringen kann (in dieser Form werden systemische Interventionen ja auch von vielen »Nichtsystemiker:innen« genutzt). Und das geschieht ja auch überraschend oft, da viele Techniken in sich viel Potenzial tragen, aber es fehlt der Bezugsrahmen, wofür sich die ausgelösten Emotionen oder Dynamiken eignen (vgl. Levold 2014, S. 220–223). Dass sich im Klientensystem etwas bewegt, dass die Klient:innen Spaß haben, einen Konflikt austragen, dass die Therapeut:in sich gut fühlt oder eine Emotion beobachten kann etc., sind interessante Auswirkungen, sie sagen aber nichts über die Nützlichkeit und Wirksamkeit der Therapie oder ihre Nachhaltigkeit aus. Reaktionen kann ich als Therapeut in einem System durch viele Aktionen erzeugen. Bohrt die Therapeut:in in ihrer Nase, liest sie während der Sitzung in einem Buch, attackiert sie die Mutter, beschimpft das Kind, werden diese Interventionen auch Auswirkungen im System erzeugen. Die Frage wäre nur: Sind diese im Sinne einer Weiterentwicklung des Klientensystems nützlich?

Leider sehen viele die systemische Interventionen als eine »Allzweckwaffe« an. Ob Skulpturen, Genogramm, zirkuläre Fragen, Reframing, Metaphern, Wunderfrage oder Familienbrett – vieles davon wird in den meisten Therapie- und Beratungsprozessen vorkommen und gerne benutzt. Das hat oft nicht viel mit Beziehungsorientierung, Prozesskompetenz, Anregung von Selbstorganisation etc. zu tun. Der schematische Gebrauch von Interventionen und das eingeschränkte Verständnis von Veränderungsprozessen werden den vielfältigen Settings und Kontexten der systemischen Therapie/Beratung und den leidenden Klient:innen mit ihren Problemen und Sorgen nicht gerecht:

- Die Lebensalterspanne der Klient:innen reicht vom Kleinkind bis zum Hochbetagten.
- Vielleicht besteht die Notwendigkeit einer kultursensiblen Arbeit bei Klient:innen mit einem Migrationshintergrund, evtl. unter Einbeziehung eines Dolmetschers oder Sprachmittlers.
- Manche Klient:innen haben ein Handicap oder leiden unter gesundheitlichen Einschränkungen.
- Viele Klient:innen kommen aus armen und sozial benachteiligten Familien.
- Die Beratung findet in unterschiedlichsten Institutionen und Organisationen statt (ambulante psychotherapeutische Praxis, in der Praxis eines Kinder- und Jugendpsychiaters, in einer Selbstzahler-Praxis, im Bereich aufsuchender Familienberatung oder Familientherapie, im stationären Kontext der Jugend- und Familienhilfe, im stationären Kontext einer Klinik, in unterschiedlichsten Formen von Beratungsstellen, begleitend zu ambulanten Angeboten der Jugendhilfe etc.).

- Die Therapie findet im Zwangskontext und in freiwilligen Kontexten statt.
- Klient:innen und Patient:innen haben die unterschiedlichsten Störungsbilder, Symptome, Konflikte, Problemlagen etc.
- Sie kommen mit den vielfältigsten Konflikten, Problemen, Symptomen, die die Menschen für sich definieren (Paarkonflikte, Geldmangel, mögliche Trennung etc.).
- Die Beratung findet in unterschiedlichsten Netzwerken und Kooperationen statt – mit Kliniken, Jugendhilfeeinrichtungen, mit der Sozialpsychiatrie, Drogenberatung und diversen anderen Organisationen und Institutionen.

Diese unterschiedlichen Kontexte stellen hohe Anforderungen an Therapeut:innen, um ihre Klient:innen in deren individuellen Problemlagen gut unterstützen zu können.

Die Auswahl der Techniken und Interventionen entwickelt sich aus den systemischen Hypothesen und den Zielen für den Beratungsprozess. Beides ist eingebunden in die Haltungen, die Systemische Therapeut:innen auszeichnet (s. dazu Kap. 4). Gerahmt wird der therapeutische oder beraterische Prozess durch das klinische Modell

> »über das Zustandekommen und die Aufrechterhaltung von Problemen, Störungen, Krankheiten, einschließlich Theorien der Veränderung« (Geyerhofer, Ritsch u. Thoma 2018, S. 63).

Eingebunden ist all das in die Systemtheorien (s. dazu u. a. Ochs u. Kriz 2022; Kriz u. Ochs 2022; Kriz 2017; Haken u. Schiepek 2010).

1.5 Einüben der Techniken

Wie kommen nun die Techniken zur Therapeut:in? Die Antwort klingt banal: durch Anwendung. Viele erlernen Interventionen in ihren Aus-, Fort- und Weiterbildungen. Sie bekommen die Technik demonstriert und üben sie einmal in Rollenspielen. Aber das einmalige Ausführen einer Technik bringt noch keine handwerkliche Sicherheit. Zu fest sind unsere eigenen Muster und Einstellungen, die dafür sorgen, eine Technik zu verwässern und ihren Effekt abzuschwächen. Neben dem handwerklichen Erlernen einer Technik ist das Training der therapeutischen Haltungen, des klinischen Konzepts und der Prozesskompetenz von zentraler Bedeutung. Techniken und Interventionen werden als Ableitungen aus systemischen

Hypothesen verstanden, die die Therapeut:in im Rahmen des therapeutischen Prozesses entwickelt (s. Kap. 3.3).

Deshalb ist es wichtig, Techniken und Interventionen nicht nur zu erlernen, sondern sie dann einzuüben und zu verinnerlichen. Denn nur, wenn ich mir keine Gedanken mehr über die Durchführung einer Technik machen muss, kann ich den Fokus auf den Prozess, meine Wahrnehmung, meine Resonanzfähigkeit und meine Hypothesenbildung legen. Nur wenn der technische Prozess gut automatisiert ist, kann ich die Technik schnell anpassen oder mit einer anderen Intervention verbinden, um meinen Klienten ein passendes, hilfreiches Angebot zu machen.

Wenn wir die therapeutische Kunst mit einer Handwerkskunst vergleichen, dann liegt es nahe, dass die Handwerker:in nicht nur weiß, welche Werkzeuge sie nutzen kann, sondern auch, dass sie sie kunstfertig einsetzen und kombinieren kann. Und dazu sind Training, Übung und Geschick nötig. Handwerker »üben« praktisch täglich: wie man den Hammer führen muss, um ein Blech zu biegen, oder wie eine Verbindung von Kupferrohren stabil und sicher erfolgen kann oder wie eine elektrische Schaltung sicher und funktionsfähig eingerichtet wird.

Ähnlich wie bei einem Handwerker, dem die größte Kunstfertigkeit nichts nutzt – wenn er z. B. keine innere Vorstellung, keine Theorie darüber hat, wie sein Werkstück später aussehen soll oder wie sich das verwandte Material unter der Bearbeitung verhält, wenn er z. B. nicht weiß, wie heiß das Metall werden muss, um es zu löten, oder welche Festigkeit das Metall besitzt, um es mit dem Hammer zu biegen etc. – so ist es auch bei der Therapeut:in. Wenn sie z. B. eine Skulptur anbieten oder eine zirkuläre Frage stellen kann, aber keine Idee hat, wie sich der Prozess dabei und danach entfalten könnte, wie sich eine bestimmte Symptomatik auswirkt oder die Dynamik im Paar sich entwickeln wird etc., dann bleibt es ein Glücksspiel, inwiefern sich das System angeregt fühlt oder sich eine Symptomatik verändern wird.

Und auch der Spruch »Es ist noch keine Meisterin, noch kein Meister vom Himmel gefallen« ist für die Therapeut:in eine gute Leitlinie. Üben, regelmäßige fokussierte Wiederholung, Reflexion des Prozesses, kritische Betrachtung der eigenen Vorgehensweise, Anpassung und Verbesserung führen zur Meisterschaft. Wie oft muss ich eine bestimmte Technik zum Beispiel beim Skifahren üben, bis ich sie auch in schwierigem Gelände und bei schlechter Sicht sicher ausführen kann? Oder wie lange muss ich auf meinem Instrument üben, um eine bestimmte Melodie sicher zu spielen – vielleicht sogar in einem Orchester, wo ich auch noch auf die anderen Instrumente achten muss?

Ähnlich verhält es sich mit dem Einüben therapeutischer Techniken und Interventionen. Manchmal entsteht der Eindruck, es herrsche die Erwartung, dass es ja nicht so kompliziert ist und es ausreicht, von einer Technik theoretisch gehört zu haben oder sie einmal in einem Rollenspiel ausgeführt zu haben, um sie fachgerecht anwenden zu können. In der Regel reicht das aber keineswegs. Oft höre ich von Teilnehmenden bereits zu Beginn der Weiterbildung, dass sie diese oder jene Technik schon regelmäßig einsetzen und wissen, wie sie funktioniert. Im konkreten Tun wird dann manchmal deutlich, wie wenig eingebunden und technisch sauber sie die Interventionen nutzen (so ist es ein Unterschied, wenn z. B. bei der Ausnahmefrage gesagt wird »Gibt es auch Ausnahmen von …?« oder »Welche Ausnahmen gibt es von …?«). Nur wenn die Therapeut:in die theoretische Rahmung der Technik kennt und erlebt hat, wie die Intervention »richtig« ausgeführt wird, und dies häufig in veränderten Kontexten wiederholt, kann sie sich die Sicherheit und Präzision aneignen, die notwendig ist, um sie in therapeutischen Prozessen sicher einzusetzen. Durch die ständige Wiederholung, Übung und die begleitende Supervision kann sie die Fähigkeit dann zur Meisterschaft entwickeln.

Es ist für die systemische Therapie und Beratung vielleicht etwas ungewohnt zu denken, ich müsste mich in meinen Therapie- und Beratungsfähigkeiten trainieren, diese üben, wiederholen, nochmals wiederholen und korrigieren, erneut ausführen etc. Aber wie oben beschrieben: Zur Meisterschaft bringen wir unsere Fähigkeiten nur durch stete Übung und Wiederholung. Therapie funktioniert eben nicht nur intuitiv, spontan und kreativ. Nur wenn ich die Strukturen und Muster einer Systemischen Therapie (Zieleklären, Beobachten, Hypothesenbilden, Beziehungsaufbau, zentrale Fragetechniken, Interventionen etc.) durch Übung und Training automatisiert habe und jederzeit abrufen kann, besitze ich auch die innerliche Ruhe und Gelassenheit, achtsam, wertschätzend und zugewandt mit meinen Klient:innen in Kontakt zu sein, um ihnen eine sichere Beziehung anbieten zu können: Ich achte auf Delegation, bemerke Übertragungen, spüre, wie das Klientensystem eigene Prozesse bei mir aktiviert, kann zwischen den Affekten der Klient:innen und meinen eigenen gut unterscheiden, kann auch in schwierigen Situationen neutral bleiben etc.

Abschließend bleibt: »Übung macht den Meister« – wie in der Kunst, im Sport oder in der Wissenschaft, so auch in der Beratung und Therapie.

1.6 Das Interventionsparadoxon in der systemischen Therapie und Beratung

Zum Abschluss dieses Kapitels möchte ich kurz eine Paradoxie ansprechen, die sich für Systemische Therapeut:innen eröffnet, mit der andere Therapieverfahren weniger Probleme haben – und die gewissermaßen »hausgemacht« ist.

In der systemischen Theoriebildung gehört die Selbstorganisation zu den zentralen Bausteinen. Elementar für die Selbstorganisation ist die »Nichtinstruierbarkeit von Systemen«. Nichttriviale Systeme lassen sich nicht instruieren – oder weniger theoretisch ausgedrückt: Systeme lassen sich nicht zielgenau verändern. Die Synergetik betont

> »die Unmöglichkeit einer linearen, zielgerichteten Einflussnahme auf komplexe nichtlineare Systeme durch externe Eingriffe« (Schiepek 2014, S. 83).

Die Idee, dass ich eine bestimmte Intervention anwende und dann das und das geschehen wird und dass ich die eine oder andere Veränderung dadurch auslöse, um diesen oder jenen Zustand zu erreichen, klingt zwar manchmal sehr verlockend, ist aber utopisch. Deshalb sprechen systemische Therapeuten und Beraterinnen gerne von Anregungen, Irritationen, Verstörung etc., um zu benennen, was durch eine Intervention erreicht werden soll.

Allerdings wissen die meisten systemischen Beraterinnen und Berater aus ihrer eigenen Praxis, dass sie auch etwas bewirken – dass sich Systeme und einzelne Systemmitglieder verändern, manchmal sogar so, wie es sich die Berater:in vorgestellt hat. Und dann erleben wir uns als wirksam und erfolgreich. Aus der Psychotherapieforschung wissen wir, dass die »allegiance« ein entscheidender Wirkfaktor ist (darunter verstehen wir den Grad, inwieweit die Therapierenden vom angewendeten Verfahren überzeugt sind und an dessen Wirksamkeit glauben) (s. Wampold et al. 2018). Ein weiterer wichtiger Faktor ist dieses Erleben vieler Systemiker:innen in ihrer Praxis: Sind wir ganz überzeugt von einer Intervention, die wir jetzt unbedingt einsetzen wollen, weil sie etwas Bedeutsames bewirken könnte, dann erleben wir auch oft eine entsprechende Veränderung im Klientensystem. Das erscheint dann fast linear: Wir machen etwas, und die Klienten zeigen die Veränderungen, die wir erwartet haben. Ähnlich verhält es sich mit den Zielen, die abgeklärt werden, und mit den systemischen Hypothesen. Es ist wunderbar, wenn wir im Therapieprozess erleben, wie die Hypothese und die abgeleitete Intervention dazu beitragen, die Ziele zu erreichen, aber sie beschreiben keinen festen Fahrplan, wie eine zielgerichtete Veränderung aussieht. Wenn es einmal so geschieht, steigt das Gefühl von Selbstwirksamkeit ebenso wie das professionelle Selbstwertgefühl. Berns (2006, S. 31) nennt das eine »praxeologische Paradoxie«, die gerade Systemiker:innen immer wieder neu ausbalancieren müssen. In der systemischen Theorie wurde u. a. der Begriff der Perturbation geprägt (lat. *perturbatio* = »Verwirrung«, »Störung«, »Unruhe«, »Unordnung«, *perturbare* = »durcheinanderwirbeln«, »beunruhigen«, »verwirren«). Der Begriff, der ursprünglich aus der Physik, Astronomie und Mathematik stammt, wurde von Maturana und Varela (1990) in die Systemische Therapie eingeführt. Sie beschreiben, was es damit auf sich hat, wenn davon die Rede ist, Menschen nur »perturbieren«, aber nicht »steuern« zu können. Damit wird sprachlich angedeutet, dass es sich in der systemischen Therapie und Beratung bei Interventionen nicht um zielgerichtete Beeinflussungen handelt, sondern eher um Perturbationen des Klientensystems.

Angesichts dieses Paradoxons geht es um eine gelungene Balance von guter innerer Überzeugung und dem Wissen, dass die Veränderung der Klient:innen durch einen Selbstorganisationsprozess angeregt wird, bei dem die Aktion der Therapeut:in nur einen kleinen Anteil hat.

In diesem Sinne verstehen wir auch die Interventionen im zweiten Teil dieses Buches als Anregungen, Einladungen und Perturbationen für Klient:innen ebenso wie für ganze Systeme.

2 Warum man besser keine Techniken anwendet – ein Schmähgedicht gegen originelle oder sichtbare Interventionen

Bernd Reiners

Es ist wohl unmöglich, in einem Therapie- oder Beratungsgespräch *nicht* zu intervenieren. Inzwischen sind so viele Interventionen beschrieben, dass wir jede Handlung der Berater:in als Intervention verstehen können – seien es originelle Fragen oder Pausen. Sogar Tipps sind spätestens seit Steve de Shazer (1989) keineswegs mehr verpönt.

In diesem Kapitel geht es eher um sichtbare, originelle oder aufwendige Methoden – so etwas wie eine Timeline, eine Aufstellung, das Ausgestalten einer Frage auf verschiedenen Sinnes- und Erlebniskanälen, eine paradoxe Abschlussintervention etc. Es geht mir keineswegs darum, diese Methoden grundsätzlich zu verteufeln. Wer hätte nicht schon mit einer guten Frage, einer guten Intervention den Hergang der Therapie – zumindest scheint es in der Rückschau – maßgeblich beeinflusst? Immer wieder hören wir von guten Interventionen auf einem Workshop, lesen davon in einem Buch oder bekommen einen Hinweis von Kolleg:innen. Und natürlich fließen diese Ideen in die eigene Arbeit ein.

Aber was spricht dann gegen diese Methoden? Solche Methoden erwecken den Anschein, es sei die *Methode*, die wichtig ist und die die Veränderung »zwangsläufig« hervorruft oder zumindest vorantreibt. Sie verstellen den Blick für das Eigentliche, für den therapeutischen *Prozess* und für die Komplikationen auf dem Weg der Veränderung. Sie gaukeln vor, die Veränderung läge in der Hand der Therapeut:in, die – wenn sie nur die »richtige« Methode auswählt – die Veränderung mühelos »bewirken« kann.

Natürlich gibt es im Veränderungsprozess gewisse Teilprozesse, die »typisch« sind und die sich in verschiedenen Prozessen mit unterschiedlichen Systemen in ähnlicher Weise wiederholen. Hier können bestimmte »Leitplanken« sinnvoll sein. So sind z. B. Fragen nach Anliegen, Auftrag und Ziel zu Beginn fast immer sinnvoll. Aber welche Methode man für diese Klärung verwendet, muss auch zum Klientensystem und zur Therapeut:in passen. Die Visualisierung der Ziele kann eine Verankerung enorm erleichtern, sie kann aber auch als »zu viel« erlebt werden, als unpassend oder gar »übergriffig«. Dies kann auch bei einer einfachen Frage nach den Zielen passieren. Jedoch ist es hier einfacher, sich von der Methode zu verabschieden, einen kleinen »Schlenker« zu machen, zunächst der Irritation Ausdruck zu verleihen und sich dem Therapieprozess neu zu öffnen. Wenn bereits Karten zur Zielklärung ausgelegt oder geschrieben sind, ist es sehr viel schwieriger, einen solchen »Schlenker« einzubauen und das Vorgehen auf der Mikroebene zu justieren.

2.1 Beispiele

So beginnt z. B. ein Familienberater die Sitzung mit sehr schönen Karten auf dem Boden. Sie eignen sich hervorragend, um über Stimmungen und die momentane Lage in der Familie zu assoziieren. Die Familie lässt sich jedoch nur schleppend darauf ein. Der Berater wirbt für die Methode und bittet die Familie, sich Karten auszuwählen und zu klug gewählten Fragen zu reflektieren. Nach ca. 30 anscheinend gelungenen Minuten platzt der Mutter der Kragen: »Können wir jetzt anfangen? Das ist ja schön mit den Karten, aber gestern hat unser Sohn einen Brief von der Schule bekommen, dass er ›fliegt‹, wenn er nicht bald ein anderes Benehmen an den Tag legt.« Der »Widerstand« der Familie wurde der Methode zugeschrieben, lag aber eher in einem dringenden anderen Anliegen begründet. Ohne Karten hätte der Berater das vermutlich schneller bemerkt.

Ein anderes Beispiel:

Eine Teilnehmerin in einer Weiterbildung zur Familientherapeutin hat im Erstgespräch das Gefühl gehabt, bei der Geschichte der Klientin den Überblick verloren zu haben. Sie überlegt sich, dass sie die nächste Stunde mit einer Timeline beginnt, und bereitet diese gut vor – an sich eine gute Idee. Leider bekommt sie aber nicht mit, dass die Klientin gerade in einer akuten Krise steckt und daher die Stunde weinend mit einer aktuellen Frage eröffnet. Die Therapeutin beginnt trotzdem mit der Timeline, und die Klientin folgt »brav«, wie das Klient:innen eben so tun, wenn sie in Not sind: Sie vertrauen der Therapeut:in. Schöne Methode gut angewendet, aber leider am Thema vorbei.

Ein Beispiel aus meiner eigenen Erfahrung mag erlaubt sein: Zu Beginn meiner familientherapeutischen Arbeit in den 1990er-Jahren waren paradoxe Verschreibungen und die lösungsorientierten Methoden von Steve de Shazer sehr beliebt.

In meiner Klientel gab es eine Familie mit der 5-JÄHRIGEN LISA, die von Geburt an abends nicht allein ins Bett zu kriegen war. Nachdem »normale« Maßnahmen nicht geholfen hatten, bediente ich mich einer Methode und Erklärung von de Shazer (nach Weiss u. Haertel-Weiss 1995):

»Niemand von uns weiß, warum Ihre Tochter dieses ›Spiel‹ mag, aber offenbar möchte sie es so spielen. Vernünftige Maßnahmen greifen nicht, die haben Sie alle ausprobiert. Um den Kreislauf zu unterbrechen, muss man etwas Verrücktes tun.«

Die Eltern waren etwas überrascht und fragten, ob sie nun abends in die Ecke urinieren sollten? Ich riet zu weniger drastischen Maßnahmen, lobte aber die Kreativität.

Zwei Wochen später betraten die Eltern den Raum und berichteten, wie sie die »Hausaufgabe« erledigt hatten. Gleich am selben Abend habe der Vater, nachdem Lisa ins Bett gebracht worden war und wieder aufgestanden war, begonnen, die Rollläden herabzulassen, wieder heraufzuziehen und wieder herabzulassen. Als Lisa zu ihrer Mutter lief, um sie zu holen, begann diese, sich aus- und wieder anzuziehen. Dies hätten sie etwa anderthalb Stunden getan! Ich war erschüttert, wie sehr diese gestandenen Eltern meinen Ideen gefolgt waren und dachte: »Hoffentlich erzählen die das nicht meinem Chef!«

Lisa habe sich dann eine Decke geholt und sei auf dem Sofa eingeschlafen. Der Vater trug sie hiernach in ihr Zimmer, wodurch sie wieder wachwurde. Als er sie dann ins Bett legte, sagte sie nur matt: »Gute Nacht.« Der Vater habe das Zimmer verlassen, und Lisa sei offenbar wieder eingeschlafen. Dass sie in ihrem Bett *allein* einschlief, hatten die Eltern seit kurz nach der Geburt nicht mehr erlebt. Auch in den folgenden Tagen habe das hervorragend geklappt. Als ich die Eltern fragte, wieso die Methode denn wohl so erfolgreich gewesen sei, meinten sie, das sei eben einfach ein »guter Trick«. Etwa ein halbes Jahr später traf ich sie im Supermarkt. Sie hätten diesen Tipp schon lauter anderen Eltern gegeben, und es habe schon vielen geholfen.

Ist das nicht eigentlich ein Beispiel *für* »originelle« Methoden? Es war doch sehr erfolgreich – in kurzer Zeit und nachhaltig. Die Eltern fühlen sich selbstwirksam, und das Problem war behoben. Warum beschreibe ich es als Beispiel in einem Kapitel mit der Warnung vor genau solchen Methoden? Weil es zeigt, wie Klient:innen, wenn sie nur verzweifelt genug sind, den Methoden folgen, ohne ihre Wirksamkeit zu verstehen und ohne sich zu fragen, wie es wohl anderen – in diesem Fall ihrer Tochter – dabei geht. Die Methode wird als Mittel zum Zweck verwendet. Sicherlich hat Lisa sich gefragt, ob ihre Eltern jetzt verrückt geworden waren. Völlig erschöpft – möglicherweise aus Verzweiflung – schlief sie schließlich ein. Auch das wäre eventuell in Kauf zu nehmen, schließlich hat sie ein paar Stunden an der psychischen Stabilität ihrer Eltern gezweifelt, dafür aber längere Zeit davon profitiert, genügend Schlaf zu bekommen. Im Fallbeispiel ist die Intervention gelungen (mit kleinen Nebenwirkungen). Aber was hätte alles passieren können? Eltern, die in »blindem Gehorsam« den Therapeuten folgen, können wohl kaum das Ziel von Therapie und Beratung sein! Erst recht, wenn man bedenkt, dass im Namen des Gehorsams (nicht nur in Deutschland) sicher mehr schwere Verbrechen begangen wurden als im Namen des Ungehorsams. Diese Eltern hatten immerhin im Sinn, dass sie keine bleibenden Schäden (in die Ecke urinieren) in Kauf nehmen sollten. Ihre Tochter aber deutlich zu verunsichern haben sie ohne Zögern hingenommen. Kann man für solche Verhaltensweisen als Therapeut:in die Verantwortung übernehmen?

2.2 Reflexion

Es geht also beim Einsatz »origineller« Methoden auch immer darum, mögliche Nebenwirkungen mit zu berücksichtigen, die Gefahr dafür selbst im Blick zu haben und sie den Klient:innen klarzumachen. Je »invasiver« und »verrückter« eine Methode ist – und je weniger sie im Beisein der Therapeut:in umgesetzt wird –, desto mehr Vorsicht ist geboten!

Sie können mir glauben, dass ich seitdem sehr viel vorsichtiger mit paradoxen Verschreibungen bin. Ich verwende sie allerdings immer noch – vermutlich auch, weil der Effekt so »durchschlagend« war. Jedoch verwende ich sie nie mehr »autoritär«, sondern mache immer deutlich, dass es nur ein Vorschlag ist.

Es gibt Beratende und Supervisor:innen, die feuern in jeder Sitzung ein wahres Feuerwerk an Methoden ab. So beeindruckend das einerseits ist, so lenkt es doch häufig vom eigentlichen Prozess ab. Wer hat es nicht schon erlebt, dass das Grübeln, das Stocken im Prozess, das vorsichtige, scheinbar ergebnislose Herantasten an das »eigentliche« Problem ein »Aha-Erlebnis«, manchmal sogar ein Schlüsselereignis der Therapie hervorbringt? Erst in dieser Zeit des Steckenbleibens können oft tragfähige Hypothesen entstehen, die zum Fallverständnis und für die weitere Entwicklung unabdingbar sind. Zu viele Methoden anzubieten ist kontraproduktiv. Sie verhindern den Suchprozess bei den Klient:innen und Therapeut:innen. Zwar erleben beide Seiten die quälend unsichere Suche auf diese Weise weniger stark und fühlen sich möglicherweise kurzfristig besser – vermutlich ein häufiger Grund für diesen Interventionismus –, dies verstellt aber den Blick für neue Wege. Natürlich kann es sinnvoll sein, bei der Lösungssuche originelle oder sichtbare Methoden anzuwenden. Das darf jedoch nicht zu früh geschehen und nicht in der Absicht, die unangenehme Situation zu überspielen.

Viele erfahrene Therapierende berichten, dass sie heute weniger Methoden anwenden als zu Beginn ihrer Tätigkeit. Es bleiben sicher einige »Lieblingsmethoden«, aber es verschwinden auch viele, die sie zu Beginn ihrer Tätigkeit sehr geschätzt haben. Ähnlich geht es vielen Teilnehmer:innen von Workshops. Motiviert lernen sie neue Methoden und nehmen sich fest vor, sie in ihrer Arbeit ausprobieren, aber es wird nichts daraus. Sie sehen dies als eigene »Schwäche«, mangelnde Disziplin oder fehlenden Mut. Häufig kommen sie nicht darauf, die guten Gründe zu sehen, warum sie die Methode nicht anwenden. Vielleicht passt sie einfach nicht zu ihnen, ihrem Arbeitskontext oder ihren Klient:innen.

2.3 Fazit

Es scheint besonders im systemischen Feld eine Art »moralischen Druck« zu geben, möglichst originelle und vielfältige Methoden zu verwenden. Zu Beginn der therapeutischen Tätigkeit denken viele, sie bräuchten einen prall gefüllten und originellen Werkzeugkoffer. Das scheint mit der eigenen Unsicherheit zu Beginn dieser Arbeit zusammenzuhängen, verschwindet es doch offenbar bei vielen erfahreneren Praktikern. Meines Erachtens ist ein gut gefüllter Methodenkoffer keineswegs schädlich, aber er ist auch nicht der wichtigste Aspekt. Mit der »richtigen« Haltung ist es gar nicht so einfach, eine »falsche« Methode anzuwenden. Umgekehrt ist es leicht, mit einer tollen Methode das Falsche zu tun. Oder, um es mit Wampold, Imel und Flückiger (2018, S. 206) auszudrücken:

> »Es besteht kaum empirische Evidenz dafür, dass bestimmte Vorgehensweisen wirksamer sind als die Überkategorie der nach bestem Wissen situationsangepassten, professionell durchgeführten Psychotherapie.«

Aufwendige, sichtbare und originelle Methoden haben der Systemischen Therapie nicht nur ein tolles Image verliehen, sie können auch funktionieren. Es schadet nichts, eine gute Methode an der richtigen Stelle im Prozess anzuwenden, wenn sie zu Therapeut:in, Klient:in, Kontext und Prozess – also auch zur Hypothese – passt. Aber lieber eine tolle Methode weniger und dabei gut im Prozess als die tollste Methode leider an der Situation vorbei anwenden. Kontextbezug ist auch hier wichtig!

Zusammenfassend kann man sagen: Jede Methode ist nur so gut, wie sie zum Prozess, zur Therapeut:in und zum Klientensystem passt.

3 Elemente einer systemischen Prozessgestaltung und ihre Bedeutung für die Auswahl der Intervention

3.1 Die generischen Prinzipien

An dieser Stelle wollen wir die generischen Prinzipien als eine Leitidee für die Gestaltung von Beratungs- und Therapieprozessen vorstellen. Sie sind im Kontext der Synergetik (Haken u. Schiepek 2010) entstanden, die sich als Strukturwissenschaft versteht. Innerhalb der Synergetik beschreiben die sogenannten generischen Prinzipien (s. ebd.; Strunk u. Schiepek 2006; Schiepek, Eckert u. Kravanja 2013; Borst et al. 2022, S. 93 ff.) Bedingungen für Veränderungsprozesse und können als Konkretisierung für ein klinisches Modell systemischer Therapie und Beratung verstanden werden. Es handelt sich dabei *nicht* um ein Phasenmodell, das in dieser Reihenfolge abgearbeitet werden soll

> »und eine normative Schrittfolge aufzwingen würde, sondern um Kriterien, die es permanent zu beachten gilt« (Haken u. Schiepek 2010, S. 437 f.)

und die in einzelnen Beratungs- und Therapiephasen unterschiedliche Bedeutung erlangen können.

3.1.1 Die acht generischen Prinzipien mit jeweils drei Kriterien

Alle Prinzipien werden anhand von drei Kriterien dargestellt. Nach dem Namen des Prinzips folgen:

a) therapeutische Absichten
b) beispielhafte Fragen für die Therapeut:in als Intervention und zur Reflexion und
c) mögliche Interventionen.

(Zu den generischen Prinzipien siehe Schiepek 2014; Rufer 2012, S. 35 ff.; Schiepek, Eckert u. Kravanja 2013, S. 39 ff.; Haken u. Schiepek 2010, S. 436 ff.; Borst et al. 2022, S. 93 ff.)

1) **Metastabilisierung, Herstellen (Schaffen) von Stabilitätsbedingungen**
   a) affektlogisches Rahmen des Therapieprozesses, Herstellen von Kontakt und Entwicklung der therapeutischen Beziehung; Bildung therapeutischer Sicherheit; welche Menschen sollen eingeladen werden?
   b) Gibt es ausreichende Sicherheit, Schutz und Unterstützung im therapeutischen Setting (Therapie-Setting, Behandlungsverlauf, Glaubwürdigkeit, Systemkompetenz etc.) und im privaten Lebensraum (Beziehung, Selbstwert, soziale Eingebundenheit etc.) oder muss diese in den Sitzungen noch hergestellt werden? Sind die Menschen anwesend, die Sicherheit geben können?
   c) Joining, Pacing, Unterbrechen von Eskalationen, Affekte benennen, Emotionen spiegeln
2) **Identifikation und Erkennen von Mustern des relevanten Systems**
   a) »Erfassen problematischer Kommunikations- und Beziehungsmuster oder intra- und interpersoneller Systemprozesse« (Rufer 2012, S. 37); Beschreibung des Problems; Verdeutlichung bedeutsamer Muster, Ressourcenaktivierung
   b) Welche erlebten Muster sind zu irritieren oder bedürfen neuer Anregungen? Welche Ressourcen kennt und nutzt die Familie? Welche Ressourcen sind bewährt? Wie geeignet oder sicher sind die Systemgrenzen? Erkundung der KEV-Muster (Kognitions-Emotions-Verhaltens-Muster) (s. dazu Schiepek, Eckert u. Kravanja 2013), Mustererkundung im Paar, in Familie, Gruppen, Schule, Arbeitskontext etc.
   c) zirkuläre Befragung zur Erkundung von Ressourcenmustern und Problemmustern, Skulpturarbeit, Familienbrett zur Mustererkundung, Nutzung bedeutsamer Fragebögen oder Beobachtungsmethoden
3) **Sinnbezug**
   a) Systemerkundung, »Erfassen von Bedeutungen, Verdeutlichung biografischer Kontinuität und Entwicklung« (Borst et al. 2022, S. 94), die Bedeutsamkeit (*meaningfulness*) entspricht dem Kohärenzsinn von Antonowsky (1997) (s. dazu Haken u. Schiepek 2010)

b) Welche Veränderungen strebt die Familie an, sind diese in die zentralen Sinnbezüge der Familie zu integrieren? Sind die Zielbereiche für alle Familienmitglieder attraktiv? Welche individuellen und systembezogenen Entwicklungsaufgaben stehen an? Welche Narrative und Problembeschreibungen sind aus Sicht der Klienten sinnvoll? Wie bedeutsam, sinnvoll, attraktiv sind die Ziele? Welchen Sinn haben die bisher gescheiterten Lösungsversuche?
c) Zielarbeit; Genogrammarbeit, Umdeutung, Externalisierung und Internalisierung von Problembeschreibungen, Skalierungen von Narrativen und Problembeschreibungen, Zielpassung im System anregen

4) **»Energetisierung« (nicht im physikalischen Sinn gemeint), Kontrollparameter identifizieren/Energetisierung ermöglichen, Veränderungsmotivation**
   a) Entwicklung anregen, Förderung von Neugier und Spiel, Intensivieren von Emotionen, Motivationssteigerung
   b) Was sind zentrale Motivationsmomente für das System? Die Notwendigkeit und Bedeutung der Veränderung erleben lassen, Leidenschaft für die Veränderung entfachen. Welche motivierenden Ressourcen gibt es? Welche Resilienzfaktoren gibt es? Wie kann die Selbstwirksamkeit aktiviert werden?
   c) Unterbrechung destruktiver Muster, »Klärung der emotionalen und motivationalen Bedeutung von Zielen, Anliegen und Visionen« (ebd., S. 436), Hypothetisieren, zirkuläres Verständnis der Veränderung aktivieren, erlebnisaktivierende Methoden, Enactment, Aktivierung von bedeutsamen Ressourcen (Ressourcenlandkarten, Ressourcenimplantate etc.) (s. dazu Hanswille 2011)

5) **Destabilisierung bzw. Erkennen und Gestalten von Phasen der Instabilität und Fluktuationsverstärkung**
   a) Erweiterung des Möglichkeits- und Erfahrungsraums der Klient:innen, Destabilisierung, Irritation anregen
   b) Wie verhält sich das System bei Instabilität? Wie kündigen sich Ordnungs-Übergänge an, wie deutet sich eine Verflüssigung von Attraktoren an? Ist diese zu beobachten? »Welche Inkongruenzen erleben Klientinnen? Wie können sie verdeutlicht werden?« (Borst et al. 2022, S. 94). Welche

Muster sind destabilisiert? Wie reagiert das System, wenn bestehende Muster irritiert werden? Wie reagiert das System, wenn die KEV-Muster destabilisiert werden und Irritationen auftreten?

c) Rollenspiele, Verhaltensexperimente, Bearbeitung und Unterschiedsbildung von Ausnahmen, Arbeit mit Aufstellungen und Skulpturarbeit zur Musterbildung, Wunderfrage, Konfrontationen, Provokationen, Reframing

6) **»Kairos«, Resonanz und Synchronisation ermöglichen und Passung mit psychischen und sozialen Prozessen**

a) »Angewandte therapeutische Heuristiken sollten dem aktuellen kognitiv-emotionalen Zustand (›state of mind‹) eines Patienten« (Haken u. Schiepek 2010, S. 439) und/oder dem Klientensystem entsprechen.

b) Passen die Interventionen/die Vorgehensweise zum Persönlichkeitsstil des Klienten, zum Klientensystem und zu der Prozesstiefe, die angestrebt ist? Zeigen die Klient:innen eine entsprechende Aufnahmebereitschaft und Motivation, sich vertieft einzulassen, oder muss die Kooperation vertieft werden? Wie führe ich den Therapieprozess? Wie ist das Zusammenspiel zwischen Führen und Folgen?

c) Kooperation stärken (Körperhaltung, Atmung, Sprachtempo, Blickkontakt, Aufgreifen von Metaphern, Redewendungen, Sprachtempo etc.), Emotionen aktivieren – z. B. durch EFT, Spiegeln –, Interventionen sollten zur emotionalen Verarbeitungstiefe der Klienten passen, Pacing, Mentalisieren

7) **Gezielte Symmetriebrechung ermöglichen**

a) Realisierung der aktivierten Zielzustände, Annäherung an neue Ordnungszustände, Antizipation und geplante Realisation des neuen Ordnungszustands, um in Phasen kritischer Instabilität Prozessteuerung zu ermöglichen

b) Wie kann man den Übergang zu einem neuen Muster begleiten? Wie kann ich vermeiden, »mehr vom Selben« zu aktivieren? Wie kann Neues aktiviert werden? Wie kann man die neuen »Zustände« antizipieren? Ist das Veränderungstempo angemessen?

c) Kontexterweiterung, um Menschen zu aktivieren, die die Klient:innen unterstützen; Rollenspiele zur Einübung neuer Muster, Wunderfrage, umfassende Aktivierung der Zielzustände (physisch, psychisch), BASK nutzen; Einladung, neue Attraktoren in Verhaltensexperimenten zu »testen«; Rollenspiele, Arbeit mit Symbolen, Ritualen zur Einführung neuer Muster

8) **Restabilisierung durch Maßnahmen zur Stabilität und Integration neuer Muster**
   a) Resilienzprozesse ermöglichen, Abschlussprozesse aktivieren mit gestärkter Selbstwirksamkeit
   b) Wie lassen sich die neuen Muster und Problemlösungen im System festigen? Wann sollte man das Therapieende andenken und einleiten? Wie kann die neue Ordnung gestärkt werden? Welche Unterstützungsstrukturen lassen sich aktivieren?
   c) Vor- und Rückfälle besprechen, Zielreflexion anregen, Erfolge verstärken und sichern, die neuen Prozesse feiern, zukunftsorientierte Fragen, Future-Rollenspiele

Die acht generischen Prinzipien beschreiben einen Leitfaden für die Prozessgestaltung, die begleitet wird durch die Haltungen Systemischer Therapie. Aus ihnen heraus gestalten wir Beziehungen mit den Klient:innen, die eine sichere Prozessbegleitung zur Selbstorganisation des Klientensystems gewährleisten.

Zwei zentrale stützende Elemente für die Prozessgestaltung im systemischen Arbeiten sind die Arbeit mit Zielen für den Beratungs-/Therapieprozess und die Hypothesenbildung. Sie bilden den Rahmen und auch die Hinleitung, welche Techniken und Interventionen in einem Beratungsprozess angezeigt sind. Diese prozessbegleitenden Faktoren prägen die Beratungsdramaturgie.

3.2 Ziele in der systemischen Therapie und Beratung

Noch vor Beginn der Therapie oder Beratung ereignen sich bei vielen Menschen Ereignisse, die sie oft als Problem, Konflikt, Symptom, Krankheit oder Schwierigkeiten etc. beschreiben. Meist fühlen sich die Betreffenden dann in ihren Familien irritiert, ihre Muster funktionieren nicht mehr so wie bisher, sie kommen immer wieder in ähnliche Situationen, die sie als unglücklich erleben. Manche dieser Situationen lösen sich innerfamiliär von allein wieder auf, die Familien finden Lösungen bzw. Erklärungen, und der Alltag geht weiter wie bisher: Die Familie erlebt sich als selbstwirksam. Andere Anlässe sind hartnäckiger, werden fester, größer, verhärteter oder gar chronisch. Für manche gibt es Erklärungen, die in der Familie zu finden sind, auf andere Auffälligkeiten wird die Familie von außen, von der Schule, Freunden, den Großeltern o.a. aufmerksam gemacht. Die meisten sozialen Systeme haben bis zu diesem Zeitpunkt bereits unterschiedliche Lösungs- und Veränderungsversuche unternommen – häufig mit geringem oder mäßigem Erfolg. Manchmal durchlaufen soziale Systeme diesen Prozess öfters, ohne dass es zu nachhaltigen Veränderungen kommt.

Bei einigen Klient:innen und ihren Familien wird die Notwendigkeit, dass sich etwas ändern soll, mit der Zeit größer – oder der Druck von außen z. B. durch die Schule, den Sportverein oder das Jugendamt wächst. Nach einer kürzeren oder längeren Zeitspanne ist dann die Hoffnung, das Problem würde schon irgendwie verschwinden, verbraucht. Manchmal entsteht in Systemen schließlich das Anliegen nach Veränderung und Heilung, die Sehnsucht, es solle wieder so sein wie früher, und die Suche nach Unterstützung beginnt.

Für viele soziale Systeme ist das die Phase, in der sie eine Beratung in Anspruch nehmen. Im Prozess der Zielklärung sollten der Anlass und der Prozess des Systems sowie die geglückten und gescheiterten Lösungsversuche Gegenstand der Beratung sein, bevor man die Zielklärung vertieft.

Ziele haben in der Systemischen Therapie eine besondere Bedeutung für den Therapieprozess. Sie wollen eine Fokussierung für die Klient:innen und das Klientensystem anbieten – den Rahmen für einen selbstorganisierten Veränderungsprozess. Sie wollen die Voraussetzung für eine konstruktive, selbstbestimmte Entwicklung schaffen. Dabei ist es oft sinnvoll, konkrete und selbstverantwortete Ziele zu erarbeiten, die eine möglichst hohe Bedeutung für die Klient:innen haben. Durch eine schnelle Annäherung lässt sich dann das Gefühl der Selbstwirksamkeit aktivieren und die Motivation stärken, was zu weiteren Veränderungen anregt.

Die Orientierung auf die Klientenziele erwächst aus der Wertschätzung und dem Respekt, den die Therapeut:in ihren Klient:innen entgegenbringt. Die Klient:innen sind die Experten für ihr eigenes Leben, die am besten wissen bzw. mithilfe der Therapeut:in herausfinden werden, was für sie gut, richtig und wichtig ist.

»Die Klienten sind zuständig und verantwortlich für ihr psychisches Wohlergehen und ihr Familienleben, die Therapeutin ist zuständig für ein nach neuestem Stand der Praxis und Wissenschaft optimales therapeutisches Angebot. Nur mit sorgfältiger Beachtung dieses Prinzips kann die Therapeutin verhindern, dass sie sich in den Bedürfnissen ihrer Kunden verstrickt und häufig das Leid ihrer Klientinnen nur noch vermehrt« (Rotthaus u. Hanswille 2016, S. 31).

Grawe (2004, S. 55) verweist darauf, wie wichtig die Erarbeitung von konkreten, für die Klient:innen wichtigen Zielen ist. So können »Second-Messenger-Kaskaden« in Gang kommen.

»Das In-Gang-Kommen einer solchen Kaskade wird sehr unterstützt, wenn gleichzeitig Dopaminrezeptoren aktiviert werden. Das werden sie dann, wenn beim Patienten in diesem Moment wichtige Ziele aktiviert sind … Wenn diese Voraussetzung nicht gegeben ist, wenn also hauptsächlich der Therapeut ein Ziel verfolgt … oder wenn sich der Patient nur halbherzig oder gar widerstrebend an der Bearbeitung des Problems beteiligt, können keine Langzeitbahnungen im Sinne des angestrebten Ziels erwartet werden. Diese aus den Vorgängen bei der Erregungsübertragung an den Synapsen abgeleitete Schlussfolgerung stimmt gut überein mit dem Ergebnisstand der Psychotherapieforschung.«

Es gilt, Ziele zu erarbeiten, die für die Patient:innen relevant sind, die plastisch und anschaulich sein sollten und über möglichst viele Wahrnehmungskanäle zu aktivieren sind. Dazu können wir unterschiedliche Techniken wie Skulpturen, Fragetechniken, Bilder, BASK (***B**ehavior, **A**ffect, **S**ensation, **K**nowledge*), Metaphern, Beobachterpositionen etc. nutzen. Ziele aktivieren die Selbstwirksamkeit der Klient:innen, ihr Leben selbst in die Hand zu nehmen, und dienen dazu, Entwicklungen anzustoßen. Sie sind auch als Anreiz für die Motivation zu verstehen, um eine gute Bahnung für den Entwicklungsprozess zu erhalten.

Diese Bedeutung erhalten Ziele dadurch, dass:

- sie positiv formuliert (keine Verneinung – »Wie soll es stattdessen sein?«), spezifisch und konkret sind (also keine Wünsche, siehe Beispiel unten; »Wie genau, ganz konkret … an was merken Sie es, wenn Sie sich dem Ziel nähern?«)
- sie im Kontroll- und Verantwortungsbereich der Klient:in liegen (keine Delegation oder Veränderungswünsche für andere Familienmitglieder wie z. B. »Wie schaffe ich es, meine Tochter darin zu unterstützen, wieder regelmäßig zur Schule zu gehen?«, sondern: »Ich möchte innerlich gelassener sein und

ruhiger werden, damit meine innere Unruhe mich seltener dazu verleitet, meine Tochter zu kontrollieren. Dadurch könnte ich sie unterstützen, sich leichter für einen Schulbesuch zu entscheiden. Das würde mir gelingen, indem ich öfter Dinge tue, die mir guttun, wie z. B. mit meinem Mann zu sprechen und Sport zu treiben.«)

- sie den Beginn eines Entwicklungsprozesses beschreiben (die ersten Schritte) und nicht das Ende (z. B. »Meine Bedürfnisse besser zu spüren und sie zu äußern wird dazu führen, dass ich für meinen Mann sichtbarer werde.«)
- sie die Anwesenheit von etwas beschreiben (z. B. mehr innere Sicherheit – »Ich fühle mich dann gelassener«) und nicht die Vermeidung von etwas (z. B. »Mein Problem ist dann weg«)
- sie wichtig und bedeutsam für die Klient:innen sind (damit sie motivieren); diese sollen für ihre Ziele brennen, Leidenschaft entwickeln, die Ziele zu erreichen – häufig lässt sich beobachten, wie bedeutsam die eigene Begeisterung für ein Ziel ist und wie viel leichter dann Veränderungen fallen
- sie sich im Mehrpersonen-Setting aufteilen in individuelle Ziele und »Systemziele«; besonders bei Familien und Paaren ist es wichtig, dass nicht nur der Indexpatient Ziele erarbeitet, sondern jedes Familienmitglied; vor allem die Eltern sollen eigenständig Ziele für sich erarbeiten und »vorangehen« im Veränderungsprozess und so für die Kinder zum Beispiel werden
- sie zirkulär und interaktionell überprüfbar sind, also von anderen bemerkt werden und diese selbst einladen, etwas anderes zu tun (z. B. »Wenn es mir gelingt, meine Bedürfnisse auszusprechen, hat meine Frau die Möglichkeit, darauf zu reagieren, indem auch sie ihre Wünsche beschreibt«)
- es manchmal hilfreich ist, wenn als Sinnbild für das Ziel auch eine Metapher, ein Symbol, ein Lied, ein Bild gemalt, ein Gegenstand gefunden wird – etwas, das zu Hause für viele sichtbar aufgestellt wird (technisch lässt sich das z. B. nutzen, um zu zeigen, wie weit sich die Klient:in dem Ziel bereits angenähert hat)
- sie sich im Beratungs-/Therapieprozess verändern und erweitern können. Manchmal ist es ratsam, dass man zu Beginn des Prozesses eher leicht erreichbare Ziele entwickelt, damit die

Klient:en ihre Selbstwirksamkeit erleben, und dann im weiteren Verlauf weitere Ziele definiert.

Die Neurobiologie weist darauf hin, dass Ziele eine hohe emotionale Bedeutung und einen hohen Sinnbezug zeigen sollen, denn nur, wenn wichtige und bedeutsame Ziele aktiviert sind, werden nach Grawe (2004, S. 49 ff.) auf neuronaler Ebene Dopaminrezeptoren aktiviert. Das setzt dann eine »Second-Messenger-Kaskade« (Le Doux 1998, S. 234 f.) in Gang, die dafür sorgt, dass wichtige neuronale Prozesse für Lernen und Entwicklung aktiviert werden.

> »Wenn es in einer Therapie nicht gelingt, wichtige Annäherungsziele des Patienten zu aktivieren und sie zum Motor des Veränderungsprozesses zu machen, sollte man die Behandlung des betreffenden Problems lieber sein lassen« (Grawe 2004, S. 55).

Die Klärung von Zielen gehört zu den anspruchsvollsten Phasen in einem Beratungsprozess. Diese Phase erstreckt sich nicht selten über mehrere Sitzungen, denn der Prozess der Zielarbeit an sich stößt bereits einen kleinen Veränderungsprozess an, in dem ein System die Bedeutung zirkulärer Prozesse (systemischen Denkens) erfährt und die zirkuläre Bezogenheit untereinander erlebt. So nimmt die Beratung Fahrt auf.

Je klarer es der Therapeut:in gelingt, die Veränderungsauswirkung jedes Ziels auf alle Systemmitglieder zu verdeutlichen und spürbar zu machen (Nr. 2, 3, 4 und 7 der generischen Prinzipien, S. 41), umso leichter wird es, bedeutsame Ziele zu erarbeiten und zu finden. Hier findet also analog eine Vermittlung systemischer Ideen für das System statt. Wenn eine Familie erfahren hat, dass nicht ein einzelnes Familienmitglied das Problem ist, sondern die Interaktionen, also die gegenseitige Kommunikation etc. das Muster prägen, in dem dann ein Familienmitglied vielleicht Symptome bekommt, dann ist schon sehr viel gewonnen.

Die Erarbeitung bedeutsamer Ziele ist immer auch der Beginn eines Veränderungsprozesses auf das Ziel hin. Wenn Klient:innen sich mit ihren Zielen beschäftigen und erwünschte Veränderungen ins Auge fassen, geschieht immer auch schon die Veränderung. Auch deshalb ist die Zielklärung nicht der Vorhof der Beratung, sondern ein zentraler Bestandteil.

Der Prozess der Zielklärung vollzieht sich über eine Dreieckskonstruktion, bei der er immer wieder um eine andere Spitze des Dreiecks kreist (s. Abb. 1).

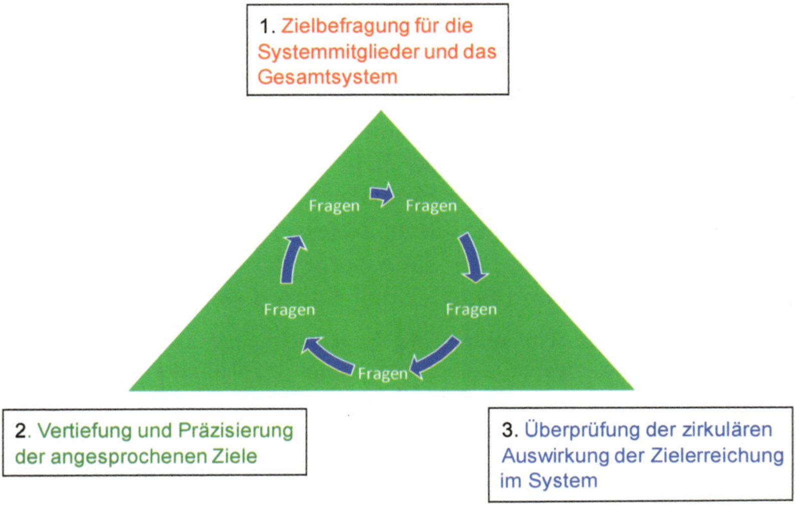

Abb. 1: Dreieck der Zielklärung

In der ersten Ecke geht es darum, die Klient:innen auf die Zielklärung einzustimmen.

- »Was möchten Sie gerne verändern?«
- »Was soll sich durch die Therapie in Ihrer Familie ändern, und was können Sie dazu beitragen?«
- »Was ist Ihr persönliches Interesse?«

Diese ersten Zielfragen sollten Sie nach Möglichkeit bereits in der ersten Sitzung stellen, um die Klient:innen darauf einzustimmen, dass es um ihre Veränderungsleistung geht, um ihr Engagement, ihren Einsatz für Veränderungen in der Familie. Das ist in einigen Systemen nicht einfach. Oft herrschen Delegationsideen vor – wie z. B. »Mein Sohn müsste nur wieder zur Schule gehen?«, »Meine Tochter sollte wieder mehr essen, dann wär alles gut«, »Wenn mein Mann sich nur etwas mehr um mich kümmern und mir mehr Aufmerksamkeit schenken würde, wäre alles gut«.

In der zweiten Ecke geht es darum, die Vorstellungen und Ziele so zu gestalten, dass sie im Verantwortungsbereich desjenigen liegen, der die Ziele formuliert. »Ich will in den Konflikten mit meinem Sohn eindeutiger und ruhiger werden, dadurch könnte ich mehr Sicherheit für mich gewinnen, dass ich das Richtige tue in meinem

Leben.« Jetzt erfolgen eine weitere Vertiefung und das Nachdenken darüber, welche Auswirkungen es mit sich brächte, wenn das Ziel erreicht wird:

- »Was wird anders sein, wenn Sie das Ziel erreicht haben?«
- »Was werden Sie dann anderes tun?«
- »Welche anderen Gefühle hätten Sie dann, was würden Sie anderes über sich denken?«
- »Wie würde sich das in Ihrem Körper anders anfühlen?«

In der dritten Ecke steht im Mittelpunkt, dass wir die Auswirkungen im System überprüfen. Es soll getestet werden, ob das, was sich die Klient:in mit dem Ziel »einkauft«, auch die gewünschten Auswirkungen zeigt – ob also die Veränderungen das bewirken, was sie sich vorstellt. Dieser komplexe Veränderungsprozess wird durch zirkuläre Fragen angeregt wie z. B.:

- »Was werden andere an Veränderungen bemerken und wie werden diese dann anders auf die Klientin reagieren?«
- »Was wird Ihr Mann von Ihren Veränderungen spüren?«
- »Was glauben Sie, wie wird Ihr Mann auf Ihre Veränderung reagieren, welche anderen Verhaltensweisen wird er zeigen, wie wird er sich anders fühlen?«
- »Und wie werden Sie dann anders auf seine Veränderungen reagieren?«

Durch solche und weitere Fragen können Sie herausbekommen, wie wahrscheinlich die gewünschten Veränderungen sind.

In einem System mit drei Personen entwickelt sich so ein dichtes Geflecht an Veränderungen, spekulierten Reaktionen, Gefühlen, Verhaltensweisen etc., die dann in den nächsten Tagen selbstorganisiert einen komplexen Prozess anstoßen können.

Die Entstehung eines Ziel- und Erwartungsgeflechts im Rahmen der Zielklärung

Das Schaubild (Abb. 2) zeigt das Geflecht in einer Konstellation, bei der es jeweils nur ein Ziel pro Familienmitglied, dabei kein Systemziel und jeweils nur eine Auswirkungsbeschreibung und eine Reaktionsschleife gibt. Die dicken Pfeile deuten das Ziel an, die dünnen die Reaktionsschleifen. Dieser Prozess durchläuft zirkulär noch weitere Runden und Schleifen. Wenn A ein neues Verhalten zeigt, reagiert

B, A wird auf diese andere Reaktion wieder anders reagieren und B einladen, sich ebenfalls anders zu verhalten usw.

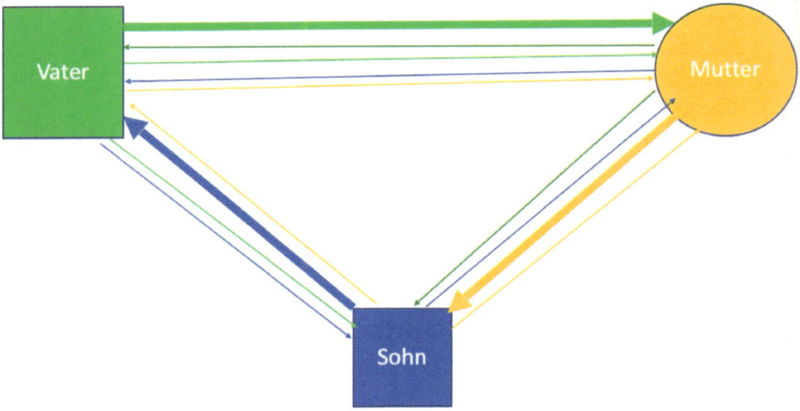

Abb. 2: Ziele und Erwartungsgeflecht im Rahmen der Zielklärung bei jeweils nur einem Ziel pro Person

Wenn Sie sich jetzt vorstellen, dass es sich möglicherweise um einen Haushalt mit fünf Personen handelt und jedes Familienmitglied nur drei Ziele benennt, dann ist es leicht ersichtlich, wie eng und dicht das Geflecht von Hoffnungen und Erwartungen aussehen wird. Dadurch wird auch leicht verständlich, dass die Zielklärung ein Prozess ist, der sich schnell mal über vier oder mehr Sitzungen erstrecken kann. Systemtheoretisch ist es gut vorstellbar, dass diese Dichte an Erwartungs-Erwartungen und Veränderungsimpulsen bereits zu leichten Irritationen oder Verflüssigungen der Symptome oder Problemwelten führt und es einen fließenden Übergang in die Veränderungsarbeit gibt.

Durch diese Arbeit wird dem System wie »nebenbei« die Erfahrung vermittelt:

- dass jedes Systemmitglied seine eigene Sichtweise auf die Dinge und Ereignisse in der Familie hat
- dass es eine zirkuläre Verknüpfung zwischen den Systemmitgliedern gibt und jedes Verhalten, jedes Wort, ja, jeder Gedanke bei den anderen Reaktionen auslöst
- dass jede Veränderung eines Systemmitglieds Auswirkungen auf das Verhalten, die Gefühle etc. der anderen hat und diese sich dann auch quasi automatisch verändern

- dass sie erleben, das alles mit allem zusammenhängt und es weder einen »Schuldigen« noch eine bestimmte Ursache für ein Problem oder einen Konflikt gibt
- dass das System eine systemische Sichtweise erlebt und daraus ein neues Muster entstehen kann
- dass sich durch die konsequente Arbeit mit den Zielen aller Systemmitglieder das Gefühl entwickelt: Wir ziehen an einem Strang, wir setzen uns alle für unsere Familie ein, und jede und jeder muss dafür arbeiten, dass wir weiterkommen.
- Die Erarbeitung von Zielen ist eine zentrale Basis, um Hypothesen zu bilden. Die Ziele sind praktisch der Referenzrahmen für die Hypothesen.

3.3 Systemische Hypothesen

3.3.1 Einführung

Systemische Hypothesen gelten als ein zentrales Element systemischer Therapie und Beratung. Abgesehen von wenigen systemischen Konzepten, die auf eine Hypothesenbildung verzichten, haben sich unterschiedliche Formen und Arten entwickelt, was systemische Hypothesen verfolgen und wie sie inhaltlich konzeptualisiert werden.

Systemische Hypothesen sind ein prozessbegleitendes Instrument für die Therapie und Beratung. Sie werden im Prozess immer wieder neu gebildet, überprüft und verändert. Sie sind der Leitfaden für die Strukturierung der Sitzung (s. Abb. 3) und dienen als Orientierung für die Prozessgestaltung. Sie beruhen auf subjektiven Beobachtungen der Therapeut:in und sind im systemischen Verständnis weder falsch noch richtig. Der Wert von Hypothesen liegt in ihrer Nützlichkeit für das Klientensystem. Die Hypothese ist nur so gut, wie sie zum Prozess des Klientensystems passt, unpassende Hypothesen werden verworfen.

Der Therapeut:in begegnen die Klient:innen mit ihren Erklärungen, die in der Regel linear-kausal das Verhalten einzelner Personen als Ursache für die erlebten Probleme beschreiben. Diese Erklärungsgeschichte über den Anlass für die Unzufriedenheit, das Problem oder Symptom trägt zur Stabilität des Systems bei und wird im Laufe der Zeit zu einem verfestigten und stabilen Attraktor für das System. Dieser verhindert weitere Anpassungen, Veränderungen und Ordnungs-Ordnungs-Übergänge im System. Relevante Kontexte wie die Schule, Arbeitsplatz, Freunde, Großeltern etc. benennen ebenfalls das Problem oder Symptom. Manchmal benennt der Kontext das Symptom zuerst, während das Verhalten in der Familie selbst noch als problemlos beschrieben wird. Die Lösungsversuche des Systems sind gescheitert oder festgefahren und sorgen dafür, dass sich das System in einer oft ausweglosen Situation erlebt – also sucht das Klientensystem nach Unterstützung außerhalb.

3.3.2 Das 4-Schritte-Modell der systemischen Hypothese

Nach von Schlippe und Schweitzer (2012, S. 204) besteht eine systemische Hypothese aus einer Ordnungsfunktion und einer Anregungsfunktion. Diese beiden Funktionen können wir um die Beobachtungsfunktion und die abgeleitete Intervention erweitern, um die Struktur der Hypothese zu vervollständigen und besser zu verstehen. Denn die Ordnungsfunktion entsteht ja nicht nur einfach so, weil die Therapeut:in gerade eine Idee bekommen hat. Sie fußt auf komplexen Beobachtungen, die dann als Grundlage für die Ordnungsfunktion dienen. Diese erklärt, wie ich als Beobachter in diesem Moment das System sehe und die Attraktoren, Ordnungen sowie Muster verstehe. Aus diesem Verstehen entsteht dann die Anregungsfunktion, die in der Regel eine Veränderungsperspektive – im Sinne der erarbeiteten Ziele – bedenkt und anbietet. Die Anregungsfunktion ist mit Blick auf die Veränderungen im System sehr bedeutsam, benötigt aber auch Ideen, wie sich die Anregungen technisch in oder zwischen den Sitzungen umsetzen lassen: die abgeleitete Intervention. Alle vier Ebenen sind eng miteinander verknüpft. Deshalb können wir die Hypothese theoretisch auch rückwärts verstehen. Ein externer Beobachter kann aus der gemachten Intervention Ideen über die Anregungsfunktion der Therapeut:in gewinnen, von dort lassen sich Rückschlüsse auf die Ordnungsfunktion ziehen und auch Perspektiven gewinnen, was die Therapeut:in wohl beobachtet hat. Die Hypothese ist also in den vier Funktionsebenen zirkulär zu verstehen – auch zirkulär in der Verbindung der einzelnen Funktionsebenen. Die systemische Hypothese bildet den *»roten Faden«* für therapeutisch Handelnde.

Im Weiteren möchte ich die vier Ebenen näher beschreiben:

1) **Die Beobachtungsfunktion:** Die Therapeut:in sammelt Beobachtungen und Wahrnehmungen, die sie bereits über das Klientensystem zusammengetragen hat (vor der Sitzung z. B. über Telefonate, E-Mail, Kontakt mit dem Sekretariat oder anderen Kolleg:innen) und die sie in der Sitzung gemacht hat (z. B. durch zirkuläre Interaktionen, Beschreibungen von Aktionen, sich wiederholende Muster, beschriebene Gefühlen, Narrative, erlebte physiologische Aktionen wie Rotwerden, hektische Bewegungen, Zittern etc.). Dabei stehen die zirkulären Beobachtungen und Beschreibungen im Mittelpunkt. Es ist interessant, was z. B. Frau X sagt. Genauso wichtig ist es zu sehen, wie Herr X darauf (nonverbal, verbal, affektiv) reagiert und wie darauf wiederum Frau X reagiert. Diese Handlungsprozesse laufen nicht selten fast parallel. Durch die Komplettierungsdynamik (s. dazu Kriz 2017, S. 113 ff. u. 167 f.) reagiert Herr X bereits nach wenigen Millisekunden auf seine Frau und diese wiederum sehr schnell auf die beginnende Reaktion ihres Mannes usw. Die Therapeut:in trifft immer eine Entscheidung, welche Wahrnehmungen und Beobachtungen sie für den jetzigen Zeitpunkt als bedeutsam und weniger bedeutsam erachtet (immer in dem Bewusstsein, nie eine umfassende Wahrnehmung haben zu können). Dabei stehen Beobachtungen im Fokus, die sich vielleicht selbstähnlich (fraktale und iterative Musterbildungen) in der Sitzung wiederholen, denn sie können auf ein stabiles Muster hindeuten. Der Ausspruch von Salvadore Minuchin, »Alle bedeutsamen Muster kommen wieder«, hilft, sich bei den Beobachtungen nicht zu sehr unter Stress zu setzen und das zu nutzen, was in dieser Sitzung beobachtbar war.
2) **Die Ordnungsfunktion:** Aus den gesammelten zirkulären Beobachtungen – die Interaktionen, krankheitsbedingte Symptome, scheinbar nicht zu bewältigende Herausforderungen im Alltagserleben (Arbeit, Familie, Freunde etc.), problematische Konstellationen in Paar und Familienbeziehungen sowie auch Stagnationen bei erforderlichen Entwicklungsschritten der individuellen Person, der Paarbeziehung oder der Familie (s. dazu Borst et al., 2022, S. 90) umfassen – werden Muster,

Ordnungen und Attraktoren familiärer Systeme beschrieben und mit fachlichem Wissen angereichert. Die Therapeut:in versucht, bedeutsame von irrelevanten Beobachtungen zu trennen und eine erste Erklärung für die familiären Interaktionen und Muster zu finden (s. dazu auch von Schlippe u. Schweitzer 2012, S. 204). Eine Ordnungsfunktion können wir dann als systemisch ansehen,

> »wenn sie alle Komponenten des beobachteten Systems berücksichtigt und eine Erklärung dafür bietet, wie sie sich aufeinander beziehen. Diese Erklärung ist weder falsch noch richtig, sondern einfach ein Arbeitsinstrument« (Boscolo 1994, S. 121).

Dies geschieht durch sprachlich-kognitive Prozesse. Die Beschreibung umfasst das äußere und/oder innere System, vor allem im Rahmen von Einzeltherapien und -beratungen. Die Ordnungsfunktion kann dabei die vier Prozessebenen (Kriz 2017, S. 133–200) – die interpersonelle, die psychische, die gesellschaftlich-kulturelle sowie die körperliche Prozessebene – nutzen. Durch bildhafte Formen – wie Metaphern, Symbole oder Bilder (z. B. Landkarte, Genogramm, Karte des inneren Systems etc.) – kann man sie unterstützen.

3) **Die Anregungsfunktion:** Sie will neue Perspektiven anregen, neue Informationen geben, Ideen für Musterveränderungen anbieten, Erklärungen zur Verfügung stellen, Attraktoren verflüssigen, Lösungsideen und Systemanregungen anbieten und Auswirkungen von Veränderungen bedenken, um auftrags- und zielorientiert einen selbstorganisierten Veränderungsprozess anzuregen. Dabei werden die zirkulären Interaktionsmöglichkeiten im System »vorgedacht« und auf die Therapieziele hin orientiert (z. B.: Wenn es dem Vater gelingt, seine Gefühle deutlicher zu zeigen und ein freundlicheres Verhalten gegenüber seiner Frau zu zeigen, könnte diese sich möglicherweise wieder mehr geliebt fühlen und sich liebevoller gegenüber ihrem Mann verhalten. Eine solche liebevolle und wohlwollendere Interaktion zwischen den Eltern wird auch die Beziehungen zu ihrem Sohn verändern. Dieser Prozess könnte den Sohn einladen, sich wieder mehr akzeptiert und angenommen zu fühlen und sein Verhalten zu ändern etc.). Der Anregungsteil kann auch Anteile der Ordnungsfunktion überprüfen, wenn sich im Prozessgeschehen

bestimmte Ordnungen, Muster und Attraktoren noch nicht deutlich genug oder stabil gezeigt haben, um die eigene Hypothese zu festigen. Das ist vor allem in der Anfangsphase eines Prozesses häufiger der Fall. Die Therapeut:in hat z. B. durch die verbalen Einlassungen von Herrn X den Eindruck, seine Erfahrungen in seiner Herkunftsfamilie und die Tradition, in der sie gelebt hat, könnten Einfluss auf die Verhaltensweisen und Gefühle des Vaters und damit auf das Muster der Familie haben, wie sie mit der Krebserkrankung des Vaters umgehen. Dann würden sich diese Beobachtungen in der Ordnungsfunktion niederschlagen, z. B. greift Herr X in seinen Erklärungsmustern immer wieder auf die Erfahrungen seiner Herkunftsfamilie zurück und beschreibt die Position seines Vaters. Möglicherweise gibt es mehrgenerationale Muster in der Herkunftsfamilie des Vaters, die ihn daran hindern, andere Umgangsweisen und Erklärungen für seine Erkrankung zuzulassen. Frau X reagiert darauf gereizt mit abwertenden Bemerkungen und mit Verzweiflung über die festgefahrene Situation, was bei ihrem Mann zur weiteren Verhärtung seiner Position führt. Dann könnte die Anregungsfunktion lauten: Möglicherweise gibt es mehrgenerationale Muster in der Herkunftsfamilie des Vaters, die ihn daran hindern, andere Perspektiven auf seine Erkrankung und den Umgang damit zuzulassen. Eine Kommunikation über die Situation in der Herkunftsfamilie, wie man dort mit Leid, Krankheit, Heilung etc. umgegangen ist, könnte bei Herrn X vielleicht neue Perspektiven eröffnen und ihm ermöglichen, sich von den Werten seiner Herkunftsfamilie zu distanzieren. Frau X könnte möglicherweise mehr Verständnis für die Situation ihres Mannes gewinnen, an seinen Erfahrungen teilhaben und eine andere Haltung zu den Gefühlen und Gedanken einnehmen. Dadurch könnte der Prozess in der Familie andere Interaktionen ermöglichen. Diese Hypothese ließe sich in der nächsten Sitzung überprüfen, z. B. durch die abgeleitete Intervention der Genogrammarbeit. In der kommenden Sitzung kann die Therapeut:in dann überprüfen, ob die Anregungsfunktion interessante Prozesse ausgelöst hat, und damit dann ihre Ordnungsfunktion ergänzen. Möglicherweise zeigt sich aber auch, dass ihre Annahme in der Anregungsfunktion nicht zutraf, weshalb sie diese Hypothese verwerfen muss.

4) **Die abgeleitete Intervention:** Sie beschreibt die Werkzeuge, die Intervention oder Technik, wie man die Ideen der Anregungsfunktion erreichen oder umsetzen kann. Dieser letzte Schritt der Hypothesenbildung will helfen, die Therapeut:in in der kommenden Sitzung zu fokussieren und die therapeutische Komplexität zu reduzieren. Sie leitet fast über in die kommende Sitzung mit der Frage, was aus der Abschlussintervention der letzten Sitzung geworden ist, welche Erfahrungen die Systemmitglieder gemacht oder welche Veränderungen sie erlebt haben. Oder sie hilft der Therapeut:in, fokussiert in die nächste Sitzung zu gehen, ihre Aufmerksamkeit auf die Musterbildung des Systems zu richten und ihre Beobachtung zu nutzen (zur Bildung von Hypothesen siehe Hanswille 2016a, S. 60–70; 2020, S. 158–175; Hanswille u. Borst 2022, S. 221 ff.).

Den Therapie- und Beratungsprozess können wir uns aus der Perspektive der Hypothesenbildung grafisch so vorstellen (s. Abb. 3):

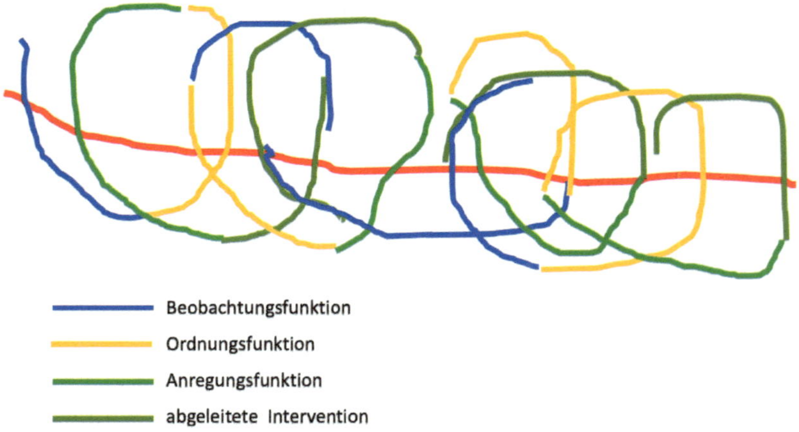

Abb. 3: Die vier Funktionsebenen

3.3.3 Die drei Quellen der systemischen Hypothese

1) Eine Quelle sind die Beobachtungen, die die Therapeut:in im direkten oder indirekten Kontakt mit den Klient:innen gewinnt: die genauen und präzisen Wahrnehmungen und Beob-

achtungen des Klientensystems, der zirkulären Interaktionen, der Kommunikationsmuster, der Emotionen, der kulturellen Einflüsse, das Prozesserleben in der Sitzung (z. B. der Reaktionen, Gefühle der Therapeut:in auf das System) etc. Hinzu kommen andere Informationen (wie Anmeldeprozesse, Hinweise aus dem Kontext – z. B. Jugendamt –, der Arztbrief aus der Klinik, Hinweise der Schule, Berichte über vorherige Therapieprozesse etc.), die registriert werden. Aber auch Beschreibungen über Prozesse zwischen den Sitzungen (z. B. Konflikte, Ereignisse in der Schule, Umgang mit Interventionen etc.) und Ereignisse, die mit dem Prozess der Sitzung zu tun haben (wie z. B., wenn zur Sitzung andere Menschen erscheinen als vereinbart, plötzliche Absagen, wenn Termine nicht vollständig eingehalten werden können oder Klient:innen bzw. Teile des Systems zu spät zum Termin kommen). Dabei hat es sich als hilfreich erwiesen, zirkuläre Beobachtungen zu beschreiben, die möglichst viele Systemmitglieder umfassen.

2) Eine weitere Quelle für die Ordnungsfunktion einer Hypothese ist das therapeutische Wissen, das wir aus unserer Erfahrung, aus systemischen Theorien (Synergetik, Konstruktivismus, Personzentrierte Systemtheorie etc.) beziehen (wie z. B. die Bedeutung von Wirklichkeit, Selbstorganisation, Autopoiese, Musterbildung, Ordnungs-Odnungsübergänge, Attraktoren etc.) oder aus anderen Wissenschaften (wie z. B. Bindungstheorie, Wahrnehmungspsychologie), aus anderen Psychotherapieverfahren und der Forschung. Das störungsspezifische Wissen und unser klinisches Modell können helfen, sinnvolle Annäherungsbeschreibungen an die Systemwirklichkeit zu finden. So können wir in der Ordnungsfunktion Worte, Modelle und Erklärungen für familiendynamische Prozesse und Musterbildungen finden, die die Komplexität der sozialen Wirklichkeit reduzieren und die therapeutische Handlungskompetenz stärken.

3) Die beraterische und therapeutische Prozesskompetenz ist die Basis der Anregungsfunktion. In ihr werden Ideen gebündelt, die für die Therapeut:innen und die Familie neue Sichtweisen über Interaktionsprozesse anbieten, um neue Muster zu entwickeln und eingefahrene Spuren zu verlassen. Die Anregungsfunktionen haben für die Familie oft einen Neuig-

keitscharakter, und manchmal überprüfen sie die Annahmen der Therapeut:in. Sie stehen in engem Zusammenhang mit den Zielen des Klientensystems, nutzen dessen Ressourcen und werden gerahmt durch die Selbstorganisation dieses Systems.

3.3.4 Nützlichkeit einer systemischen Hypothese

Eine systemische Hypothese ist umso nützlicher und passender

> »je mehr Mitglieder eines Problemsystems sie umfasst und je mehr sie in der Lage ist, die Handlungen der verschiedenen Akteure in wertschätzender Weise zu verbinden« (von Schlippe u. Schweitzer 2012, S. 204).

Jeder therapeutischen Handlung (Fragen, Techniken, Interventionen, verbale und nonverbale Reaktionen) liegt letztlich eine bewusste oder unbewusste Hypothese zugrunde. In einer Sitzung sind es oft nur Bruchstücke einer Hypothese, die unser Handeln unterstützen. Die Therapeut:in sieht eine bestimmte Reaktion, z. B.: Die Mutter wird traurig, als ihr Sohn darüber spricht, dass er sich nicht gesehen fühlt. Der Vater wirkt hilflos und scheint nicht zu wissen, ob er seine Frau trösten soll oder den Kontakt zu seinem Sohn stärken sollte, damit dieser sich mehr gesehen fühlt. Daraufhin bildet die Therapeut:in sich spontan eine Meinung, wie sie damit umgehen will (Bestärkt diese Interaktion ihre bisherige Ordnungsfunktion? Oder sieht sie eine besondere Interaktion bzw. ein neues bedeutsames Muster, was für die Veränderungsideen und die Ziele des Systems eine hohe Bedeutung hat? Oder muss sie ihre Ordnungsfunktion ergänzen oder verändern?). Wenn sie die Interaktion im Sinne der Ziele im Klientensystem für bedeutsam hält, wird sie sich mit der Interaktion intensiver beschäftigen, den Prozess vertiefen, nach den Emotionen sowie nach verdeckten Wünschen und Erwartungen fragen, die in dieser Situation aufgetaucht sind, und sie wird Kränkungen und Verletzungen ansprechen. Am Ende der Sitzung wird sie reflektieren, ob die beobachtete Interaktion einen Einfluss auf ihre Ordnungsfunktion für diese Familie besitzt und welche Anregung das System unterstützen könnte, weitere Entwicklungsschritte zu gehen.

So verhindert die systemische Hypothese die Prozessgestaltung auf Basis von diffusen Gefühlen, Antipathien, Vorurteilen, routinemäßigen Abläufen etc. oder durch einfaches Driften auf den Wellen des Prozesses im Klientensystem (wobei die Therapeut:in sich eher wie ein Tennisball fühlt, der von den Systemmitgliedern hin- und hergespielt wird, oder wie ein kleines Ruderboot in den Wellen des Ozeans).

Die systemische Hypothese gibt der Berater:in die Handlungsfähigkeit für den Therapieprozess, sie unterstützt eine neutrale/allparteiliche Haltung und hilft ihr, den Klient:innen unvoreingenommen zu begegnen, eigene Vorurteile und Annahmen zu hinterfragen und Übertragungs- sowie Gegenübertragungsgefühle und Handlungen deutlich zu reduzieren.

Es geht in einer Sitzung nicht darum, möglichst viele Hypothesen zu bilden, denn dadurch wird die Komplexität nur erhöht und führt letztlich in die Lähmung der Therapeut:in. Welcher der vielen Hypothesen soll sie denn folgen, welche soll Einfluss auf ihr Handeln haben? Es geht eher darum, wenige zentrale Hypothesen zu konstruieren, die auf die Ziele orientiert sind. Die Therapeut:in kann sie dann in der Sitzung überprüfen und weiterentwickeln oder verwerfen. Hypothesenbildung ist somit ein Akt der Komplexitätsreduktion, um im therapeutischen Prozess in komplexen Systemkonstellationen handlungsfähig zu bleiben. Die Hypothese soll die Informationen liefern, um Interventionen zu entwickeln. Während der Intervention und in den Handlungen des Systems danach kann die Therapeut:in beobachten, ob sich die Hypothese bestätigt und als hilfreich erweist oder ob deutlich wird, dass sie nicht passt und verworfen werden sollte.

Zusammenfassend lässt sich sagen, dass eine Hypothese dann hilfreich ist, wenn sie

- Informationen für eine Intervention enthält
- auf Beobachtungen des Systems beruht
- zirkuläre Beschreibungen enthält
- Anregungen für eine Musterveränderung des Systems bietet und
- möglichst passend für die Selbstorganisation des Klientensystems ist.

4 Haltungen systemischer Beratung und Therapie

4.1 Bedeutung und Verständnis systemischer Haltungen

Für den Begriff der »Haltung« bietet der Duden zwei unterschiedliche Beschreibungen an. Einmal die »Körperhaltung« und als Zweites eine »innere (Grund-)Einstellung, die jemandes Denken und Handeln prägt«, oder auch »Verhalten, Auftreten, das durch eine bestimmte innere Einstellung, Verfassung hervorgerufen wird«.[2] Die Auflistung der Synonyme reicht von Pose, Stellung, Attitüde, Habitus bis Standpunkt und Überzeugung.

Der Begriff der therapeutischen Haltung hat in der Literatur zu vielfältigen Interpretationen geführt.

> »Unter therapeutischer Haltung lässt sich die Realisierung therapiebezogener kognitiver Strukturen von Therapeuten in deren therapierelevanten Reaktionen verstehen. [...]«

Sie wird bestimmt durch

> »die Art und Weise der Realisierung der für die systemische Beratung spezifischen Einstellungen, Überzeugungen und Werthaltungen in Beratungssituationen« (Preß u. Gmelch 2014, S. 360 f.).

Ergänzen könnte man die Beschreibung noch um die emotionalen Strukturen. Denn die Haltung umfasst auch eine innere, emotionale Überzeugtheit, dass z. B. Wertschätzung oder Augenhöhe sowohl für mich persönlich als auch im therapeutischen Kontakt Bedeutung haben.

In der Familie erleben wir Haltungen eher beiläufig. Später werden sie an vielen Stellen vermittelt – z. B. in der Schule, im Studium, bei der Bundeswehr, beim Sport, in politischen Parteien und Initiativen etc. Und immer geht es darum, wie Menschen die Haltungen erfahren, erlernen, zeigen können und in ihre Persönlichkeit integrieren.

2 Verfügbar unter: www.duden.de/rechtschreibung/Haltung [10.5.2022].

Philipp Wüschner (2016, S. 15) beschreibt Haltung in seinem Werk *Eine aristotelische Theorie der Haltung* als:

> »Haltung ist nicht Zurückhaltung, sondern die Weise, sich den Affekten würdig zu erweisen. Haltung meistert Veränderung. Haltungen haben mit Krisen und ihrer Meisterung zu tun.«

Haltung können wir körperlich verstehen – z. B. in Ausdrücken wie »Du hast eine gute Haltung«, »Du hast eine zugewandte Haltung« oder »Deine Haltung erinnert mich an einen preußischen Offizier« etc. – oder eher als eine mentale, geistige Haltung wie oben beschrieben. Durch die Haltung zeigt sich die Therapeut:in in einer sehr persönlichen Art, indem verinnerlichte Vorstellungen, Handlungen nach außen gebracht und für die Klient:innen sichtbar werden.

Der Begriff der therapeutischen Haltung wird unter Systemischen Therapeut:innen oft und gerne gebraucht. Sie wird gerne als Basis einer therapeutischen Persönlichkeit gesehen. In der Literatur gibt es dazu unterschiedliche Beschreibungen und vielfältige Ansichten. Meist ist es ein diffuser Sammelbegriff für viele Beschreibungen, die von einzelnen Therapeut:innen unterschiedlich gefüllt werden. Ähnlich wie der Duden eine Vielzahl von Synonymen (wie Stellung, Auffassung, Gesinnung, Habitus, Überzeugung, Gebaren etc.) kennt, finden sich auch in der systemischen Literatur viele Auffassungen, was unter systemischer Haltung und Orientierung verstanden wird und wie diese in der Praxis für Klient:innen und Patient:innen erkennbar ist.

Für die Therapie und Beratung scheint es sinnvoll, den Begriff der Haltung noch mit Umschreibungen wie Überzeugungen, Orientierungen, Werthaltungen und Einstellungen zu erweitern, die im therapeutischen Handeln ausgedrückt werden (s. Borst 2018a, S. 70 ff.).

Von Schlippe und Schweitzer(2012, S. 199) schreiben:

> »Systemische Praxis ist nicht beschreibbar als direkte Umsetzung systemtheoretischer Konzepte und auch nicht als rein handwerklicher Satz von Techniken. Die Person des systemischen Praktikers und die Beziehung zum Ratsuchenden [...] spielt eine ebenso entscheidende Rolle wie der Kontext, in dem systemisch gearbeitet wird. Beides wird miteinander verbunden durch eine Reihe von grundlegenden, das konkrete Handeln inspirierenden Prämissen und Haltungen.«

Jochen Schweitzer und Christina Hunger-Schoppe definieren die therapeutische Haltung im integrativen Lehrbuch der Psychotherapie von Senf und Broda so: An der

> »Schnittstelle zwischen systemtheoretischen und erkenntnistheoretischen Grundlagen einerseits und dem konkreten therapietechnischen Vorgehen lassen sich einige grundlegende therapeutische Haltungen und Richtlinien beschreiben« (Schweitzer u. Hunger-Schoppe, S. 247).

Systemische Haltungen prägen das kognitive, affektive sowie handlungsbezogene beraterische und therapeutische Handeln. Sie wirken sich in der Beziehung zum Klientensystem (anwesenden und nicht anwesenden Personen, dem mehrgenerationalen System), in der Beachtung des Kontextes (des Klientensystems und des therapeutischen Ortes), im Umgang mit den Beschwerden (Konflikten, Problemen, Symptomen etc.), in der Gestaltung des beraterischen oder therapeutischen Prozesses (Ziel- und Auftragsklärung, Hypothesenbildung) etc. aus.

Viele Haltungen werden in systemischen Aus- und Weiterbildungen explizit oder implizit gelehrt – in der Hoffnung, die zukünftigen Therapeut:innen würden diese in ihre Arbeit integrieren und sich diese Haltungen in ihrer persönlichen Ausprägung aneignen. In der Praxis sollten sie dann in Fleisch und Blut übergehen, also ohne bewusste Planung spür- und sichtbar sein. Dabei sind die Auswirkungen der Haltungen unterschiedlich erlebbar: Manche Haltungen sind direkt spürbar, andere erschließen sich eher über die Reflexion.

Die therapeutischen Haltungen sind als ein Kommunikationsbeitrag verstehbar, auf den die Klienten reagieren oder antworten. Sie fördern im besten Fall die Kooperation zwischen Therapeut:in und Klient:in und ermöglichen den Raum für Begegnungen (vgl. Fischer, Borst u. von Schlippe 2015, S. 75 f.).

Einen breiten Konsens gibt es zwischen den therapeutischen Verfahren bezüglich der Grundhaltungen, die der Gesprächspsychotherapie zugeschrieben werden und die sich als bedingungslose positive Wertschätzung, Empathie und Kongruenz bezeichnen lassen. In der systemischen Therapie und Beratung werden weitere genannt. Dabei ist bei diesen Haltungen, Einstellungen und Überzeugungen zu bedenken, dass sie besonders deutlich werden, wenn sie in die Therapeutenpersönlichkeit verankert sind.

Im Folgenden möchte ich einige Haltungen und Orientierungen benennen, die im Prozess der systemischen Beratung und Therapie spürbar und sichtbar werden.

4.2 Allparteilichkeit, Neutralität und Neugier

In der Systemischen Therapie hat sich die Haltung der Therapeut:in im Laufe der Zeit verändert. In den Arbeiten von Boszormenyi-Nagy (1965), später auch bei Stierlin (et al. 1977), steht die Allparteilichkeit im Vordergrund. Darunter verstehen wir die Fähigkeit und Anforderung, für alle Familienmitglieder gleichermaßen Partei zu ergreifen und eine Identifikation anbieten zu können.

Das Mailänder Team entwickelte das Konzept der Neutralität (Selvini Palazzoli et. al. 1981). Es ist einerseits die Voraussetzung dafür, dass man von allen Systembeteiligten akzeptiert und andererseits nicht in bestehende Beziehungsmuster gezogen wird. Neutralität zeigt sich vor allem in seiner Auswirkung auf die Klient:innen und ist weniger eine Frage der therapeutischen Absicht (vgl. von Schlippe u. Schweitzer 2012, S. 205). Heute zeigt sich die Neutralität u. a. in einer periodischen Parteilichkeit, bei der sich die Therapeut:in immer wieder in und mit dem System bewegt, um dann erneut in eine Metaposition zu gehen. Mit dieser Entwicklung hat sich die Neutralität von der ursprünglich distanzierten Position des Mailänder Teams entfernt. Neutralität meint die Anerkennung der verschiedenen Sichtweisen und Handlungen in einem System, die engagierte und warmherzige Beziehung, die Bindung zum Patienten- oder Klientensystem, die im Mittelpunkt des therapeutischen Bemühens steht.

Dabei bezieht sich die Neutralität sowohl auf die soziale Dimension als auch auf die Neutralität über die Wirklichkeitskonstruktionen, wie z. B. das Problem entstanden ist, wie die Lösung(en) aussehen könnten und was die Familienmitglieder über ihre Veränderungsmöglichkeiten denken. Die Neutralität bezieht sich auch auf die Emotionen, Gefühle, Affekte und Stimmungen sowie auf die Beziehungen der Klient:innen mit anwesenden und abwesenden Menschen, auf religiöse oder kulturelle Vorstellungen – auf alle Ebenen, die Jürgen Kriz (2017) in seinen vier zentralen Prozessebenen beschrieben hat (vgl. dazu von Schlippe u. Schweitzer 2012, S. 206; Hanswille u. Borst 2022, S. 114 f.). Zu diesem erweiterten Neutralitätsverständnis gehört auch die Neugier (Cecchin 1988), die vom Gegenüber als respektvoll, nicht-invasiv, freundlich und zugewandt erlebt werden sollte (ausführlich s. Hanswille u. Borst 2022, S. 115 f.).

4.3 Lösungs- und Zukunftsorientierung

Diese Haltung oder Orientierung wurde vor allem durch die lösungsorientierte Kurzzeittherapie von Steve de Shazer konzeptualisiert. Auch die Hirnforschung betont, wie bedeutsam eine Lösungs- und Zukunftsorientierung für das Entwickeln neuer Verhaltensweisen ist. Sie konnte zeigen, dass imaginierte zukünftige Handlungen ähnliche hirnorganische Prozesse auslösen wie entsprechende konkrete Handlungen in der Gegenwart. Wie beim Mentaltraining im Sport, bei dem etwa Tennisspieler in Gedanken dem Bewegungsablauf beim Aufschlag nachgehen, sind auch in der Therapie das Mentaltraining und die Lösungsorientierung wichtige Instrumente, um zukünftig gewolltes Verhalten zu trainieren und einzuüben (Hüther 2006). Deshalb ist die innere Haltung, sich mehr um Lösungen zu kümmern und an Veränderungen in der Gegenwart und Zukunft zu arbeiten, eben nicht nur eine Technik, sondern sie lebt von der inneren Überzeugung und Auffassung, dass das sinnvoll ist.

Das Motto von Steve de Shazer – »Solution talk creates solutions – problem talk creates problems« – ist eine bedeutsame beraterische und therapeutische Idee: Wenn jemand immer und immer wieder über das Problem spricht, dann nimmt irgendwann die Problemwelt das ganze Leben ein, die neuronalen Problemnetzwerke werden immer stabiler. Deshalb ist es therapeutisch wichtig, über Lösungen zu sprechen. Wenn wir viel über Lösungen sprechen, Lösungen erfühlen, begreifen etc., wird die »Lösungswirklichkeit« immer größer. Die Lösungsnetzwerke werden dann immer dichter, stabiler und leichter zugänglich. Allerdings brauchen viele Klient:innen – vor allem in der Anfangsphase einer Therapie – auch Zeit, um über ihre Probleme zu berichten, sie wollen, dass ihr Leid gewürdigt wird, sie wollen angenommen werden in ihrem Schmerz. Erst wenn das ausreichend geschehen ist, können sie sich auch den Lösungen zuwenden und loslassen.

4.4 Ziel- und Auftragsorientierung

Diese Haltung hilft Klient:innen, sich zu orientieren, und unterstützt Therapeut:innen dabei, sich auf die für die Klient:innen wichtigen Ziele zu fokussieren (s. hierzu ausführlich Kap. 3.2). Die Notwendigkeit der Orientierung an Therapiezielen ist heute in den meisten

Verfahren unbestritten – vom Anlass über das Anliegen zum Ziel. Die Klienten berichten am Anfang einer Beratung von Anlässen, die sie motiviert haben, sich Hilfe zu suchen. Manche formulieren auch schon Anliegen – Wünsche, was besser oder anders werden soll. Manchmal gibt es auch noch Aufträge von Zuweisern oder Außenstehenden. Die Erarbeitung von plastischen und anschaulichen Zielen ist die besondere Herausforderung der ersten Sitzungen (s. dazu Borst 2018b, S. 115 ff.; Hanswille u. Borst 2022, S. 117; Rotthaus u. Hanswille 2015, S. 31 ff.). Dabei sind Zielvorstellungen auf möglichst vielen Wahrnehmungskanälen zu aktivieren.

Die Erarbeitung von Zielen für den Beratungsprozess ist eine Phase, die sich über mehrere Sitzungen erstrecken und im Verlauf auch wiederholt stattfinden kann. Es geht nicht darum, möglichst zügig Ziele zu erarbeiten, um dann »endlich mit der Therapie beginnen« zu können. Die gemeinsame Erarbeitung von Zielen ist vielmehr bereits ein zentraler Teil der Therapie, in der komplexe systemische Prozesse angestoßen werden – z. B.: Problemmuster werden verdeutlicht und irritiert, Selbstorganisation wird angestoßen, zirkuläre Prozesse werden initiiert, indem man die Zielerreichung in ihren Auswirkungen erfragt etc. Attraktoren lassen sich so irritieren und verflüssigen. Am ehesten kann man sich die Zielarbeit mit einer pendelnden Bewegung beschreiben. Einmal versucht man, direkt Ziele zu benennen und zu beschreiben, um dann auch gleich anfanghaft in eine Umsetzung des geraden beschriebenen Ziels zu gehen (»Welche Auswirkung wird die Erreichung des Ziels auf Sie haben? Was machen Sie dann anders? Wie wird Ihre Ehefrau darauf anders reagieren? Und wie werden Sie dann wieder anders auf ihre Frau reagieren« usw.).

4.5 Ressourcenorientierung

Das Ansetzen an den Ressourcen, Entwicklungs- und Wachstumspotenzialen ist eine zentrale Haltung Systemischer Therapie. Für Grawe (1995, S. 135 f.) ist sie ein zentrales Merkmal erfolgreicher Psychotherapie. Alle Menschen besitzen Ressourcen, die sie unterstützen, ihr Leben so zu leben, wie sie es bisher getan haben. Manchmal liegen sie an der Oberfläche, manchmal muss man sie erst noch zugänglich machen, damit sie spürbar und sichtbar werden. Diese Kräfte der Patienten sind wie Schätze, die es zu heben gilt, damit dann auf dieser Grundlage die Suche nach weiteren Ressourcen für Gegenwart und Zukunft erfolgen kann.

Allerdings ist auch nicht jede positive Erfahrung oder gelungene Aktion gleich eine Ressource. In der Beratung oder Therapie gilt es, Ressourcen zu aktivieren, die für den Prozess besonders hilfreich sind. In der systemischen Arbeit gehen wir davon aus, dass Klient:innen über alle Möglichkeiten verfügen, um ihre Situation zu verbessern; sie haben lediglich zu diesem Zeitpunkt und/oder in diesem Kontext keinen ausreichenden Zugang zu ihnen. Ressourcen sind immer da – sie müssen nur entdeckt, gefördert und akzeptiert werden. Ressourcen ermöglichen den Zugang zu Selbstwirksamkeitsprozessen (s. Hanswille 2011). Sie geben den Menschen das Gefühl, nicht wie ein Spielball den schlechten Umständen, Erfahrungen und Erlebnissen ausgeliefert zu sein, sondern wirksam zu sein, gestalten und verändern zu können. Ressourcen bringen das Selbstheilungspotenzial ans Tageslicht – wie ein Stück Gold, das im Bergbau gehoben wird und erst am Tageslicht seinen ganzen Wert zeigen kann. Ressourcen vermitteln Kompetenz und geben uns das Gefühl zurück, »Herr über das eigene Leben zu sein«. Die Rolle der Therapeut:in ist es dabei, durch ihre Haltung und Fokussierung die Kompetenzen und Ressourcen der Klient:innen zu fördern und so das Vertrauen in sich selbst zu stärken. Allerdings geht es immer auch darum, dem »Gegenspieler« der Ressourcenorientierung – der Problemorientierung oder Defizitorientierung – die Ehre zu geben. Die Therapeut:in benötigt die Fähigkeit des »binokularen Sehens« (Fürstenau 2007), bei dem sowohl die Problem- und Defizitorientierung als auch die Ressourcenorientierung ausreichend Raum bekommen.

Durch die systemische Sichtweise wird die Ressourcenorientierung ausgeweitet vom Individuum hin zum System und den Systemressourcen. Hierbei werden die Ressourcen der einzelnen Familienmitglieder zu Systemressourcen. Die systemische Theorie geht davon aus, dass die Systemressourcen mehr sind als die reine Addition aller Ressourcen der einzelnen Systemmitglieder (s. dazu Kriz 2022).

4.6 Kontextorientierung und Zirkularität

Verhaltensweisen, Ressourcen, Symptome, Probleme oder Erkrankungen lassen sich nicht isoliert, auf einen einzelnen Menschen bezogen, verstehen. Ihr Sinn erschließt sich erst unter Berücksichtigung des Kontextes und der Beziehungen. So wird z. B. das Verhalten des kleinen Tobias, der in der Schulklasse lebhaft herumläuft oder im Restaurant nicht sitzen bleiben kann, schnell als Problem verstanden – auf dem Spielplatz, im Sportunterricht oder beim Fußballspielen ist es eine besondere Ressource. Sein Verhalten wird, je nach Kontext (in zirkulären Prozessen jeweils andere Personen) eine andere Bedeutung bekommen.

Zirkularität bezeichnet die Haltung, in der Problembeschreibung und in der Therapie die Interaktionen in der Familie (oder in einem größeren System) zu fokussieren und nicht mehr die individuelle »Störung« des »Indexpatienten«. Statt lineare Ursache-Wirkungs-Beziehungen anzunehmen, geht man davon aus, dass Ursachen und Wirkungen zirkulär verbunden und kaum auseinanderzuhalten sind bzw. von verschiedenen Beobachtern ganz unterschiedlich »interpunktiert« werden (Watzlawick, Beavin u. Jackson 1969). Trägt der Ehemann den Müll nicht runter, weil er am Abend zuvor von seiner Frau sexuell zurückgewiesen wurde, oder weist die Ehefrau ihren Mann zurück, weil er ihr wieder nicht im Haushalt geholfen hat?

Daraus folgt unmittelbar, Klient:innen nicht isoliert zu behandeln, sondern immer im sozialen Kontext, und dabei ihre Beziehungen, Freunde, Familie etc. mit in den Blick zu nehmen und einzubeziehen. Der soziale Kontext und die zirkulären Ursache-Wirkungs-Beziehungen sind für die Systemische Therapie zentrale Betrachtungsperspektiven auf Symptome, Ressourcen und Störungen. Sie fließen in die Hypothesenbildung ein und sind die Basis von Interventionen.

Wir können für den einzelnen Klienten vier relevante Kontextebenen unterscheiden:

»1) die innere Systemebene mit ihren unterschiedlichen Teilpersönlichkeiten, die je nach Ausprägung auch unterschiedliche Kontextualisierungen vornehmen
2) der primäre Beziehungskontext des Individuums – die Paarbeziehung, Familie, mit Eltern und Geschwistern und die mehrgenerationalen Beziehungen
3) der sekundäre Beziehungskontext – die Freund:innengruppe, die Arbeitskolleg:innen, die Verwandtschaft, andere Menschen, die besondere Bedeutung haben
4) der tertiäre Beziehungskontext – Kindergarten, Schule, Arbeitsplatz, Vereine, Pfarrgemeinde, Nachbarn etc., das soziale

> Gemeinwesen und die Gesellschaft mit ihren Normen, Werten, Regeln und Kulturen« (Hanswille u. Borst 2022, S. 120).

Kontextualisierung findet aber auch auf einer Zeitachse statt. So lässt sich ein Problem oder ein besonderes Ereignis zu unterschiedlichen Zeitpunkten in der Lebensgeschichte unterschiedlich kontextualisieren und verstehen und kann verschiedene Bedeutungen erlangen (z. B. kann man die Trennung vom Ehepartner zu einem Zeitpunkt als große Verletzung erleben und zu einem anderen als Befreiung).

4.7 Wertschätzung

Respekt verstehen wir als eine Voraussetzung für Wertschätzung. Respekt im Setting von Beratung und Therapie meint die Achtung vor den Personen, mit denen man arbeitet – unabhängig von Alter, Geschlecht, Kultur, Meinungen, Handlungen und Konstrukten der Klient:innen. Dabei bezieht sich der Respekt auf die Menschen; gegenüber den Theorien und Konzepten ist die Respektlosigkeit (Cecchin, Lane u. Ray 1993) die Position, die es ermöglicht, im therapeutischen Prozess flexibel und beweglich zu bleiben.

Wertschätzung fußt in ihrem Kern auf dem zentralen Bedürfnis nach Anerkennung »so, wie man ist«. Die Bedeutungsgeschichte von Anerkennung und Wertschätzung ist ein zentrales Thema der Philosophie. Sie geht in der deutschen Philosophie auf Fichte und Hegel zurück. In den Jenaer Schriften zur Geistesphilosophie entwickelt Hegel seine Theorie der Anerkennung, die sowohl Stufen der menschlichen Bewusstseinsbildung wie auch der menschlichen Kulturgeschichte (Kontextualisierung) umfasst. Anerkennung gewinnt ein Subjekt durch den Zuspruch eines oder mehrerer anderer Individuen. Gut 200 Jahre später zeigt die psychologische und neurobiologische Forschung, wie bedeutsam Wertschätzung und Anerkennung für die menschliche Entwicklung sind. Eine wertschätzende Kommunikation aktiviert das Bindungssystem, stärkt das Gefühl von Selbstwirksamkeit, erhöht die Konzentration und die Leistungsfähigkeit. Für den beraterischen und therapeutischen Prozess ist außerdem bedeutsam, dass der ventrale Vagus aktiviert und gleichzeitig der Sympathikus beruhigt wird, was zu Entspannung und Beruhigung führt (u. a. Porges 2010). Eine wertschätzende Haltung geht einher mit Respekt, Achtung, Anerkennung, Zugewandtheit, Neugier, Freundlichkeit und Aufmerksamkeit gegenüber den einzelnen

Menschen und gegenüber den anwesenden und nicht anwesenden Systemmitgliedern.

Wertschätzung ist nicht zu verwechseln mit »nach dem Mund reden« oder »harmonisieren«. Die wertschätzende Haltung erfordert Aufrichtigkeit und einen liebevollen, fürsorglichen Blick auf die Klient:innen. Sie wird besonders herausgefordert in Situationen, in denen Klient:innen schwierige problematische Inhalte kommunizieren oder Meinungen äußern und Verhaltensweisen zeigen, die die Therapeut:in nicht teilen kann. Nicht nur deshalb erfordert eine wertschätzende Grundhaltung auch Reflexion und Selbsterfahrung.

4.8 Humor

Humor ist eine oft vernachlässigte Haltung in der systemischen Therapie und Beratung. Gerade, wenn es um schwere Schicksale oder dramatische Themen geht, kann Humor eine besondere Wendung bringen. Wertschätzung und Neutralität sind die Schwestern des Humors, denn er soll ja nicht auf Kosten der Klient:innen geschehen oder diese gar beschämen und bloßstellen.

Humorvolle Äußerungen gehören zu den besten beziehungsgestaltenden Interventionen, über die Menschen verfügen und die in vielen Alltagssituationen erlebt werden. Lachen fördert die Möglichkeiten, Neues besser zu akzeptieren und zu verinnerlichen, es sorgt dafür, dass Menschen tief atmen und sich so intensiver mit Sauerstoff versorgen. Es hilft, Spannungen abzubauen und Scham aufzulösen, außerdem fördert es die Intensivierung der Beziehungen.

> »Humor hilft, Kontakt mit der Familie herzustellen, und schafft eine freundliche Atmosphäre [...]. Lachen ist ein sehr wirksames therapeutisches Werkzeug, mit dessen Hilfe sich die Wahrnehmung einer Familie verändert« (Satir u. Baldwin 1990, S. 194).

Wenn es der Therapeut:in gelingt, über sich selbst zu lachen und humorvoll über das eigene Verhalten, Sprechen etc. zu reden, unterstützt das die Einhaltung der Augenhöhe und das »Normalisieren« der therapeutischen Situation. Gleichzeitig wird die Berater:in so zum Vorbild für Eltern oder Partner:innen, die sich daran orientieren können und diese Haltung in ihren Alltag übernehmen können. Denn jedes Zusammenleben wird leichter, wenn die Beteiligten auch über sich selbst lachen können.

Lachen und Humor sind nicht nur für die Klient:innen wichtig, sie sind auch für Therapierende ein gutes Mittel gegen Burn-out und verhindern, dass sie im »Mitgefühlserschöpfungssyndrom« versinken.

4.9 Beziehungsorientierung

Eine gute therapeutische Beziehung ist für den Erfolg einer Beratung oder Therapie zentral. Dies gilt in besonderer Weise für die Systemische Therapie in Mehrpersonen-Settings: Hier muss man eine hilfreiche Beziehung gleich zu mehreren Personen aufbauen und beibehalten. In den Gründungszeiten der Familientherapie galt die therapeutische Beziehung als sehr bedeutsam, besonders in der wachstumsorientierten Familientherapie von Virginia Satir. Später dann – beeinflusst durch die kognitionslastigen Theorien des Konstruktivismus – verlor sie an Bedeutung. In den vergangenen Jahren rückte das Thema wieder mehr in den Fokus – auch durch die Einflüsse der Bindungstheorie und der Neurobiologie auf die Systemische Therapie. In den Veränderungsprozessen der Beratung und Therapie ist eine stabile, sichere und verlässliche Beziehung für Klient:innen bedeutsam, um sich auf ungewohnte Prozesse einlassen zu können, die bestehende Muster möglicherweise irritieren. Sie hilft dabei, den Klient:innen Sicherheit zu verschaffen, sodass sie sich in der therapeutischen Beziehung aufgehoben fühlen können. Das ist eine Bedingung dafür, dass sie einen Ausgleich zwischen Veränderung und Stabilität finden können – dies lässt sich in einer guten therapeutischen Beziehung begleiten. Die Beziehung wird vor allem durch die Expertise des Nichtwissens und die Arbeit auf Augenhöhe geprägt.

Arbeit auf Augenhöhe – der Klient als Experte vs. Expertise des Nichtwissens

Die Klient:innen sind Experten für ihre Problematik, für sich selbst, ihr Erleben, ihre Gefühle und Wirklichkeitskonstruktionen etc. Sie haben diese Muster und Geschichten gebildet – oder die Familie hat ihre Muster gebildet – und ihre Attraktoren geprägt – deshalb bleiben sie auch die Expert:innen dafür, diese wieder zu lösen. Für die Berater:in wird die Expertise des »Nichtwissens« ein bedeutsames Werkzeug. Aus dieser Position heraus kann sie Fragen stellen, sich neugierig erkundigen, dazu anregen, Wirklichkeitskonstruktionen zu hinterfragen, Muster irritieren, verstörende Anregungen geben usw. Durch Beobachtungen, Neugierde, Spiegeln von Affekten, Verdeutlichung von geäußerten Sichtweisen, Hypothesen und Anregungen können wir das System unterstützen, neue, erweiterte Sichtweisen zu bekommen, um neue Musterbildungen anzuregen und Veränderungen zu ermöglichen. Die Position des »Nichtwissens« erfordert viel Kompetenz und Wissen über Prozesse und die Entwicklung von Systemen, sie setzt außerdem die innere Sicherheit voraus, nicht dem Sog der »therapeutischen Hybris«, dem »Helfenwollen« zu erliegen, dass man den »richtigen und endgültigen Tipp« geben möchte, und bei all dem doch noch die Idee zu haben, wie die Symptomatik sich heilen lässt. Anderson und Goolishian (1992) haben die Haltung als »not knowing« bezeichnet und meinten damit die Bescheidenheit im Werten und Urteilen. Sie beschreiben damit das Wissen der Therapeut:in, dass nicht sie weiß, was für die Klient:innen gut ist, sondern diese selbst Experten für ihre Probleme oder Symptome sind. Die Veränderungsverantwortung wird zu einem guten Teil bei den Patient:innen belassen. Die Rolle der Therapeut:in liegt darin, sich bei den Klient:innen kundig zu machen. Es gilt immer wieder, das Paradox auszubalancieren, dass die Klient:in einerseits selbst Expert:in ist, sich andererseits aber in die Hände einer professionellen Expert:in begibt.

4.10 Hypothetisieren

Das *Hypothetisieren* ist eine zentrale Arbeitsform des systemischen Arbeitens (ausführlich in Kap. 3.3). Es geht auf das Mailänder Team zurück. Für Selvini Palazzoli, Boscolo und Cecchin war das Hypothetisieren neben der Neutralität und der Zirkularität die Grundlage des systemischen Arbeitens (s. Selvini Palazzoli et al. 1981). Jeder therapeutischen Handlung liegt eine bewusste oder unbewusste Hypothese zugrunde. Die bewusste Bildung von Hypothesen soll verhindern, dass zu viel in der Sitzung einfach nur so geschieht, der Prozess dahintreibt, die Intuition der Therapeut:innen nicht reflektiert wird, Systemmuster sich unreflektiert reinszenieren etc., und gleichzeitig soll für die Klient:innen Transparenz darüber entstehen, was die Therapeut:innen bewogen hat, dieses oder jenes zu tun. Unsere Klient:innen begegnen uns mit ihren eigenen »Hypothesen«: Oft sind es Erzählungen, die in der Regel linear-kausal das Verhalten einzelner Personen als Ursache für die erlebten Probleme beschreiben. Systemische Hypothesen sollen Konstruktionen erzeugen, die Unterschiede zu den bisherigen Sichtweisen und Wirklichkeitskonstruktionen des Klientensystems beschreiben. Der Prozess der Hypothesenbildung ist also nicht geleitet von Gedanken darüber, was richtig oder falsch bzw. wahr oder unwahr ist, sondern von der Frage, wie nützlich dies für das System und den Beratungsprozess ist.

Eine systemische Hypothese ist umso nützlicher, je mehr Mitglieder eines Problemsystems eingebunden sind und je besser es gelingt, die Handlungen und Interaktionen in einer wertschätzenden Weise zu verknüpfen. Betrieben wird das Hypothetisieren aus der Beobachterperspektive (Kybernetik zweiter Ordnung) und getragen von einer wertschätzenden Grundhaltung sowie einer Position der Neutralität. Die Hypothese besteht aus der Beobachtungsfunktion über das Klientensystem, der Ordnungsfunktion, der Anregungsfunktion und der abgeleiteten Intervention (s. ausführlich in Kap. 3.3).

Die systemischen Hypothesen sind der rote Faden des Therapieprozesses. Hilfreich ist eine Hypothese, wenn sie für die Therapeut:innen Informationen für eine Intervention enthält, auf Beobachtungen des Systems beruht, zirkuläre Beschreibungen beinhaltet und eine Anregung für das System bietet. Der therapeutische Prozess lässt sich demnach zusammenfassen als das Beobachten und Sammeln von Informationen, aus denen man dann eine systemische Hypothese bildet, die die Basis für eine Intervention ist, um damit wiederum die Hypothese zu überprüfen und das System anzuregen. Die anschließende Beobachtung des Systems und das weitere Sammeln von Informationen sowie die gemeinsame Kommunikation, führen wiederum zur Überprüfung der Hypothese und zur Bildung weiterer Hypothesen, aus denen sich dann neue Interventionen gewinnen lassen usw. (s. dazu Abb. 3).

Das Bilden von systemischen Hypothesen hält die Therapeut:in auch in ihrer systemischen Sichtweise oder Position. Das erleichtert es, in einer zirkulären Sichtweise, einer neutralen und kontextorientierten Haltung zu bleiben und die zirkulären Auswirkungen der Interventionen zu bedenken.

4.11 Selbstachtung und Self Care

Self Care ist die Fähigkeit,

- sich selbst in seiner Beratungsarbeit nicht zu überfordern
- sich zu schützen
- die eigenen inneren Prozesse wahrzunehmen und ernst zu nehmen
- die eigene Psychohygiene im Auge zu behalten und
- mit sich selbst gut zu sein, um in der eigenen Kraft zu bleiben.

Das ist manchmal schwieriger als gedacht. Vor allem, wenn die Arbeit Spaß macht und sich die Therapeut:in wie im Flow fühlt, ist es schwer, die eigenen Grenzen zu erkennen. Oder wenn es durch Krankheit im Team Engpässe gibt oder besonders viele Klienten auf eine Beratung warten, ist es notwendig, trotz allem auf die eigenen Grenzen zu achten. Manch einer zieht vielleicht auch aus den Beratungsprozessen seinen eigenen Selbstwert, oder die Sitzungen helfen einem, nicht an die eigenen Probleme und Sorgen zu denken, oder man kommt in einen Sog, immer mehr und immer schwierigere Klienten zu sehen etc. All das sind Zeichen, bei denen ich mich fragen sollte, ob ich nicht bereits über meine Grenzen gegangen bin. Grundsätzlich ist es wichtig, nicht mit zu vielen Klient:innen zu arbeiten, sondern eine gute Dosis zu finden, in die die Anzahl der Klient:innen und die Störungsbilder oder Probleme mit einfließen. Dazu gehört auch, sich abgrenzen zu können, die Themen der Klient:innen nicht mit nach Hause zu nehmen, mir nicht jedes Problem oder jedes Thema meiner Klient:innen zu Herzen zu nehmen, sondern eine gute Distanz zu wahren. Psychohygiene bedeutet auch, sein privates Leben zu schätzen, die Beziehungen zu pflegen sowie die Freude am Leben und den Dingen nicht zu verlieren. All das ist nicht nur für die Persönlichkeit der Therapeut:innen bedeutsam (auch die Familie wird es danken), sondern auch für die Klientenseite – denn nur, wenn die Therapeut:in »gut drauf ist«, kann sie auch empathisch und kreativ für die Klient:innen da sein. Dadurch wird die Therapeut:in auch zu einem Modell für ihre Klient:innen. Ein zentrales Medium für die Psychohygiene ist es, sich in Gruppen mit anderen Kolleg:innen zu treffen – seien es Intervisionsgruppen, Balintgruppen, Coaching oder Supervisionsgruppen. Alle Instrumente dienen der eigenen Entlastung und der weiteren Professionalisierung. Wenn das gerade nicht möglich ist, hilft ein Gespräch mit einer Kollegin oder eine Selbstsupervision. Das Gespräch über die Klient:innen mit dem Liebespartner oder der -partnerin sollte eher die Ausnahme sein.

5 Das BASK-Modell

BASK ist ein Modell, das in der Psychotraumatologie bei der Behandlung von dissoziativen Patienten genutzt wird (Braun 1988). Allerdings lässt sich BASK auch als Gesprächsleitfaden für therapeutische/beraterische Gespräche anwenden, um diese erfahrungsdichter und emotionaler zu führen (s. dazu Hanswille 2016b, S. 505 f.).

Das BASK-Modell geht davon aus, dass in einem Gespräch die folgenden vier Erlebnisebenen miteinander verknüpft werden:

Behavior	Verhalten, Handlung
Affect	Gefühl
Sensation	Körpergefühl (sinnliche Wahrnehmung wie Sehen, Schmecken, Hören und Riechen sowie körperliches Fühlen wie Herzschlag, Atmung Muskelspannung, Temperaturempfinden)
Kognition/Knowledge	Gedanken, Bewertungen, Denken und Wissen

Braun ist davon ausgegangen, dass die vier Bereiche in einer integrierten Erinnerung fast gleichzeitig erlebt und erinnert werden. In Stress-, Konflikt- und Belastungssituationen hingegen können die Betroffenen einzelne Ebenen oft nicht erinnern und/oder erleben (s. Abb. 4). Therapeutisch dient das Modell dazu, Erfahrungen wiederherzustellen und Erinnerungen wieder komplett zu erleben. Nach Brauns Auffassung entsteht im Normalfall bei Kongruenz aller BASK-Elemente eine integrierte Persönlichkeit (Phillips u. Frederick 2003, S. 200).

BASK stammt aus dem Englischen und bedeutet »Korb« – eine passende Metapher: Ähnlich, wie ein Korb aus einzelnen Weidenzweigen geflochten wird, wobei man auf eine dichte Struktur achtet, damit er stabil wird, sollen auch die BASK-Ebenen dicht miteinander verflochten werden. Je dichter dies geschieht, umso stabiler ist der »BASK-Korb«. In der praktischen Arbeit mit dem Modell wird schnell deutlich, dass sich der Gesprächsstil ändert und die Wahrnehmung sowie Erfahrungen, Geschehnisse, Erinnerungen oder Zukunftsvorstellungen erfahrungsdichter und lebendiger werden. Ressourcen oder positive Erlebnisse werden verstärkt, kritische Situationen und

Konflikte lassen sich vollständiger wahrnehmen und sind so besser zu kommunizieren.

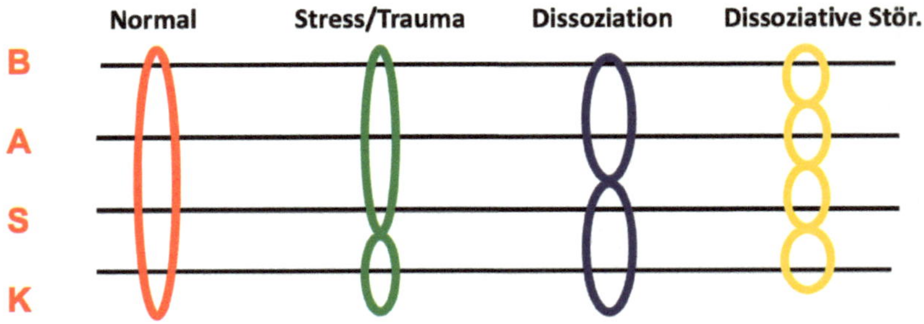

Abb. 4: BASK-Modell: Die Abbildung zeigt schematisch die Repräsentanz der einzelnen Wahrnehmungsbereiche unter Stress

BASK eignet sich, um bestimmte Techniken noch effektiver zu machen und dadurch neue Entwicklungsmöglichkeiten leichter zu eröffnen. Zukunftsprojektionen – wie z. B. die Arbeit mit der Wunderfrage – werden so erlebnisdichter und lassen durch die vielen Verknüpfungen zwischen Affekten, Empfindungen, Verhalten und Denken ein Geflecht entstehen, das das Abrufen der imaginierten Erfahrungen erleichtert. Üblicherweise erkundigen wir uns bei der Wunderfrage eher nach dem Verhalten. Durch BASK können die »neuen« Emotionen, Körperempfindungen, die inneren Bilder und das Denken hinzukommen. So wird die Arbeit erfahrungsintensiver.

BASK ist mit vielen Methoden und Techniken kombinierbar – z. B. mit Skalierungsfragen, hypothetischen Fragen, problemorientierten Fragen, Ausnahmefragen etc. –, aber auch bei handlungsorientierten Interventionen wie Skulpturarbeit, Skalierungen im Raum, Familienbrett, Aufstellungen, Genogrammarbeit, Ausnahmefragen, zirkulären Fragen, Reflecting Team, Zeitlinienarbeit etc. unterstützt die Methode den therapeutischen Prozess. Imaginationen und Metaphernarbeit lassen sich mit BASK bereichern und verstärken.

Wenn die Therapeut:in genau zuhört, wird sie beobachten, dass ihre Klient:innen einzelne Ebenen von BASK stärker oder bevorzugt nutzen. Einige sprechen mehr auf der Verhaltensebene und erzählen z. B.: »Ich habe das und das getan« oder »Ich tue dann …«, während andere eher auf der emotionalen Ebene sprechen, beispielsweise: »Ich habe das Gefühl …«, »Mir geht es so und so« oder »Ich spüre so ein Unwohlsein«. Wieder andere reden häufiger über Kognitionen, z. B.: »Ich denke, es …« oder »Es ist so und so …« oder »Wenn ich es recht sehe, dann ist wichtig …« etc. Die Therapeut:in kann diese Beschreibungen dann aufgreifen und durch entsprechende Fragestellungen die anderen Ebenen ansprechen. So lassen sich die Wahrnehmung und die Erlebnisräume erweitern und die Integration unterschiedlicher Muster erleichtern.

Besonders deutlich wird die Nichtberücksichtigung einzelner Ebenen, wenn Klient:innen über Erfahrungen sprechen, die mit starkem Stress, mit Angst, Trauer oder Schmerz verbunden sind. Der innere Stress, den man bei diesen Erfahrungen erlebt, verleitet dazu, eher nur mit den BASK-Ebenen zu sprechen, auf denen man sich sicher fühlt und die einen im inneren Erleben stabil halten. Bei diesen Erfahrungen ist die Integration der einzelnen Ebenen aber von besonderer Bedeutung, um die Integration und Verarbeitung der Erfahrungen zu erleichtern. Die Therapeut:in kann dann geschmeidig über ihre Fragen die beschriebene Situation erweitern und aktualisieren, z. B. mit:

- »Welches Gefühl hatten Sie in diesem Moment?«
- »Als Sie das gefühlt haben, was haben Sie in diesem Moment in Ihrem Körper gespürt?«
- »Was haben Sie dann getan?«
- »Welche Handlungsimpulse hatten Sie in diesem Augenblick?«
- »Was haben Sie dabei über sich gedacht?«
- etc.

BASK ist allerdings nicht nur eine Leitidee für Therapeut:innen, wie sie in der Gesprächsführung Ebenen miteinander verknüpfen können, um so ein möglichst dichtes Erfahrungsnetz zu weben. Sie sind auch ein Reflexionsinstrument für die Therapeut:innen selbst. Üblicherweise bevorzugen auch Therapeut:innen einzelne Ebenen von BASK. Einige nutzen stärker die Verhaltensebene, andere mehr die emotionale Ebene, wieder andere reden mehr über Gedanken, einige auch über die Empfindungen auf der körperlichen Ebene. Die Therapeut:innen reden dann z. B. viel über Gefühle, Emotionen und Stimmungen und vernachlässigen vielleicht die Ebene der Gedanken. Diese individuellen Vorlieben für zwei oder drei Ebenen des Modells drücken sich auch im psychotherapeutischen Prozess aus.

Auch dort fragt die Therapeut:in die Klient:in z. B. mehr nach dem Verhalten oder den Gedanken (diese beiden Ebenen werden durch einige systemische Techniken bevorzugt) und vernachlässigt dann die Emotionalität und das Körpererleben. In der Reflexion können Therapeut:innen für sich klären, welche Seiten sie stärker betonen, und entsprechende Korrekturen anbieten, um ihren Klient:innen so die Integration ihrer Erfahrungen zu erleichtern.

Teil 2: Übungen

6 Interventionen im Einzel-Setting für Kinder und Jugendliche

Im Folgenden finden sich Übungen, die bevorzugt für ein Einzel-Setting in der Therapie und Beratung von Kindern und Jugendlichen genutzt werden. Auch wenn wir in der Systemischen Therapie mit Kindern, Jugendlichen und ihren Familien bevorzugt das Mehrpersonen-Setting anstreben, gibt es zahlreiche Situationen, Prozessphasen oder ganze Therapien, in denen wir im Einzel-Setting arbeiten. Vor allem, wenn Themen im Fokus stehen, die die Autonomie, die Abgrenzung vom Familiensystem, den sicheren Raum (besonders bei sexueller und physischer Gewalt), den Schutz des Jugendlichen betreffen, oder auch Themen, die beschämend sind oder Tabus berühren, ist das Einzel-Setting zu bevorzugen. Dieses Setting schafft eine exquisite, privilegierte und bevorzugte Beziehung zur Therapeut:in, sorgt allerdings auch im Familiensystem für eine Stigmatisierung als Indexpatient oder als jemand, der es besonders nötig hat.

Intervention 1: Ein jüngeres Selbst versorgen

Klaus Rader

Ziel der Intervention

Kontrolle gewinnen über Gefühle und Handlungsimpulse, die als nicht kontextadäquat erlebt werden, weil sie in früheren Kontexten entwickelt wurden und aktuell getriggert sind; diese Technik soll die Klient:innen in einen neuen Kontakt mit sich selbst bringen.

Dauer der Intervention

50 Minuten; mehrfach im therapeutischen Prozess einsetzbar

Zielgruppe, Alter und Setting

Vorzugsweise im Einzel-Setting mit Personen ab dem 16. Lebensjahr

Therapiephase

Sobald eine tragfähige therapeutische Beziehung besteht, in jeder beliebigen Phase (bis auf den Therapieabschluss) einsetzbar

Anlass, Themen und Symptome

Sobald Klient:innen ansatzweise bereit sind, Verantwortung für ihre Gefühle und die gewünschte Veränderung zu übernehmen, bietet diese Technik eine Möglichkeit, Kontrolle über Gefühle und Handlungsimpulse zu gewinnen, die als nicht kontextadäquat erlebt werden, weil sie in früheren Kontexten entwickelt wurden und aktuell getriggert sind. Die Technik unterstützt dabei, diese Gefühle und Handlungsimpulse zu reframen und die persönliche Integration zu stärken.

Spezifische Hinweise für Therapierende

Sinnvoll ist eine langsame Sprechweise, die auch kurze Pausen zwischen den einzelnen Sätzen und vor bestimmten Worten lässt. Diese Pausen lassen den Klient:innen Zeit für ihren inneren Such- und Sinnbildungsprozess. Erst wenn die Therapeut:in glaubt, dass dieser jeweils abgeschlossen ist, sollte sie weitersprechen. Für die therapeutische Haltung ist es einerseits wichtig, eine Mentalisierungsbereitschaft zu aktivieren sowie für einige Phasen im ersten Teil in einen psychoedukativen Modus zu wechseln.

Um unbeabsichtigte Traumareaktivierungen zu vermeiden, muss unbedingt darauf geachtet werden, dass die Klient:innen in ihrem ressourcevollen Jetztzustand bleiben und sich nicht mit dem inneren Anteil vollständig identifizieren. Man sollte damit rechnen, dass diese Arbeit für die Klient:innen anstrengender sein kann, als es aus der Beobachterposition vielleicht erkennbar wird.

Spezifische Instruktionen für Klient:innen

»Nehmen Sie sich nach der Sitzung Zeit für sich, in der sie nicht ›funktionieren‹ müssen.«

Durchführung der Technik

Einleitung

»Wenn du diesen Handlungsimpuls spürst/dich so fühlst ... wie alt bist du dann? Zu welchem deiner Lebensalter gehört dies? ...

Wie alt bist du heute? Wie viele Jahre liegen dazwischen? ...

Und doch ist es vielleicht so, dass du, wenn du dieses Gefühl hast, diesen Handlungsimpuls spürst ... dieses Gefühl ganz im Vordergrund ist ... dich vielleicht ganz ausfüllt ... als wärest du fremdgesteuert ... als würdest du die Welt wie in diesem jüngeren Alter erleben ... obwohl du doch inzwischen xx Jahre alt bist ...

Diese jüngeren Ich-Anteile, die dich so fühlen und handeln lassen, führen oft ein Eigenleben, als müssten sie in bestimmten Situationen die Regie für dich übernehmen ... sodass du als Erwachsene(r) nicht dagegen ankommst ... Vielleicht ist dir bewusst, wofür diese Teile hilfreich waren ... was du durch sie gelernt hast. ... dass du ihre Handlungsstrategien unter bestimmten Umständen gut nutzen kannst ...?

Diese Anteile agieren oft wie Einzelkämpfer ... handeln noch nach denselben Mustern, die sie damals entwickelt haben ... die in bestimmten früheren Kontexten erfolgreich und notwendig waren ... Sie haben nicht mitgelernt, wenn du dich über die Jahre weiterentwickelt hast ... Und sie nutzen bisher nicht das, was du inzwischen alles über dich und die Welt gelernt hast ... Sie sehen die Welt nur aus ihren Augen und sorgen auf die alte erlernte Art für dich.

Weiß dein jüngeres Selbst, wie alt du inzwischen bist? ... dass du dich über die Jahre in vielem verändert hast? ... inzwischen anders bist?

... dass dein Körper jetzt ganz anders ist? ... was du inzwischen alles gelernt hast? ... dass du inzwischen die Welt mit ganz anderen Augen siehst? ... viele weitere Möglichkeiten entwickelt hast, um für dich zu sorgen? ...

Möchtest du lernen, mit diesem jungen inneren Anteil, der dich immer noch so fühlen und handeln lässt, obwohl dich das heute stört und belastet, in anderer Weise umzugehen, um für dich selbst in umfassenderer Weise die Regie zu übernehmen?«

Wenn ja, dann weiter:

»In welchem Alter hättest du Unterstützung/Zuwendung etc. besonders gebraucht?«

Oder:

»In welchem Alter ist dieser Anteil entstanden?

Wenn das Kind in diesem Alter im Raum ist ... irgendwo hier ... schau dir an, wie es aussieht ... was es anhat ... seine Körperhaltung ... sein Gesichtsausdruck ...

Wie geht es ihm? Was fühlt es? Was denkt es vielleicht (über sich)? ... Was braucht es vielleicht? ... Welches Gefühl? ... Welche Botschaft? ... Eine Orientierung? ... Eine Berührung?«

Jetzt ein Separator. Dann:

»Du als Frau/Mann in deinem jetzigen Lebensalter ... mit all deinen Erfahrungen aus deinem bisherigen Leben ... und vielfältigen Fähigkeiten und Ressourcen ... fühlst du dich in der Lage, einem so jungen Menschen ... Unterstützung ... zu geben?«

Bei einem »Ja« weiter:

»Möchtest du, dass dieses junge Kind ... hier im Raum ... diese Unterstützung, die es so dringend braucht, bekommt? ... weil es sie verdient hat ... ein Recht darauf hat ... weil es sie braucht?«

Bei einem »Ja« weiter:

»Bist du bereit, all das, was du als xx-jährige Erwachsene an Fähigkeiten und Ressourcen besitzt, für dieses Kind einzusetzen, ihm diese Unterstützung geben, die es braucht?

Dann nutze die Gelegenheit und schicke dem jungen Menschen hier im Raum so viel davon, wie er braucht.

Du kannst dafür einen Lichtbogen wie einen Regenbogen nutzen – von dir zu ihm: vielleicht auch mit einer bestimmten Temperatur ... beobachte, wie es bei ihm ankommt und sich in ihm entwickelt ... sein Gesichtsausdruck ... seine Körperhaltung ... wie es sich in ihm entfaltet.«

Bei Schwierigkeiten an dieser Stelle:

»Wie denkst du über Kinder, die schlecht, böse sind? Hatten sie die Wahl, anders zu sein? Wenn du an all die Kinder auf unserem Planeten denkst ... glaubst du, dass sie alle ... einfach, weil sie existieren ... das Recht haben ... es verdient haben, geliebt zu werden?«

Oder:

»So negativ, wie der junge Mensch über sich denkt ... kommt das von ihm selbst? ... Oder hat er übernommen, wie jemand anderes sehr schlecht über ihn gedacht hat? ... Dann gehört dieses negative Bild zu dieser anderen Person ...

Trenne es von dem jungen Menschen! ... Wie geht es dann, den jungen Menschen zu unterstützen?«

Weiter:

»Vielleicht sagst du ihm etwas dazu ... eine Botschaft ... Darf ich das hören? ... Beobachte, wie es in ihm wirkt ... wie er es annimmt und sich verändert ...«

Wenn das nicht deutlich wird:

»Hilf ihm, überzeuge ihn, dass er die Unterstützung/die Botschaft annehmen kann!«

Weiter:

»Wenn du den Eindruck hast, dass er auch noch eine andere Unterstützung braucht, dann gib sie ihm ... Schicke sie über den Lichtstrahl.

Du kannst ihn auch näher zu dir holen ... oder auf deinen Schoß ... ihn im Arm halten ... so, wie es gut für ihn ist ...«

Ziel ist, dass die Klient:in eine »Versöhnungsphysiognomie« zeigt, also in Körperhaltung und Gesichtsausdruck eine Versöhnungsbereitschaft signalisiert. Dann:

»Nun nimm dein jüngeres Selbst wieder in dir auf ... Gib ihm einen ganz besonderen Platz in deinem Körper ... Gut wäre eine Stelle, die du selbst leicht berühren kannst ... um so jederzeit Kontakt zu ihm aufnehmen zu können. Überzeuge dein jüngeres Selbst von deinen Fähigkeiten, die sehr viel weiterentwickelt sind als seine ... mit denen du noch sehr viel besser für dich sorgen kannst als früher ... und bitte es, dir zu vertrauen und dir die Sorge um dich zu überlassen ... mache deutlich, dass du willst, dass es sich zurückhält, dir die Regie überlässt ...!

Vielleicht willst du ihm auch die Sicherheit geben, dass du dich in Zukunft gut um es kümmern wirst ...

Wann wirst du dich an diese Möglichkeit, die du jetzt hier erlebt hast, erinnern, um dich um dein jüngeres Selbst zu kümmern?

Wie du wahrscheinlich weißt, reagieren Kinder sensibel auf Probleme in ihrer Umgebung.

Es kann also sein, dass es sich im Alltag bemerkbar macht, Alarm auslöst ...

Dann kannst du dir kurz Zeit nehmen, mit der Selbstberührung den Kontakt herstellen und dich um dein jüngeres Selbst kümmern ... wieder die Regie übernehmen, sodass du im Alltag wieder ungestört als erwachsene xx-Jährige handeln kannst.«

Kontraindikationen

Diese Intervention sollte nur dann zur Traumakonfrontation oder -exposition genutzt werden, wenn sie in einen traumatherapeutischen Prozesses eingebettet ist.

Tipp

Je nach Therapieauftrag kann die Intervention wiederholt werden, dabei unter Umständen mit verschiedenen Selbstanteilen unterschiedlichen Alters.

Eine Variante für die Weiterarbeit ist die Intervention 2, »Besuch im Kinderzimmer«.

Intervention 2: Besuch im Kinderzimmer

Klaus Rader

Ziel der Intervention

Kontrolle gewinnen über Gefühle und Handlungsimpulse, die als nicht kontextadäquat erlebt werden, weil sie in früheren Kontexten entwickelt wurden und aktuell getriggert sind; diese Technik soll die Klient:innen in einen neuen Kontakt mit sich selbst bringen.

Dauer der Intervention

20 Minuten; mehrfach im therapeutischen Prozess einsetzbar

Zielgruppe, Alter und Setting

Vorzugsweise im Einzel-Setting mit Personen ab dem 16. Lebensjahr

Therapiephase

Sobald eine tragfähige therapeutische Beziehung besteht, in jeder beliebigen Phase einsetzbar

Anlass, Themen und Symptome

Sobald Klient:innen ansatzweise bereit sind, Verantwortung für ihre Gefühle und ihre gewünschte Veränderung zu übernehmen, bietet diese Technik eine Möglichkeit, Kontrolle zu gewinnen über Gefühle und Handlungsimpulse, die als nicht kontextadäquat erlebt werden, weil sie in früheren Kontexten entwickelt wurden und aktuell getriggert sind. Sie ermöglicht, diese Gefühle und Handlungsimpulse zu reframen und die persönliche Integration zu fördern.

Spezifische Hinweise für Therapierende

Eine langsame Sprechweise ist sinnvoll, die auch kurze Pausen lässt zwischen den einzelnen Sätzen und vor bestimmten Worten. Diese Pausen lassen der Klient:in Zeit für seinen/ihren inneren Such- und Sinnbildungsprozess. Erst wenn der/die Therapeut:in glaubt, dass dieser jeweils abgeschlossen ist, sollte sie/er weitersprechen.

Für den Erfolg der Übung ist es erforderlich, die Klient:innen in ihrem ressourcevollen Jetztzustand zu halten und eine vollständige Identifikation mit dem jüngeren Ich-Anteil zu verhindern. Man sollte damit rechnen, dass diese Arbeit für die Klient:innen anstrengender sein kann, als es aus der Beobachterposition vielleicht erkennbar wird.

Spezifische Instruktionen für Klient:innen

»Wenn die inneren Bilder nicht durchgängig wahrgenommen werden können, sondern öfter wieder aufgebaut werden müssen, so ist dies völlig normal. Nehmen Sie sich nach der Sitzung Zeit für sich, in der Sie nicht ›funktionieren‹ müssen.«

Durchführung der Technik

»Nutze deine Fantasie, um dir jetzt ein wunderbares Haus vorzustellen … und in diesem Haus ein Kinderzimmer, das für ein Kind dieses Alters keine Wünsche offenlässt. Richte es vollständig ein … wähle Möbel, Farben, Fenster, Spielzeug usw.

Nun verlasse das Haus und nimm das junge Kind an der Hand … Hältst du es an der rechten oder linken Hand? … Gehe mit ihm zu dem Haus und führe es zu dem Zimmer … Mache ihm deutlich, dass dieses Zimmer für das Kind da ist mit allem, was darin ist … Ermutige es, in alle Schränke und Schubladen zu sehen, alles zu erkunden, auszuprobieren … sich alles zu eigen zu machen …

Inzwischen ist wohl einige Zeit vergangen, und vielleicht war es auch aufregend und anstrengend für das Kind … kümmere dich jetzt darum, das Kind zu Bett zu bringen … Tu all das, was das Kind braucht, um sich nach diesem Erlebnis sicher dem Schlaf überlassen zu können … Vielleicht mag es etwas zu trinken am Bett … ein kleines Licht in der Nacht … oder, dass du beim Einschlafen neben ihm liegst oder sitzt … dass du Beruhigendes erzählst … oder zuhörst, wenn das Kind noch erzählen will … oder …

Wenn du dich dann durch die gleichmäßig ruhige Atmung des Kindes überzeugt hast, dass das Kind gut eingeschlafen ist … dann ziehe dich zurück … du kannst immer wiederkommen … Schließe die Türe hinter dir … oder lasse sie leicht geöffnet … wie es für das Kind am besten ist … und verlasse das Haus. Drehe dich noch einmal um und merke dir, wo das Haus steht, bevor du dich wieder bei mir hier im Raum orientierst.

Du kannst jederzeit dieses junge Kind in seinem Zimmer besuchen, um nach ihm zu sehen … dich zu kümmern … je nachdem, wie es ihm geht ... und was es braucht ... Zuwendung ... Orientierung ... Antworten ... usw.

Du kannst dir vornehmen, das Kind entweder regelmäßig zu besuchen und/oder immer dann, wenn es akut deine Hilfe braucht und sich bei dir bemerkbar macht.

Es mag sein, dass du dabei einmal eine Situation erlebst, in der du dich hilflos fühlst ... nicht weißt, wie du dem Kind helfen kannst. In dem Fall kannst du dir gerne vorstellen, dass eine ganz besondere Person hinter dir steht, die dir die Kraft und Zuversicht gibt, die du brauchst, um dem Kind dann doch selbst helfen zu können.

Es gibt eine sehr wichtige Regel: Achte immer darauf, dass du bei den Besuchen das Kind in seiner ganzen Gestalt sehen kannst. Dadurch sorgst du dafür, dass du dich nicht mit dem Kind identifizierst, sondern in deiner Rolle als Erwachsene bleibst, die sich um das Kind kümmert.

Andernfalls wäre nichts gewonnen, weil dann keine versorgende Erwachsene mehr da wäre und das Kind dann wieder mit sich allein wäre, und keine Unterstützung bekäme.«

Kontraindikationen

Diese Technik sollte nur dann zur Traumakonfrontation oder -exposition genutzt werden, wenn sie in einen traumatherapeutischen Prozess eingebettet ist.

Tipp

Je nach Therapieauftrag kann die Übung wiederholt werden, dabei unter Umständen mit verschiedenen Selbstanteilen unterschiedlichen Alters. Diese Übung können die Klient:innen nach einem angeleiteten Durchgang selbstständig durchführen – unter der Voraussetzung, dass sie gut mit ihrer Eigenverantwortlichkeit leben können und die Versorgung jüngerer Selbstanteile nicht von extern erwarten.

Intervention 3: Das Problem im Verhältnis

Sebastian Clavée

Ziel der Intervention

Anregung eines Perspektivwechsels, das Problem bewusst im Verhältnis von Stärken und Ressourcen kleiner wirken lassen, die Sichtweise weiten und somit weitere Prozesse in der Therapie anregen sowie auf kreative und ungewöhnliche Art neue Sichtweisen verankern

Dauer der Intervention

Ungefähr 15 Minuten

Zielgruppe, Alter und Setting

Für Kinder (ab 9 Jahren), Jugendliche und Erwachsene. Die Intervention ist bevorzugt in der Einzeltherapie einsetzbar, kann aber auch in der Partnerarbeit und in der Arbeit mit Familien eingebracht werden.

Therapiephase

Keiner Therapiephase zuzuordnen, bietet sich während eines Therapieprozesses abhängig vom Anlass an

Anlass, Themen und Symptome

Um verfestigte Sichtweisen, Gedanken, Problemtrance zu lösen und einen weitführenden lösungsorientierten Prozess in Gang zu bringen.

Benötigtes Material

Papier DIN A4 und Stifte

Spezifische Hinweise für Therapierende

Ein eindrückliches kreatives Vermitteln unter Einbezug verschiedener Sinneskanäle kann bei dieser kleinen Übung bei Klient:innen eine nachhaltige Wirkung erzeugen. Therapierende sollten bewusst die visuelle Kommunikation im Blick behalten und anregen.

Spezifische Instruktionen für Klient:innen

Haben Sie Lust auf ein kleines Experiment? Hierzu benötigen wir lediglich ein DIN-A4-Blatt und einen Stift.

Durchführung der Technik

Nachdem die Therapeut:in die Klient:in in eine experimentelle, neugierige Haltung gebracht hat, fragt sie, wie oft die Klient:in glaubt, ein DIN-A4-Blatt immer wieder zur Hälfte falten zu können. Nach einer kurzen Einschätzung wird sie aufgefordert, ein DIN-A4-Blatt immer wieder zur Hälfte zu falten, bis es nicht mehr geht. Dies gelingt in der Regel bis zu sechs Mal. Dann wird sie angeregt, auf dieser kleinen Fläche ein Symbol oder eine Skizze zu ihrem Problem zu zeichnen. Nachdem sie diese Skizze fertiggestellt hat, wird sie ermutigt, das Blatt wieder einmal weiter aufzufalten und auf die nächste freie Fläche ein Symbol/eine Skizze davon zu zeichnen, was sie gerne macht, was ihr Hobby, ihre Leidenschaft oder ihr Interesse darstellt. Wenn die Klient:in dies getan hat, klappt sie das Blatt wieder einmal weiter auf und wird gebeten, auf die freie Fläche eine Skizze zu zeichnen, die eine eigene Stärke oder Fähigkeit darstellt. So wird das Blatt Stück für Stück aufgefaltet und weiter gestaltet: eine Skizze zu dem, was Familienmitglieder und/oder Freunde an der Klient:in schätzen; beim

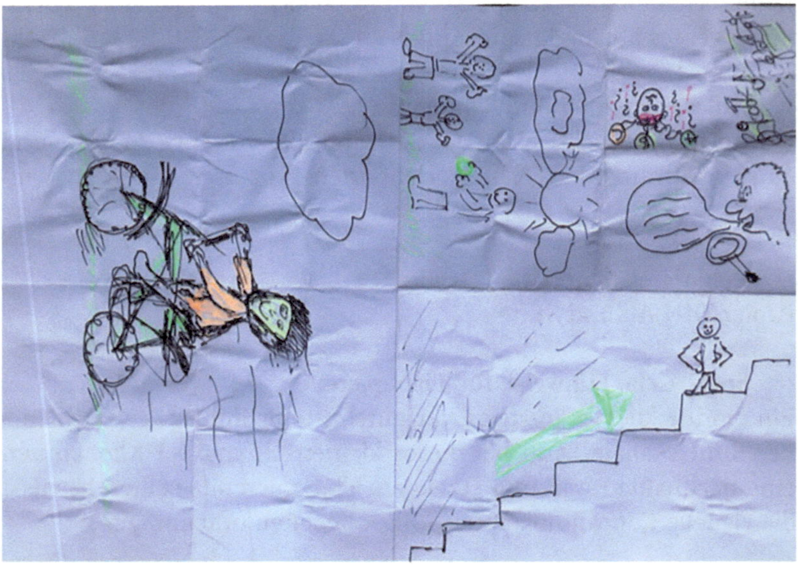

Abb. 5: Skizzenbild: Das Problem im Verhältnis

nächsten Schritt eine Skizze davon, was die Klient:in in der Vergangenheit stolz gemacht hat; beim letzten Schritte eine Skizze davon, worauf sie mal Lust hat, was ihr Freude bereiten würde.

Zuletzt wird das Blatt in das komplette Format aufgefaltet, sodass sich alle Skizzen betrachten lassen. Das Problem zeigt sich in der Gestaltung nur als einen kleinen Teil, umgeben von Ressourcen, Fähigkeiten und Interessen. Das Ergebnis lässt sich hier gut als Anregung für den nachfolgenden Prozess, als Gesprächsgrundlage nutzen.

Intervention 4: Arbeit mit Bodenankern

Tanja Kuhnert

Ziel der Intervention

Aktivierung von somatischen Markern in der räumlichen Symbolisierung von Menschen und Themen

Dauer der Intervention

50 Minuten bei 1 Person, bei mehr Personen besser eine Doppelsitzung

Zielgruppe, Alter und Setting

Ab 10 Jahren, am ehesten im Einzel-Setting, aber auch Paar-Setting ist möglich (siehe unten bei »Was es sonst noch zu bedenken gibt«)

Therapiephase

Sowohl in der Phase der Kontext- und Auftragsklärung als auch im Verlauf zur Reflexion und Konkretisierung

Anlass, Themen und Symptome

Für alle geeignet; insbesondere aber für Menschen, die sehr stark kognitiv agieren. Diese werden eingeladen, andere Wahrnehmungsebenen zu aktivieren.

Benötigtes Material

Große runde Moderationskarten, DIN-A4-Blätter, kleine Teppiche oder andere Materialien wie Stühle, Seile oder großformatige Bilder. Die gekennzeichneten Positionen können farbig belegt oder mit Worten und Sätzen versehen werden. Es ist aber auch interessant, die Positionen nur farbig zu markieren und keine Bezeichnungen zu verwenden.

Spezifische Hinweise für Therapierende

Ziel der Intervention ist es, den Menschen Zugang zu ihren Körperempfindungen, Emotionen und weiteren Sinneswahrnehmungen zu ermöglichen. Es bedarf etwas Übung für Menschen, die bisher wenig bewussten Zugang zu diesen Wahrnehmungskanälen haben. Von daher liegt hier die Aufgabe der Therapeut:innen auch darin, »dranzubleiben« und die Klient:innen wohlwollend, aber bestimmt in der Wahrnehmungsarbeit zu begleiten.

Spezifische Instruktionen für Klient:innen

»Wir werden uns nun einmal anderen Verarbeitungs- und Wahrnehmungsebenen zuwenden als vielleicht üblich. Die Erfahrung zeigt, dass dies sehr wirkungsvoll sein kann und häufig neue Gedanken und Perspektiven eröffnet.«

Was es sonst noch zu bedenken gibt

Diese Methode kann auch mit mehr als einer Person durchgeführt werden. Dann ist es wichtig zu klären, in welcher Reihenfolge oder Art und Weise dies geschieht, um die Allparteilichkeit nicht zu gefährden. Auch ist wichtig zu beachten, welches Ziel die Sitzung dann hat: Geht es um das Thema einer einzelnen Person oder um ein gemeinsames Thema? Es sollte keine Verwirrung entstehen. Wenn jemand im Beisein einer anderen Person ein Thema bearbeitet, sollte auch geklärt werden, welche Rolle dann der »beiwohnenden« Person zukommt. Sie kann zum Beispiel Beobachtungsaufgaben bekommen. Ein klarer Auftrag, Transparenz und Allparteilichkeit sind sehr wichtig.

Durchführung der Technik

Als Bodenanker (s. Abb. 6) bezeichnet man visualisierte Positionen im Raum, die mit Gefühlen, Gedanken, Themen (wie Ziele, Lösungen, aber auch Konflikte oder Aspekte, die nicht benannt werden können oder wollen u. a.) sowie Personen in Verbindung gebracht und an dieser Position *verankert* werden.

1) Start: Die Klient:in wählt ein (Veränderungs-)Thema aus.
2) Gemeinsam werden die am Thema beteiligten Personen/Elemente/Themen erarbeitet.
3) Auftragsklärung: Formulierung einer Zielvision (»Was möchten Sie mitnehmen? Was wäre ein gutes Ergebnis im Hinblick auf ihr Veränderungsthema?«)
4) Auswahl der Materialien
5) Positionierung der Elemente im Raum. Dies ist die Darstellung der aktuellen Ist-Situation oder des aktuellen Problembilds.

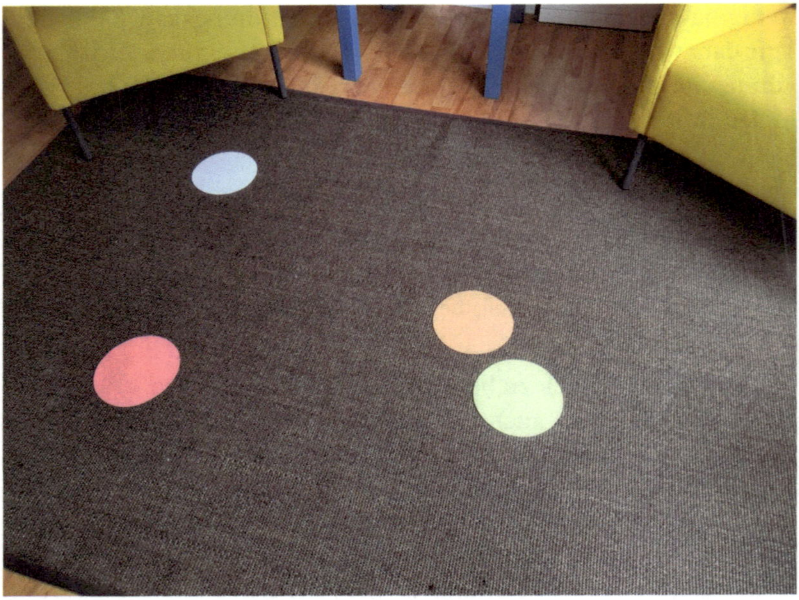

Abb. 6: Bodenanker

6) Nun werden die Klient:innen dabei begleitet, die Positionen abzuschreiten, sich daraufzustellen und in Kontakt mit dem Element, der Person bzw. dem Thema zu gehen.
Im Verlauf sind mehrere Wechsel hin und her möglich – die Veränderungen dabei sind interessant. Während die Klient:in auf der Position steht, regt die Therapeut:in an, die Sinneswahrnehmungen zu schärfen und wahrzunehmen,
- wie es sich auf der Position anfühlt (Körperwahrnehmung)
- welche Gedanken auftauchen
- welche Emotionen aufkommen
- welche Bilder sich zeigen
- welche Düfte aufziehen
- welche Geschmäcker entstehen
- oder ob noch etwas ganz anderes auftaucht.

Bei der Arbeit mit Bodenankern ist die Köper- und Sinneswahrnehmung wichtig, um Informationen zu den Positionen zu erhalten. Der Körper weiß häufig schon als Erstes, wie sich welche Position (Situation) anfühlt und wo Lösungen liegen. Unsere somatischen Marker werden aktiviert. Die so generierten Informationen können wir nutzen, um weitere Schritte zu entwickeln.

7) Gemeinsame Reflexion des Erlebten. Nach der Wahrnehmungsübung tritt man gemeinsam neben den Raum mit den Bodenankern und reflektiert das Erlebte unter folgenden Aspekten:
   - die Art der Wahrnehmungen
   - wenn es um Personen ging, auch die Blickrichtungen, Nähe-Distanz-Erleben u. a.
   - welche Veränderungen wahrgenommen wurden
   - ob Bekanntes oder Neues aufgetaucht ist.

   Nach dieser Arbeit haben viele Klient:innen bereits genügend Informationen für die weitere Veränderungsarbeit erhalten. In dem Fall ist die Bodenanker-Arbeit als Reflexionshilfe zu verstehen, um für die aktuelle Situation neue Impulse zu entwickeln. Dann kann Punkt 9 »Transfer in die Lebensrealität« weiter verfolgt werden. Für einige ist Schritt 8 aber wichtig, um ableiten zu können, welche Veränderung für Sie gut und hilfreich wären.
8) Veränderung des Bildes zu einem Soll-Bild (Lösungsbild). Hier können die Elemente verändert werden. Dabei helfen folgenden Fragen:
   - »Wie wäre es besser oder angenehmer?«
   - »Was soll bleiben?«
   - »Gibt es etwas, das Sie verändern möchten?«
   - »Oder gibt es eventuell Elemente, die bisher fehlen und eine gute Ergänzung wären? Aber: Es kann nichts aus dem entstandenen Ist-Bild entfernt werden!«
9) Transfer in Lebensrealität. In diesem Schritt geht es darum, aus dem entstandenen Bild abzuleiten, was die Betreffenden in der realen Welt verändern möchten.

   Folgende Fragen können hier interessant sein:
   - »Welche Bedeutung hat das gerade Erlebte für Ihre weiteren Schritte?«
   - »Welche Bedeutung hat das entstandene Bild für Ihre weiteren Schritte?«
   - »Welche Bedeutung hat dies für Ihre zu Anfang genannte Zielvision?«

- »Wo haben Sie die positiven Impulse am deutlichsten im Körper gespürt?«

Dieses Erleben lässt sich im Körper verankern, sodass es für den Veränderungsprozess nutzbar wird. Dies kann durch eine rituelle Berührung oder eine bewusst eingenommene Körpererhaltung geschehen. Hilfreich sind aber auch Bilder oder Symbole, die für die hier gemachten Erfahrungen stehen und die in relevanten Momenten mitgenommen werden. Dies alles kann mit Affirmationen verbunden werden – also mit hilfreichen Sätzen, die das Körpererleben verstärken, positive Gedanken aktivieren oder eine unterstützende Körperhaltung verstärken.

10) Abschluss. Gemeinsam ein Fazit der Bodenanker-Arbeit ziehen:
- »Was nehmen Sie mit?«
- »Was ist Ihr wichtigster Eindruck?«
- »Welchen Abschlusssatz haben Sie?«

Literatur

Storch, M. (2011): Das Geheimnis kluger Entscheidungen. Von somatischen Markern, Bauchgefühl und Überzeugungskraft. München (Piper).

Intervention 5: Tetralemma mit Bodenankern

Tanja Kuhnert

Ziel der Intervention
Reflexion von Ambivalenzen (Dilemmata) und Ableitung von Lösungsideen

Dauer der Intervention
50 Minuten bei einer Person, bei mehreren Personen besser eine Doppelsitzung

Zielgruppe, Alter und Setting
Einzel-Setting, Paar-Setting und Familien-Setting sind möglich (siehe unten bei »Was es sonst noch zu bedenken gibt«)

Therapiephase
alle

Anlass, Themen und Symptome
Bei starken Ambivalenzen

Benötigtes Material
Moderationskarten oder DIN-A4-Blätter, auch kleine Teppiche

Spezifische Hinweise für Therapierende
Bei der Arbeit mit dem Tetralemma geht es um die Aktivierung der Sinneskanäle. Ambivalenzen und der Versuch, diese zu lösen, führen häufig zu Gedanken-Karussellen und einengenden Gedankenkonstruktionen. Diese Methode lädt zur Verflüssigung ein. In der Begleitung sollten Therapierende ihre Klient:innen dazu anleiten, nicht in die Kognitionen einzusteigen und nach Erklärungen zu suchen.

Spezifische Instruktionen für Klient:innen
»Dies ist eine Methode, die auf Sie zu Anfang vielleicht etwas ungewöhnlich wirkt. Wir arbeiten mit verschiedenen Positionen im Raum, die wir

aber nicht näher definieren. Es geht mehr darum, dass Sie Ihren Körper sprechen lassen und mal Ihre Gedanken ausschalten.«

Durchführung der Technik

Matthias Varga von Kibéd und seine Frau Insa Sparrer haben die Aufstellungsarbeit weiterentwickelt. Sie gehen von einer eher strukturorientierten Darstellung von Fragen und Themen aus. Dazu haben Sie zahlreiche Bücher veröffentlicht.

Eine besonders bekannte Methode von ihnen ist die »Tetralemma-Aufstellung«. Diese ist hilfreich in Situationen, in denen Klient:innen (oder Berater:innen selbst) sich in einer Zwickmühle oder starken Ambivalenz befinden. Das Di-lemma wird dabei um weitere Möglichkeiten und Perspektiven erweitert. Daraus ergeben sich folgende Positionen:

- das Eine [keine Position beziehen]
- das Andere (das Stattdessen) [nicht das Eine]

Diese beiden Positionen bezeichnen das Di-lemma. Sie werden erweitert durch:

- Beides (eine übersehene Verbindung) [sowohl als auch]
- Keines von Beidem (ein übersehener Kontext) [weder noch]
- und all das nicht (und selbst das nicht) [Joker]

Die Positionen werden in der angegebenen Reihenfolge im Raum kenntlich gemacht – am einfachsten mit Moderationskarten (s. Abb. 7).

Anschließend nimmt der/die Klient:in die verschiedenen Positionen ein. Die Therapeut:in begleitet dabei und fragt auf jeder Position die unterschiedlichen Sinneswahrnehmungen ab:

- »Was sehen Sie? Welche Bilder tauchen auf?«
- »Welche Gerüche steigen auf?«
- »Welche Geräusche nehmen Sie wahr?«
- »Was schmecken Sie?«
- »Was fühlen Sie? Wo spüren Sie etwas? Welche Körperempfindungen nehmen Sie wahr?«
- »Welche Emotionen tauchen auf?«
- »Welche Handlungsimpulse kommen auf?«

Wichtig ist hierbei, auf Unterschiede zu achten: Was ist anders als zuvor, was ist angenehm, unangenehm oder neutral?

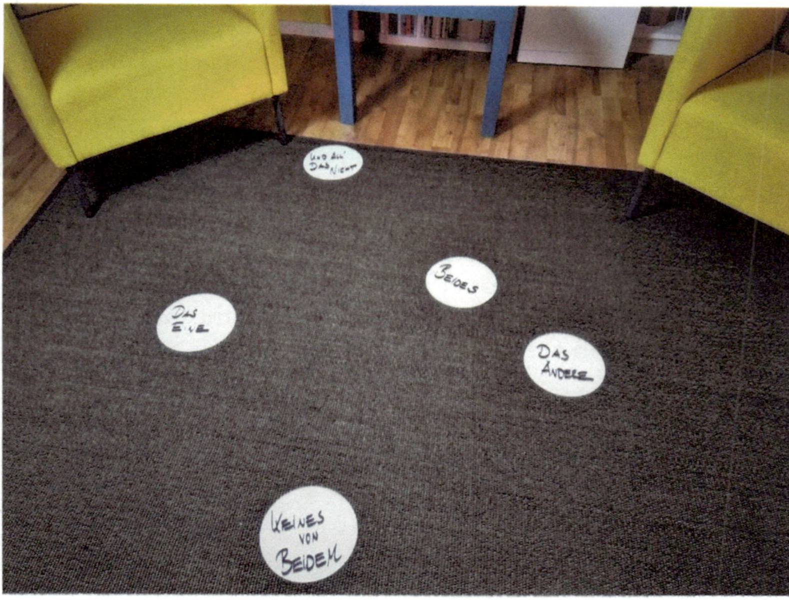

Abb. 7: Die Bodenanker

Wenn alle Positionen durchlaufen wurden, tritt die Klient:in neben die Bodenanker und hält kurz inne. Die Therapeut:in erfragt, was die Klient:in nun über den bisherigen Prozess denkt. Daraus ergibt sich möglicherweise ein kurzes Reflexionsgespräch.

Anschließend durchläuft die Klient:in alle Positionen allein in eigenem Tempo und nimmt noch mal die verschiedenen Wahrnehmungen auf.

Zum Abschluss kann der/die Klient:in nochmals die Position einnehmen, die am angenehmsten war, wo die deutlichsten Impulse für Lösungsschritte aufkamen.

Nach der Tetralemma-Bodenanker-Arbeit wird der Prozess im gemeinsamen Gespräch reflektiert. Die neuen Ideen werden für die weitere Lösungsarbeit und die Entwicklung von neuen Handlungsschritten genutzt.

Tipp

Menschen, die mit dieser oder ähnlichen Methoden wenig erfahren sind, benötigen etwas Zeit, um sich auf die verschiedenen Wahrnehmungen einzulassen oder diese überhaupt zu registrieren. Diese Methode lebt auch von Ruhe und Gelassenheit. Es geht nicht um Tempo, sondern um Achtsamkeit in der Wahrnehmung.

Literatur

Sparrer, I. (2016): Systemische Strukturaufstellungen. Theorie und Praxis. Heidelberg (Carl-Auer), 3. Aufl.

Varga von Kibéd, M. u. I. Sparrer (2011): Ganz im Gegenteil. Tetralemmaarbeit und andere Grundformen systemischer Strukturaufstellungen. Heidelberg (Carl-Auer).

Intervention 6: Anteile-Aufstellungs-Arbeit mit Comicfiguren oder Tieren

Tanja Kuhnert

Ziel der Intervention

Symbolisierung innerer Anteile zur Reflexion und Verflüssigung innerer Glaubenssätze und Gedankenkonstruktionen, um neue Handlungs- und Denkwege entwickeln zu können; diese Methode ermöglicht eine plastische und visuelle Annäherung an unterschiedliche innere Stimmen und Anteile, Ego-States, Teammitglieder.

Dauer der Intervention

50 Minuten bei einer Person, mit der Möglichkeit der Weiterarbeit in Folgesitzungen

Zielgruppe, Alter und Setting

Ab 8 Jahren

Therapiephase

Vertiefungsphase

Anlass, Themen und Symptome

Diese Methode kann eingesetzt werden, wenn sich in der Zusammenarbeit die Hypothese entwickelt, dass innere Anteile, Ego-States bzw. Teammitglieder aktiv sind oder sich sogar gegenseitig behindern.

Benötigtes Material

Eine Auswahl unterschiedlicher Figuren aus Märchen, Geschichten, Kinofilmen, Comics o. a. Alternativ oder ergänzend können auch Tiere zum Einsatz kommen (s. Foto). Eine Begrenzung der Arbeitsfläche (wie z. B. ein Brett oder Tisch-Set, s. Abb. 8) oder kleine Tische können für eine Nähe-Distanz-Arbeit hilfreich sein. Auch ein Sandkasten bietet eine hilfreiche Fläche.

Spezifische Hinweise für Therapierende

Diese Arbeit lässt sich sehr kreativ und humorvoll gestalten. Wichtig ist es, den Klient:innen die Interpretation der Figuren zu überlassen.

Es kann überraschend sein, was diese in den Figuren sehen. Durch die Methode wird eine Metakommunikation ermöglicht, die es häufig leichter macht, die jeweilige Situation zu reflektieren und sich den aktivierten Emotionen zuzuwenden. Es entsteht ein Effekt von Distanzierung.

Was es sonst noch zu bedenken gibt

Es ist hilfreich, wenn eine Auswahl sehr unterschiedlicher Figuren zur Verfügung steht. Manche Klient:innen sind allerdings von einer zu großen Auswahl überfordert.

Durchführung der Technik

Für die Durchführung benötigen wir ein Thema und ein Ziel – z. B.: »Ich möchte meine Ängste im Kontakt mit meinem Chef besser verstehen!« Wir benötigen einen Fokus oder Anlass, durch den das Thema, hier die Ängste, sich zeigen. Der Ablauf ist wie folgt:

Lösungsfokussiertes Interview

Zu Beginn steht eine Problem- und Lösungserörterung. Die Schwierigkeiten und Symptome werden herausgearbeitet, die beteiligten Anteile identifiziert: Welche inneren Anteile sind aktiv, wenn sich z. B. die Ängste melden? Es ist hilfreich, typische Gedanken und Sätze zu erfragen und daraus Anteile abzuleiten. Manche können diesen dann auch Namen geben – z. B. die »innere Kritiker:in«. Ein Satz könnte lauten: »Du musst deinem Chef aus dem Weg gehen! Du musst aufpassen, dass er dich nicht erwischt!«

Auftragsklärung

Formulierung einer Zielvision: Was möchten Sie mitnehmen? Was wäre ein gutes Ergebnis, wenn wir uns nun näher mit diesen Anteilen der benannten Situation beschäftigen?

Auswahl der Figuren

Wir stellen den Klient:innen mehrere Figuren zur Auswahl (s. Abb. 8). Sie wählen die aus, die für sie zu den verschiedenen Anteilen passen. Eine neutrale Figur, z. B. eine Holzfigur, wird für die »Hauptperson« oder das »Erwachsenen-Ich« ausgewählt.

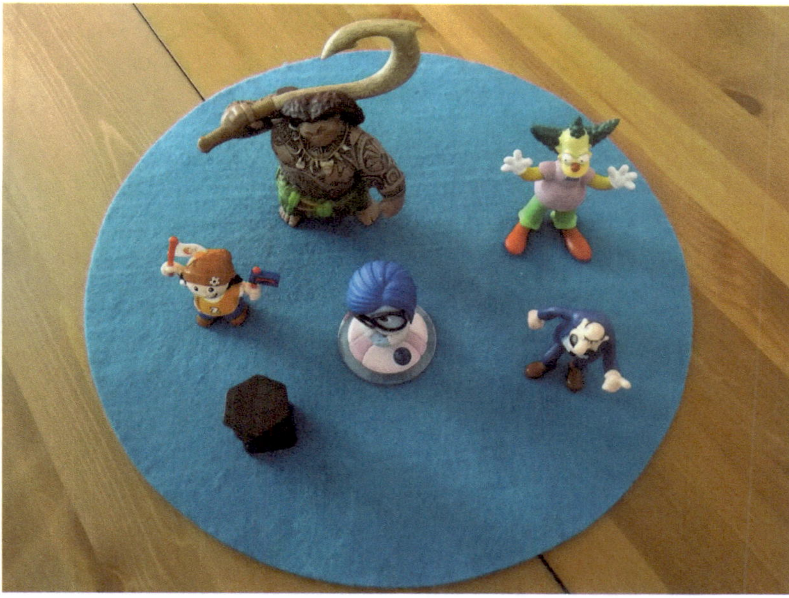

Abb. 8: Figurenauswahl

Positionierung

Das Ist-Bild oder Problembild wird dargestellt.

Zu Beginn kann ein Symbol für die Situation oder Person gestellt werden, die für den Auslöser z. B. der Angst steht (s. Abb. 9). Dann werden die Anteile gestellt, wie sie in der Situation zueinander stehen. Um Klarheit im Bild herzustellen, kann es hilfreich sein, wenn die »Hauptperson« – also die, die gerade jetzt vor mir sitzt – durch eine neutrale Holzfigur symbolisiert wird und die Anteile dann in Beziehung zur »Hauptperson« und dem Symbol für die Situation gestellt werden (s. Abb. 9).

Reflexion des Bildes

Bei der Reflexion des Bildes können wir folgende Fragen stellen:

- »Was denken (fühlen, sehen) Sie, wenn Sie auf das Bild schauen?«
- »Welchen Titel würden Sie dem Bild geben, wenn es eine Skulptur im Museum wäre?«
- »Welche Kompetenzen haben die jeweiligen Anteile, was kann diese Figur oder das Tier gut?«

- »Wofür steht das in Bezug auf Ihre Frage, Ihr Anliegen, Ihr Thema?«
- »Wann genau taucht der Anteil in der benannten Situation auf?«
- »Welche Funktion übernimmt er dann?«
- »Wann erleben Sie das hilfreich, wann nicht?«
- »Fehlen noch Anteile? Sollte noch etwas ergänzt werden?«

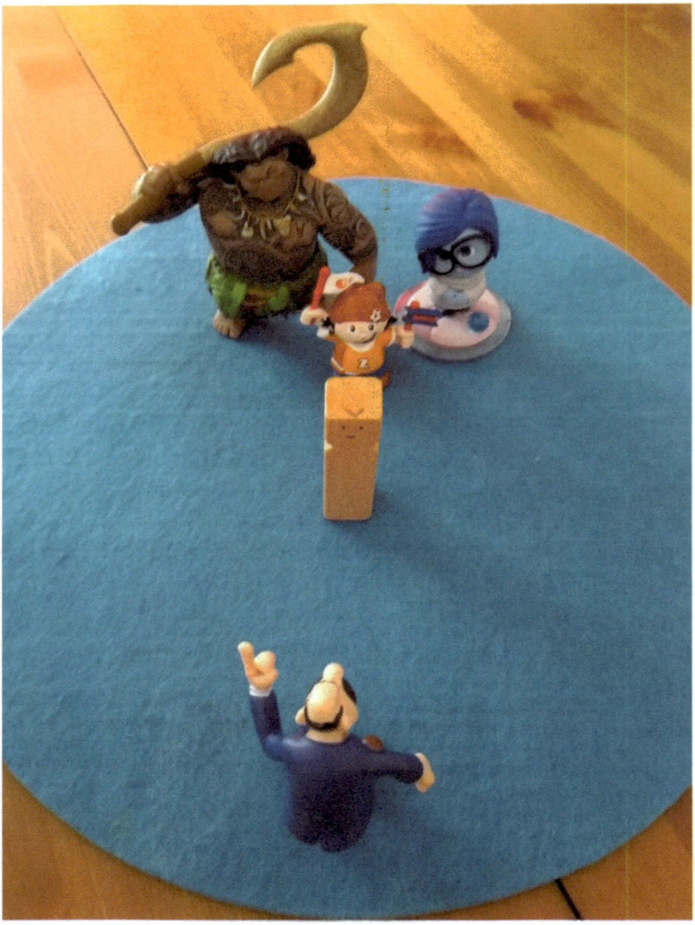

Abb. 9: Positionierung der ausgewählten Figuren

Veränderung des Bildes zu einem Soll-Bild (Lösungsbild)
Im nächsten Schritt wird das Ist-Bild in Bezug zum Anliegen verändert, sodass ein Lösungsbild entstehen kann.

Fragen dabei können sein:

- »Welche Position wäre für die Anteile besser oder angenehmer?«
- »An welcher Position wäre der Anteil weniger einschränkend?«
- »Wo wäre er stärker und unterstützender?«

Dann werden Umstellungen vorgenommen, bis die Klient:in das Bild als passend empfindet. Es können noch Elemente ergänzt werden, aber: Es kann nichts weggenommen werden! Eine passende Frage dazu ist:

»Brauchen die Anteile, die schon stehen, eventuell noch Unterstützung, damit sie sich auch umstellen können?«

Transfer in die Lebensrealität

Einige Klient:innen empfingen diese Arbeit bereits als sehr unterstützend und möchten die Eindrücke zunächst als Impulse allein reflektieren. Ein nächster Schritt kann sein, Umsetzungsschritte zu erarbeiten, um das stimmige Lösungsbild in die Realität übertragen zu können.

Hierbei können folgende Fragen helfen:

- »Welche Bedeutung hat die Anteile-Arbeit für Ihre weiteren Schritte?«
- »Welche Bedeutung hat das entstandene Lösungsbild für Ihre Zielvision?«
- »Welche Schritte sind nun nötig, um Ihrem Ziel näher zu kommen?«

Sie können auch eine Verankerung des Lösungsbildes anbieten, indem Sie das Bild mit einem Satz, einer Affirmation, einer Körperbewegung oder Berührung verbinden, um es zu verankern. Auch Steine, Bilder, Murmeln o. a. können das Lösungsbild auf Symbolebene verankern und so die Möglichkeit schaffen, die neuen Perspektiven jederzeit zu aktivieren.

Abschluss

Zum Abschluss der Arbeit kann die Klient:in einen Abschlussgedanken formulieren, ein Feedback geben, wie sie die Bodenanker-Arbeit erlebt hat. Die Therapeut:in kann ein Feedback geben oder einen abschließenden Gedanken mit auf den Weg geben.

> **Tipp**
> Es eigenen sich alle Figuren, die sich im Kinderzimmer oder Spielzeugladen finden lassen. Auch Trödelmärkte sind wahre Fundgruben. Es kann anregend sein, auch ungewöhnliche Figuren im Repertoire zu haben, die ausdrucksstarke Charaktere darstellen.

Literatur

Natho, F. (2013): Gespräche mit dem inneren Schweinhund. Göttingen (Vandenhoeck & Ruprecht), 3. Aufl.

Intervention 7: Angstbotschaften

Ursula Bastänier

Ziel der Intervention

Diese Intervention bewirkt ein Verständnis von Angst, das diese in ihrer Funktion würdigt und sie gleichzeitig als Anteil mit ihren eigenen Bedürfnissen anerkennt, diesen entgegenkommt und die Angst somit begrenzen kann. Klient:innen »verwechseln« sich nicht mehr mit der Angst, sondern können erkennen, dass diese ein Teil von ihnen ist.

Dauer der Intervention

45 Minuten

Zielgruppe, Alter und Setting

Jugendliche ab 14 Jahren und Erwachsene im Einzel-Setting

Therapiephase

Vertiefung

Anlass, Themen und Symptome

Ängste und Phobien

Benötigtes Material

Man kann diese Arbeit mit Stühlen machen, dann bräuchte man mindestens drei. Ansonsten bietet es sich an, eine Auswahl an Symbolen (Figuren, Naturmaterialien, Bilder etc.) bereitzustellen. Auch mit Farben kann man arbeiten, hierzu bräuchte man Buntstifte und Papier.

Spezifische Hinweise für Therapierende

Ich empfehle den Therapeut:innen, sich einen kleinen Einblick in die Ego-State-Therapie oder Teilearbeit zu verschaffen.

Spezifische Instruktionen für Klient:innen

Es gibt eine kleine Einführung in die Teilearbeit in dem Sinne, dass jeder Mensch verschiedene Anteile in sich trägt. Man erkennt das leicht daran, dass man sich z. B. im Beisein der Eltern anders verhält, als wenn man mit seinen Freunden unterwegs ist. Meist gibt es kindliche Anteile oder administrative oder »ungeliebte« wie eben die Angst, Antreiber, Kontrolleure, Aufpasser, Kritiker, ... Diese Teile entwickeln sich im Laufe eines Lebens. Sie sind Energien der Persönlichkeit, die aus der Interaktion mit der Umwelt entstanden sind und oft der Notwendigkeit entspringen, Probleme zu lösen oder Konflikte zu bewältigen. Ihre ursprüngliche Absicht ist es also, die Person und den gesamten Organismus zu unterstützen und hilfreich zu sein.

Was es sonst noch zu bedenken gibt

Zu bedenken ist, dass Symptome wie Angst häufig auch eine Funktion im Familien- oder Bezugssystem haben – in dem Sinne, dass sie stabilisierend für das System wirken können. Die Aufmerksamkeit der Bezugspersonen bündelt sich im »Symptomträger«, und Loyalitäten können so erhalten bleiben. Oder anders gesagt: Wenn das Kind wächst und sich auf einmal mehr traut, fallen möglicherweise Aufgaben für die Eltern weg, was wiederum Auswirkungen auf deren Beziehung haben könnte, oder für das Kind bzw. den Jugendlichen fallen wichtige Bindungselemente weg, wenn es/er sich mutig zeigt.

Um dies zu verdeutlichen oder für alle sichtbar und spürbar zu erarbeiten, kann man das Familienbrett einsetzen bzw. mit einer Skulptur arbeiten, in der die Angst mit aufgestellt wird.

Durchführung der Technik

Zu Beginn gibt es, wie gesagt, eine Einführung in die Arbeit mit Anteilen/Ego-States. Die Begriffe Ego-States, Anteile, Seiten werden im Text synonym verwendet. Wenn in Trance gearbeitet wird, ist es außerdem hilfreich und notwendig, den Klient:innen zu erklären, dass es um eine besondere Fokussierung auf innere Prozesse geht und die Kontrolle zu keinem Zeitpunkt verloren gehen soll.

Zunächst wird die Klient:in gebeten, ihre Angst zu beschreiben:

> »Wann tritt die Angst auf? Wie lange gibt es sie schon? Gibt es Unterschiede in der Intensität? Gibt es Situationen, in denen sich die Angst anders verhält? Was hast du schon alles versucht und was hast du als hilfreich erlebt? Unter welchen Umständen tritt sie auf, bist du allein oder sind andere Menschen bei dir?«

Wichtig ist zu diesem und jedem anderen Zeitpunkt, das Angsterleben zu würdigen.

»Es ist absolut verständlich und nachvollziehbar, dass du dann … Angst hast.«

Dann pendeln Sie mit der Klient:in zu einem ressourcenvollen und angenehmen Erlebnis. Lassen Sie es ausführlich beschreiben und mit allen Sinnen bereichern (BASK, s. Kap. 5). Bitten Sie die Klient:in, diesem Erlebnis im Körper einen Platz zu geben, an dem sie es sicher und gut aufbewahren kann. Fragen Sie, wo sich diese Stelle befindet und was dort zu spüren ist. Angenehme Empfindungen dürfen sich gerne im ganzen Körper ausbreiten.

Dann kündigen Sie an, dass Sie gleich wieder zu dem Angsterleben gehen werden.

»Jetzt gehen wir zurück zu der von dir beschriebenen Angst. Viele Menschen, die starke Angst empfinden, ›verwechseln‹ sich sozusagen damit. Sie denken, sie sind gänzlich ausgefüllt von dieser Angst, und so fühlt es sich häufig auch für sie an. Ich nehme aber bei dir wahr, dass du nicht nur aus Angst bestehst, sondern du kannst dies und das … (verschiedene ressourcenvolle Beobachtungen aufzählen), du bist heute hierhin gekommen, du hast Freunde, ich habe dich eben lächeln sehen … daher gehe ich davon aus, dass die Angst nur ein Teil von deinem Erleben ist, wenn auch ein für dich bedeutsamer. Wenn das so ist: Wo in deiner Vorstellung würdest du die Angst platzieren, ist sie vor dir, hinter dir, über oder neben dir? Was wäre, wenn du diesen Platz verändern könntest, sozusagen etwas Abstand schaffen könntest zwischen dir und ihr. Wie fühlt sich das an, verändert sich etwas, wird es schwerer oder leichter?

Wenn deine Angst nun eine Gestalt hätte: Wie würde sie aussehen? Wäre sie eher jung, vielleicht ein Kind oder schon älter? Wie ist sie gekleidet, wie ist ihre Haltung, und was ist ihre Aufgabe? Warum ist sie zu dir gekommen? Welchen Auftrag hat sie?«

(Meist folgen hier Beschreibungen wie: »Sie will mich warnen«, »Sie fordert, dass ich mich schütze« etc.)

»Wie würde sie reagieren, wenn du ihr sagtest, sie solle verschwinden? Würde sie gehen oder sich eher noch stärker bemerkbar machen? Wenn sie nicht gehen wollte, was würde sie dir antworten, wenn du sie fragten würdest, was sie braucht, was ihre Sehnsucht ist?«

Das Ziel der therapeutischen Arbeit ist also nicht, die Angst »wegzumachen«, sondern sie als Bedürfnisbotschafter anzuerkennen und damit ein Ziel zu formulieren, an dem die Klient:in arbeiten kann.

Ängste sind unsere Bodyguards. Wir können im Sinne unseres Überlebens nicht auf sie verzichten, daher ist es eben nicht hilfreich, sie »auszulöschen«. Evolutionär gesehen hatten die Menschen, die Angst hatten, die deutlich besseren Überlebenschancen. Es wäre also geradezu fahrlässig, die Ängste aus unserem Erleben zu verbannen, weil sie ständig kluge Hinweise geben, wo, wie und worauf wir zu achten haben und wie wir uns schützen können.

Häufig treten Ängste als kindliche junge Anteile auf. Diese sind auf der Bindungsebene stark verknüpft mit dem Bedürfnis nach Schutz, Sicherheit und Handlungsfähigkeit. Dies könnte dann im Dialog auch so angeboten werden:

»Wie hört es sich für die Angst an, wenn sie hört, dass es Schutz, Sicherheit und Handlungsfähigkeit für sie geben könnte? Und, dass ihre Sehnsucht danach absolut verständlich und bedeutsam ist.

Ich frage mich, ob es in deinem inneren Team (Familie, Anteile, Parlament, Seiten), jemanden gibt, der bereit wäre, der Angst Schutz und Sicherheit zusichern kann sowie die Fähigkeit, handeln zu können.

Gibt es eine innere Stärke (man könnte bei jüngeren Klient:innen auch nach Feen, Fabelfiguren oder Figuren aus Film und Fernsehen fragen, die mit einer besonderen Stärke assoziiert sind), die der Angst dies zusichern könnte?«

Wenn eine solche gefunden wird, kann man nach inneren Bildern fragen.

»Wie positioniert sich diese starke Seite zu der Angst-Seite? Legt sie schützend den Arm um sie oder nimmt sie sie an die Hand oder stellt sich schützend davor?«

Diese inneren Bilder sollten möglichst detailliert ausgestaltet werden, damit sie sich verankern lassen. Bilder von Nähe und Kontakt zwischen den Anteilen regen zusätzlich das Gefühl von Verbundenheit und Geborgenheit an, das zur Beruhigung des autonomen Nervensystems (das durch Angst aktiviert wird) besonders wichtig ist.

Die Klient:in kann mehrmals laut den Satz (oder natürlich in eigenen Worten) aussprechen:

»Ich versichere dir, dass ich dich niemals allein lassen werde, dass ich auf dich aufpassen und immer für dich da sein werde.«

Es kann hilfreich sein, den Prozess mit Stühlen zu gestalten oder für die jeweiligen Anteile Symbole herauszusuchen, um die einzelnen States zu differenzieren und das Erleben im jeweiligen Ego-State zu verdeutlichen. Ich halte allerdings die Arbeit mit inneren Bildern für die wirksamste, weil sie das limbische System, in dem Angstprozesse stattfinden, am besten erreicht.

Man kann die Klient:in bitten, ihre Vorstellungen zu zeichnen oder die Stärkungssätze aufzuschreiben, und sie ermutigen, sie (in geschützten Momenten) immer wieder laut aufzusagen. Das kann bei einem Waldspaziergang sein oder im eigenen Zimmer. Darüber hinaus wird es in der weiteren Arbeit darum gehen, wo es im Alltag ein Erleben von Schutz und Sicherheit gibt, wie sich also das Gefühl von Sicherheit, Schutz und Selbstwirksamkeit als Ziel im Alltag erleben und gestalten lässt.

Tipp

Es kann sein, dass sich Anteile zu Wort melden, die die ängstliche Seite eher verachtend betrachten: »Sie soll sich nicht so anstellen, darf sich nichts anmerken lassen oder soll sich zusammenreißen« (die Argumente von Abwehr und Vermeidung sind zahlreich). Durch diese Botschaften wird die Angst überhaupt erst als Problem wahrgenommen. Auch diese Anteile gilt es zu würdigen – mit ihrem Interesse daran, das System zu stabilisieren und zu erhalten. Dann bittet man sie höflich zu warten, mit der Anmerkung, ihnen an anderer Stelle Raum zu geben.

In einer weiterführenden Ego-State-Arbeit arbeitet man z. B. an einer gegenseitigen Akzeptanz, einem Verständnis füreinander und einer möglichen Kooperation.

Literatur

Fritzsche, K. u. W. Hartman (2014): Einführung in die Ego-State-Therapie. Heidelberg (Carl-Auer), 2. Aufl.

Schmidt, G. (2016): Einführung in die hypnosystemische Therapie und Beratung. Heidelberg (Carl-Auer), 7. Aufl.

Intervention 8: Ressourcen skizzieren

Janine Mertens

Ziel der Intervention

Mit dieser Intervention bekommt das Kind (oder der/die Jugendliche) die Möglichkeit, sich selbst vorzustellen – und zwar so, wie es seiner eigenen Sichtweise entspricht. Erstens lässt sich das relevante System aus eigener Sicht darstellen und zweitens die aktuell bewussten Fähigkeiten, Ressourcen und Stärken.

Dauer der Intervention

10 bis maximal 30 Minuten

Zielgruppe, Alter und Setting

Kinder und Jugendliche ab Grundschulalter, eher im Einzel-Setting

Therapiephase

Die Intervention kann im ersten Gespräch als Joining, zum Kennenlernen und zum Beziehungsaufbau eingesetzt werden.

Benötigtes Material

Für diese Technik werden weiße oder bunte DIN-A4-Blätter sowie Bunt- oder Filzstifte benötigt.

Durchführung der Technik

Nachdem sich der Berater/die Beraterin vorgestellt hat, wird das Kind oder der Jugendliche eingeladen sich auch vorzustellen. Hierfür können Sie folgende Einladung aussprechen:

> »Gerne würde ich dich ein wenig besser kennenlernen, vor allem, welche Menschen oder Tiere du um dich herum hast, die dir wichtig sind, und welche Stärken und Fähigkeiten du besitzt. Auch bin ich neugierig, was dich interessiert und mit welchen Themen/Dingen du dich beschäftigst. Dafür habe ich zwei Blätter und verschiedene Stifte vorbereitet.
>
> Auf dem einen Blatt lade ich dich ein, deinen Namen in die Mitte zu schreiben und um deinen Namen herum alle Menschen oder auch Tiere,

die dir wichtig sind oder waren, zu schreiben oder zu zeichnen. Vielleicht ist schon eine Oma verstorben oder ein Haustier, dass dir immer noch sehr wichtig ist, und diese kannst du selbstverständlich ebenfalls auf das Blatt schreiben oder zeichnen. Wie du das machst (Strichmännchen, eine Art Mindmap, Kreise etc.), bleibt ganz dir und deiner Fantasie überlassen.

Dieses Blatt holen wir immer mal wieder raus, um darauf zu schauen, welche Menschen und Tiere in deiner Nähe sind, und vielleicht ändert sich auch mal etwas. Neue Menschen kommen dazu oder Freundschaften gehen auseinander. Dann kannst du etwas ändern.

Auf dem zweiten Blatt schreibst du deinen Namen wieder in die Mitte, und diesmal schreibst oder zeichnest du alles, was du besonders gut kannst, was dich ausmacht, welche Fähigkeiten du besitzt und was du an dir besonders magst. Auch hier kannst du frei entscheiden, was und wie du aufschreiben oder zeichnen möchtest.

Auch dieses Blatt holen wir immer wieder hervor, weil ich davon ausgehe, dass bei dir neue Fähigkeiten dazukommen oder dir wieder welche einfallen, die du zwischendrin vergessen hattest.«

Während das Kind (oder der/die Jugendliche) schreibt oder zeichnet, hat die Therapeut:in viele Möglichkeiten, systemische Fragen zu stellen, z. B.:

- »Was macht die Oma so wichtig für dich?«
- »Was glaubst du, würde dein Fußballtrainer sagen, was du besonders gut kannst?«
- »Was meinst du, würde dein Kaninchen sagen, was dich zu einer besonderen ›Kaninchenhalterin‹ macht?«
- »Was glaubst du, mag deine Freundin so besonders an dir?«
- »Wie hast du es geschafft, mit Oma im Kontakt zu bleiben, obwohl sie so weit weg wohnt?«
- »Was fühlt sich so gut an, wenn du bei Oma und Opa bist? Wo spürst du es im Körper besonders?«
- »Wer bekommt deine Freundlichkeit besonders zu spüren?«
- »Was hast du dafür getan, dass du mit deiner Freundin schon so lange befreundet bist?«
- usw.

Kontraindikationen

Kontrainduziert für Kinder und Jugendliche, die akut vorrangig mit Ängsten, Panik, Zwängen etc. zu tun haben. Ebenso könnte die Intervention herausfordernd für Kinder und Jugendliche mit einer Autismus-Diagnose sein.

> **Tipp**
> Es könnte Kinder und Jugendliche geben, die selbst nicht zeichnen oder schreiben wollen. Hier könnte man fragen, ob es okay ist, wenn der Therapeut/die Therapeutin sie dabei unterstützt.

Intervention 9: Zielaufstellung »Leuchtturm«

Jochen Leucht mit Anne Valler-Lichtenberg und Lothar Hellenthal

Ziel der Intervention
Klient:innen finden ein für die Therapie relevantes Ziel.

Dauer der Intervention
60 Minuten im Einzel-Setting

Zielgruppe, Alter und Setting
Die Zielaufstellung »Leuchtturm« ist für alle Klient:innen ab ca. 12 Jahren geeignet; überwiegend im Einzel-Setting.

Therapiephase
In der Phase der Zielvereinbarungen

Anlass, Themen und Symptome
Wenn Klient:innen Mühe haben, ihre Ziele klar und deutlich zu benennen, oder wenn es sich um einen fremdinitiierten Überweisungskontext handelt.

Benötigtes Material
Kärtchen als Bodenanker und ein Stift

Spezifische Hinweise für Therapierende
Die Intervention kann sprachlich offen oder verdeckt durchgeführt werden.

Was es sonst noch zu bedenken gibt
Die Ziele werden von den Klient:innen aus der Zukunftsperspektive – also der Lösungsphysiologie – heraus beschrieben.

Durchführung der Technik
- Die Klient:in sucht sich einen bestimmten Punkt in einem von dem/der Berater:in abgesteckten Feld im Raum, das den Jetzt-Zustand symbolisiert (Heute). Sie stellt sich auf diesen Punkt.

- Auf einer Karte wird das Datum festgehalten. Die Karte wird vor den Klient:innen auf den Boden gelegt.
- Die Klient:in benennt das Problem, das sie bearbeiten/verändern möchte. Sie beschreibt es genauer, wobei sie von der Berater:in unterstützt wird. Es kommt auf eine möglichst konkrete, detaillierte Beschreibung an – »somatische Marker« (Gefühle, Gerüche, Geräusche, die mit diesem Zustand verbunden sind) können für die Konkretisierung und für eventuelle Korrekturen hilfreich sein.
- Die Klient:in benennt das Ziel, das sie erreichen möchte.
- Die Klient:in bestimmt einen zweiten Punkt im Raum, der vom ersten deutlich entfernt ist. Dieser symbolisiert das Ziel, das die Klient:in erreichen will – den Zustand, in dem sich die Klient:in befindet, wenn sie das Ziel erreicht, also das Problem/Anliegen gelöst hat (Leuchtturm).
- Auf einer Karte wird das Datum festgehalten, wann sie das Problem gelöst haben möchte.
- Die Entfernung zwischen den beiden Karten macht den Weg zwischen »Heute« und »Ziel« deutlich, den die Klient:in gehen muss, um zur Lösung des Problems zu kommen.
- Die Berater:in kann diesen Weg mit der Klient:in abschreiten.
- Die Karte mit dem Datum wird auf den Boden gelegt.
- Die Klient:in stellt sich auf diesen Punkt und beschreibt wiederum möglichst genau den Zustand, in dem sie sich befindet, wenn sie das Ziel erreich hat – s. o. (somatische Marker und die Fragen aus der Gegenwart, als ob das Ziel bereits erreicht wäre, abfragen).
- Aus der Zielposition heraus wird nun rückblickend ein Zwischenziel (kleine Schritte) erarbeitet/benannt, die die Klient:in bald erreichen kann, um dem »Leuchtturm« näher zu kommen bzw. die sie dem Leuchtturm näherbringen.
- Die Klient:in definiert dieses Zwischenziel inhaltlich (was will er/sie bis zu diesem Zeitpunkt bereits erreicht oder umgesetzt haben?), hält sie mit Datum auf einer Karte fest und legt diese Karte auf den Weg, zwischen »Heute« und »Ziel«.
- Die Klient:in geht wieder auf die Ausgangsposition zurück. »Was könnte der erste kleine Schritt sein? Wie groß ist die Hoffnung, es zu erreichen?« (somatische Marker abfragen). Eventuell ergibt sich darauf ein neuer erster Schritt.

Tipp

Wenn möglich, sollte die »Zukunft« in Richtung eines offenen Raumes oder eines Fensters zeigen.

Intervention 10: Sicherer Ort – aktiv(iert)

Stephanie Rusche

Ziel der Intervention

Diese Methode orientiert sich zunächst einmal an der bereits bekannten Version des »Sicheren Ortes«, unterscheidet sich einzig und allein in der Zugangsweise. Orientiert sich die herkömmliche Version eher an einer gedanklich imaginativen Form, so funktioniert der »Sichere Ort – aktiv(iert)« vor allem über das gesamte körperliche Erleben.

Dauer der Intervention

Mindestens 50 Minuten, besser jedoch eine Doppelstunde. Es kann – je nach Störungsbild und individuellem Bedürfnis – mehrere Stunden bzw. Wiederholungen in Anspruch nehmen.

Zielgruppe, Alter und Setting

Die Methode kann ab einem Alter von etwa 3 Jahren eingesetzt werden. Idealerweise findet sie im einzeltherapeutischen Setting statt. Denkbar ist auch ein familien- oder paartherapeutisches Setting, jedoch nur in sehr speziellen Fällen. So könnte bei einer Traumatisierung (z. B. Flutkatastrophe, Todesfall, Flucht etc.) die Intervention genutzt werden, um sich einen gemeinsamen gedanklich sicheren Ort als Familie zu schaffen.

Therapiephase

Die Methode lässt sich sehr gut im Therapieverlauf als Stabilisierung einsetzen. Auch bei vermeintlichen Rückschritten oder temporären Instabilitäten der Person ist sie gut geeignet.

Anlass, Themen und Symptome

Ein guter Anlass ist immer dann gegeben, wenn Therapeut:in und Klient:in eine Stabilisierungstechnik für nützlich und förderlich empfinden. Der Anlass kann daher sehr unterschiedlich sein. Die Methode ist vielseitig einsetzbar (Angst, Depression, Panikstörung, Trauma, Trauer, Bindungsstörung, ADHS u. v. m.)

Die Idee hinter der Version entstand durch die Erfahrung, dass sich gerade jüngere Kinder schwer damit tun, einer rein imaginativen Übung für längere Zeit zu folgen. Ihr Alltag besteht darin, ihre Umwelt zu verstehen, indem sie anfassen, ausprobieren und ins Erleben kommen – sie »begreifen« ihre Umwelt im wahrsten Sinne. Aus diesem Grund sollte die wirksame Methode des »sicheren Ortes« auch Personen besser zugänglich gemacht werden, denen ein rein kognitiver Zugang schwerfällt.

Die Methode kann ebenfalls für Personen eine Bereicherung sein, bei denen therapeutisch eine Integration verschiedener Körperbereiche angestrebt wird (z. B. Zustand nach Trauma).

Benötigtes Material

- Ideal sind alle Materialien, die man üblicherweise zum Bauen einer »Bude« oder »Höhle« nutzt. Dies können Kissen, Decken, Tücher, Bauelemente/Bauklötze aus Schaumstoff, Kartons, Seile, Stühle, Tische usw. sein.
- evtl. Rüstzeug zum Absichern des Ortes (Spielzeugwaffen; »starke« Stofftiere wie z. B. Wachhund, Löwe, etc.)
- Etwas zu essen (Knäckebrot, Obst, Salzstangen, Gummibären, Kekse o. Ä.) und zu trinken. Wenn möglich, können Sie das Kind vorab fragen, was es sich wünscht. Die Therapeut:in sollte (aus bindungstheoretischer Sicht) die Versorgung mit Lebensmitteln übernehmen und sicherstellen.
- Das Kind darf ein Kuscheltier, Puppe, Schnuller, Lieblingsmusik etc. mitbringen.
- evtl. ein Fotoapparat, um den »sicheren Ort« für das Kind festzuhalten.

Spezifische Hinweise für Therapierende

Die Therapeut:in darf den gebauten sicheren Ort niemals proaktiv begehen, bewerten oder verändern!

Während der gesamten Übung hat sie sich im höchsten Maße respektvoll und wertschätzend der bauenden Person und dem »sicheren Ort« gegenüber zu verhalten. Ich möchte dies besonders betonen, da ich der Überzeugung bin, dass die Verankerung des »sicheren« Ortes mitunter auch darüber möglich wird, wie respektvoll wir ihn behandeln. In dem Moment, in dem die Person uns ihren »sicheren Ort« sehen lässt, ist er externalisiert, und die Therapeut:in ist Teil dessen. Dieses sollte uns dazu anhalten, die Situation so demütig und respektvoll zu beantworten, wie es nur geht.

Während der Umsetzung verhält sie sich passiv und zurückhaltend. Bittet das Kind um Hilfe, sollten Sie dem – frei nach dem Motto »Hilfe zur Selbsthilfe« – nachkommen.

Arbeitspapiere für Klient:innen
Es sind keine Arbeitspapiere nötig. Aber die Klient:innen erhalten auf Wunsch ein Foto von dem gebauten Ort, welches sie mit nach Hause nehmen dürfen. Manchmal ist es jedoch sinnvoll, dass der sichere Ort Teil der Therapiestunden bleibt.

Was es sonst noch zu bedenken gibt
Sollte das Kind gar nicht ins Tun kommen, so sind unter anderem folgende Randbedingungen zu prüfen: Ist es der richtige Zeitpunkt? Ist die Therapeuten-Klienten-Beziehung so vertrauensvoll, dass die Methode durchführbar ist? Darf das Kind einen »sicheren« Ort in seiner Erlebenswelt haben? Kennt es das Gefühl der Sicherheit, hat es eine Vorstellung davon?

Durchführung der Technik
Ich frage das Kind, ob es schon mal eine Bude oder eine Höhle gebaut hat, und welche Erfahrungen es damit verknüpft. Dann lade ich das Kind ein, eine »Höhle« zu bauen. Ich betone, dass dieses keine gewöhnliche Höhle, sondern ein ganz besonderer Ort ist – einer der schönsten Orte, an dem sich das Kind hier und jetzt so *sicher* und *wohlfühlen* kann, dass es dort gerne einen Moment verbringen mag. Ergänzend wird hinzugefügt, dass dieser Ort nur dem Kind gehört und niemandem sonst, *niemand* darf ihn betreten.

> »Hast du Lust, so einen Ort selbst zu bauen? Schau mal, hier haben wir ganz viel Material, und du darfst dir für deinen sicheren Ort alles nehmen, was du brauchst. Wenn dir noch etwas fehlt, dann stöbere ruhig mal in den Regalen/Schränken ...«

Sind die Grundmauern der Festung erst einmal fertiggestellt, so geht es nun an den Innenausbau. Ist der »sichere Ort« in Gänze fertig, fragen wir das Kind, ob es noch eine Art »Sicherung für den sicheren Ort« benötigt und was dies idealerweise sein könnte (z. B. Wachhund). Ist auch dieses beantwortet und umgesetzt, so wird der »sichere Ort« ausgiebig und gemeinsam von allen Seiten bestaunt und gewürdigt. Anschließend darf das Kind es sich in seiner selbstgebauten Höhle gemütlich machen (mit Essen und Trinken, Musik etc.) und genießen.

Um den »sicheren Ort« weiter zu verankern, fragen wir noch einmal die bekannten Punkte ab:

»Welche Farben hat dein Wohlfühlort, wie/wonach riecht es dort, was hörst du ...?«

Wir sichern den Ort mit BASK (s. Kap. 5) auf der ganzen Körperebene.

Nun ist es wichtig, ein gutes Ende und einen Abschied zu finden. Das Kind darf immer darüber entscheiden, was mit seinem »sicheren Ort« passiert. Manche Kinder wünschen sich ein Erinnerungsfoto, welches sie immer bei sich tragen können. Andere möchten den Ort regelrecht einreißen und wiederum andere wollen, dass er stehenbleibt und die Therapeut:in den »sicheren Ort« später abbaut (auch hierfür ein paar Minuten einplanen).

Tipp

Auf einen sicher verankerten Ort lässt sich ein Leben lang zurückgreifen!

Im Anschluss an das Bauen sollte ausreichend Zeit zur Verfügung stehen, damit das Kind seinen sicheren Ort genießen und verankern kann.

Intervention 11: Bedeutende Filmszenen

Christoph Arning

Ziel der Intervention

Die Therapie wird um eine zusätzliche Ebene erweitert, auf der die Klient:innen eher intuitiv Themen, Bilder und Metaphern einbringen, die für sie an dieser Stelle des Prozesses relevant sind. Es können vielfältige neue Anknüpfungspunkte in die Therapie einfließen, die zuvor nicht zur Verfügung standen. Geschichten und Metaphern werden so nicht von der Therapeut:in, sondern von der Klient:in zur Verfügung gestellt. Hierdurch lässt sich eine besondere Wirksamkeit der hiermit verknüpften Bilder und Emotionen erzielen, die im weiteren Therapieprozess genutzt werden können.

Dauer der Intervention

Die Auswahl der Filmszenen sollte als Hausaufgabe zwischen den Sitzungen erfolgen. Das Ansehen und weitere Nutzen der Szenen nimmt im Einzel-Setting 10 bis 30 Minuten in Anspruch. Es empfiehlt sich, eine ganze Therapiesitzung für die Arbeit mit einer oder mehreren Szenen zu reservieren, um genug Raum dafür zur Verfügung zu haben, die Schätze aus dem Material zu heben.

Zielgruppe, Alter und Setting

Die Intervention hat sich bei Jugendlichen ab dem Alter von 12 Jahren und bei jungen Erwachsenen im Einzel-Setting bewährt, lässt sich aber sicher auch in der Arbeit mit älteren Erwachsenen gut einsetzen.

Therapiephase

Die Arbeit mit Filmszenen, die für die Klient:in von besonderer Bedeutung sind, eignet sich besonders, um neue Themen anzuregen und im längeren Therapieprozess schlummernde Ressourcen zu entdecken, kann aber auch zur Zielfindung dienen.

Anlass, Themen und Symptome

Besonders zu empfehlen ist die Arbeit mit bedeutenden Filmszenen immer dann, wenn der Therapieprozess zu stagnieren scheint, obwohl der Beziehungsaufbau gelungen ist. Spezielle Symptome oder Störungen sind keine Voraussetzung, aber die Klient:in sollte natürlich ein Interesse an Filmen oder Serien haben. Die Intervention empfiehlt sich genau dann, wenn es »irgendwie stockt« oder sich inhaltlich im Kreise dreht.

Benötigtes Material

In der Regel reicht ein Tablet, Notebook oder Desktop mit Internet-Zugang und Audioausgabe aus. Günstig ist auch die Möglichkeit, DVDs abzuspielen. Idealerweise besteht Zugang zu verschiedenen Streamingdiensten. Meist reichen aber die gängigsten Videoplattformen im Internet völlig aus. Sie können auch den Klienten die Verantwortung dafür übertragen, dass die ausgewählten Videosequenzen in der Therapie auch gemeinsam angeschaut werden können. Manche haben noch DVDs, häufiger sind passende Suchbegriffe für Suchmaschinen oder ein Link zum Video.

Spezifische Hinweise für Therapierende

Die Therapeut:in sollte Freude am Anschauen von Filmen und Serien haben und neugierig auf die Interessen ihrer Klient:innen sein. Animes und die sich stets wandelnden Formate audiovisueller Medien sind willkommen. Wichtig ist, dass die Therapeut:in den Herkunftskontext der Szene nicht kennen muss. Dadurch ergibt sich die Möglichkeit, völlig ohne Vorannahmen in die Arbeit zu gehen und sich den Kontext erklären zu lassen. Kennt die Therapeut:in hingegen den Kontext der Szene, so kann sie ihre eigenen Bedeutungsgebungen mit denen der Klient:in abgleichen und sie korrespondieren lassen.

Spezifische Instruktionen für Klient:innen

»Welche Szenen aus Filmen sind für dich besonders wichtig? Bitte wähle eine Szene mit besonderer Bedeutung. Du musst gar nicht wissen oder erklären können, warum dir diese Szene wichtig ist. Wichtig ist nur, dass die Szene für dich eine besondere Bedeutung hat, zum Beispiel ein starkes Gefühl bei dir hervorruft. Vielleicht fällt dir schon spontan etwas ein, vielleicht kommt die richtige Szene auch in den nächsten Tagen aus dem Unbewussten hochgeploppt. Wenn es mehrere Szenen sind, dann lass dein Gefühl die drei wichtigsten auswählen.«

Was es sonst noch zu bedenken gibt

Mit Kindern und Jugendlichen sollte man kein Material ansehen, das für das entsprechende Alter nicht freigegeben ist, auch wenn die Kinder oder Jugendlichen die Szenen bereits bestens kennen. Mit dem Hinweis, dass wir auch als Therapierende an Gesetze gebunden sind, können wir Verständnis dafür erzeugen. Die Auswahl kann dann noch einmal neu erfolgen.

Durchführung der Technik

Die oben beschriebene Aufforderung geben Sie der Klient:in als Hausaufgabe mit, sodass sie beim nächsten Termin gefragt wird, welche Szene oder was für Szenen sie – oder ihr Unbewusstes – ausgewählt hat. Für den unwahrscheinlichen Fall, dass nichts mitgebracht wurde, können Sie entweder durch Fragen ergründen, warum dies so ist, oder Sie können den Pfad dieser Intervention im therapeutischen Prozess verlassen.

Die bedeutende Szene sollten Sie dann ohne weitere Vorbereitung gemeinsam ansehen und anhören. Die folgenden Interventionen ergeben sich nahezu von selbst, wenn die Therapeut:in dem Motto »jump into action« (nach Jeffrey Zeig) folgt. Der Zugang zu Themen der Klient:in ergibt sich auf eine eher emotionale als rationale Art und Weise und sollte auch nicht zu sehr kognitiv analysiert werden. Manche Schüler:innen sind es aus dem Schulunterricht gewohnt, Szenen zu interpretieren. Bei erkennbaren Rationalisierungen ist der Hinweis darauf angebracht, dass es hier um das Gegenteil geht.

»Dein Gefühl hat die Szene ausgewählt, und deshalb ist sie auch genau richtig.«

Mögliche Fragen sind dann:

- »Mit wem identifizierst du dich hier?«
- »Welche Gefühle löst das in dir aus?«
- »Wäre die Szene genauso, wenn du das Buch geschrieben hättest? Wenn nicht, wie dann?«

Viele Anknüpfungspunkte, die nicht vorhersehbar sind, ergeben sich einfach aus der Szene. Auf die enthaltenen Metaphern und Geschichten können Sie oft noch in späteren Therapiephasen zurückgreifen.

> **Tipp**
> Die Wirksamkeit basiert darauf, dass das intuitive Auswählen der Szenen unmittelbar erfolgt. Durch die Hausaufgabe werden bereits unbewusste Suchprozesse zwischen den Sitzungen in Gang gesetzt, deren Ergebnis dann auf bewusster Ebene in die Therapie eingebracht wird. Die »Magie« der ausgewählten Szenen kann besonders wirksam werden, wenn sie als solche in der Therapie gesehen und entsprechend thematisiert wird, ohne alles rational erklären zu wollen.

Weitere Bemerkungen

Ein Fallbeispiel:
EINE 18-JÄHRIGE MIT SCHULVERWEIGERUNG trotz guter intellektueller Fähigkeiten, mit vielen Belastungen in ihrer Geschichte und der ihrer alleinerziehenden Mutter wählt die Szene »Raymond K. Hessel« aus dem 1999 erschienenen Kinofilm »Fight Club«. Die Kraft dieser Wahl erschließt sich am besten, wenn man diese Szene nicht beschreibt, sondern ansieht. Kurz gesagt geht es aber darum, dass ein junger Mann mit schlechtem Job unter Androhung des Todes dazu gezwungen wird, zukünftig seinen Traum zu realisieren, Tierarzt zu werden. Sowohl das Gefühl, bislang hinter den eigenen Möglichkeiten zurückgeblieben zu sein, als auch die Ahnung, Druck zu benötigen, um Ängste zu überwinden, stecken so dicht in dieser Szene, dass kaum eine rationale Analyse nötig ist.

Die Heranwachsende kann im weiteren Prozess bei ängstlicher Vermeidung an diese eigene Szenenwahl erinnert werden und diese Szene zur Überwindung von Hemmungen und im Wissen um ihr Potenzial zur Ausrichtung auf ihre Ziele nutzen.

Intervention 12: »... mehr als 1000 Worte«: Kreativ in die Metaphernreflexion einsteigen

Carsten Hennig

Die Grenzen meiner Sprache bedeuten die Grenzen meiner Welt.
(Wittgenstein 1918)

Ziel der Intervention

Im Gespräch auftauchende Metaphern visualisieren, um das Zusammenspiel von Sprache und Wirklichkeitskonstruktion als Entwicklungsressource zu nutzen

Dauer der Intervention

Ab bereits ca. 25–30 Minuten als einfache Visualisierungen zum Einstieg in reflexives Arbeiten mit eigenen Sprachmetaphern; nachhaltiger ab 50 Minuten und wiederkehrend über mehrere Sitzungen hinweg bzw. als Hausaufgabe

Zielgruppe, Alter und Setting

Ab ca. 8 Jahren (alters-, entwicklungsstand- und kompetenzniveauspezifisch anpassbar), Einzel-Setting sowie auch für Paare; Gruppeneinsatz insbesondere zur gemeinsamen Bewusstseinsbildung (entsprechend Selbststeuerungskompetenzen), schrittweises Heranführen sinnvoll

Therapiephase

- Anfangsphase: zentrale Sprachbilder aufgreifen und verankern (Externalisierung nutzen)
- Zielklärung: Metaphern weiterentwickeln (Wahrnehmung schärfen)
- Vertiefungsphase: Wirklichkeitskonstruktionen erkennen (Verständnis entwickeln)
- Abschluss: Ressourcen zugänglich machen (Selbststeuerung stärken)

Anlass, Themen und Symptome

Anlass zum Aufgreifen von Sprachbildern: Klientel illustriert Herausforderungen durch Metaphern oder benutzt metaphorisch durchwirkte Sprache; aktiv intervenierend auch mit metaphorisch-kreativem Reframing (z. B. »Symptom-Steckbrief«) möglich.

Benötigtes Material

Klassischerweise Flipchart und Marker, gerne auch weiteres Kreativmaterial

Spezifische Hinweise für Therapierende

Geschärfte Aufmerksamkeit für metaphorische Vielfalt von Sprache erweitert Interventionsspektrum und -tiefe. Metaphernspezifische Interventionen sind auf drei unterschiedlich tief liegenden sprachlichen Ebenen möglich (vgl. Lakoff u. Johnson 2021):

- konkrete Metaphern
- metaphorische Konzepte und
- metapherngenerierende Schemata.

Ausgehend vom eigenen Gebrauch erleichtert ein tiefgehendes Verständnis der grundlegenden Bedeutung von Metaphern für die Konstruktionen von Wirklichkeit das reflexiv-nachhaltige Arbeiten mit Metaphern.

Spezifische Instruktionen für Klient:innen

Keine. Grundsätzlich gilt es, den Nutzen des metaphorischen Potenzials der Sprache für die Prozesse der Klientel zu verdeutlichen, und zwar mithilfe von

1) Sensibilisierung: aktiv verwendete Metaphern mithilfe kreativer Externalisierung aufgreifen und veranschaulichen
2) Psycho-Edukation: den Zusammenhang zwischen den verwendeten Metaphern und inneren Vorstellungswelten darstellen und erläutern und
3) Selbststeuerung: die Klientel ermächtigen, ihre Sprachmetaphorik bewusster und aktiver zu gestalten.

Arbeitspapiere für Klient:innen

Zur Unterstützung der Psycho-Edukation ggf. sinnvoll (z. B. Möglichkeiten zur Validierung der Metapher »In letzter Zeit bin ich immer mehr in ein Loch gerutscht«, vgl. Schmitt u. Heidenreich 2019, S. 98)

Was es sonst noch zu bedenken gibt

Das Bewusstsein für die Komplexität sprachlicher Metaphorik reicht oft nur bis zur Ebene der konkreten Metaphern.

Durchführung der Technik

Eine Metapher als Zugang zum Symptom identifizieren und visualisieren lassen:

> Beispiel: Ein Klient klagt über Auftrittsangst: Nach einem Erlebnis von Kontrollverlust (Blackout) träten verstärkt akute Symptome bis hin zu panikverursachendem Herzrasen auf. Beim Versuch, das Phänomen greifbarer zu machen, taucht schließlich im ressourcenorientierten Reframing die Vorstellung auf, er sei »ein Rennpferd in der Startbox«. Auf dem Flipchart visualisiert er daraufhin Pferd und Box, deutet zeichnerisch außerdem weitere Boxen mit Pferden sowie eine Rennbahn an.

Die Metapher validieren durch wertschätzendes Aufnehmen und Entwickeln:

> Beispiel: Der Klient erläutert, er fühle sich ganz unmittelbar wieder mehr bei sich, denn »die Nervosität vor dem Startschuss« gehöre »zum Galopprennsport« dazu, bei dem »Scheuklappen« und der »Fokus auf die Bahn« dabei helfen könnten, sich ganz »dem optimalen Rennen« zu widmen. Er sei mit Pferden in der Nachbarschaft aufgewachsen und liebe den Anblick dieser kraftvollen Tiere. In seiner Metapher erlebe er sich nun auf das Wesentliche fokussiert und leistungsfähig. Das sei entlastend.

Die Metapher erweiternd illustrieren und aufdeckend interpretieren:

> Beispiel: Durch Fragen zur Visualisierung tauchen ergänzende Perspektiven auf: Man sei »gegen die anderen im Rennen«, und Störungen (trotz »Scheuklappen«) könnten »aus der Bahn werfen«, gehe es doch »um den Sieg«. Ein Konkurrenz- und Leistungsmotiv tritt hervor, Druck wird spürbar. Erweiternde Fragen wie »Wer oder was reitet mich?«, »Wer sitzt auf der Tribüne?« oder »Welche Einsätze sind auf mich gewettet?« stimmen nachdenklich: Das Gefühl, ausgeliefert und unter Kontrolle zu sein, weckt Ärger, darunter steckt Trauer bezüglich eines unerfüllten Strebens nach Anerkennung und der damit verbundenen Abhängigkeit.

Die Metapher bezüglich exemplarischer Konzepte und Schemata bewusst machen:

> Beispiel: Als konkrete Metapher illustriert das »Rennpferd in der Startbox« eine Selbstbeschreibung des Klienten, die ihm einen Zugang zur »Enttabuisierung« von Geltungsstreben und Anerkennungswunsch innerhalb seines Selbstkonzepts ermöglicht. Als metaphorische Konzepte von »Konkurrenz und Wettkampf« oder »Siegen müssen« treten diese Phänomene in seinen weiteren Schilderungen wiederholt in Erscheinung. Insbesondere zeigen sich deutlich Streitsucht und Überheblichkeit in dessen Sprachwahl – deren Besprechbarkeit wird anschlussfähig. Als metapherngenerierende Schemata durchziehen trennende Elemente die Sprache des Klienten: Es geht beispielsweise um ausschließende Abgrenzungen (»jeder in seiner Box«) oder um überhöhte Positionierungen (»überlegen sein«). Auf Grundlage dieser Einsicht erkennt sich der Klient immer häufiger selbst als konkurrierend und konfrontativ, er benennt seine Scham über Misstrauen und Abwertungen gegenüber anderen.

Die Metapher umdeuten und metaphorische Schemata neu nutzen:

> Beispiel: Das konstruktive Potenzial innerhalb der Metapher zu stärken ermöglicht dem Klienten, seinen einengenden Sichtweisen Alternativen zur Seite zu stellen: Er entscheidet sich, nicht mehr »jedes Rennen zu laufen«, dafür häufiger »mit anderen auf der Weide zu spielen«. Er versöhnt sich »mit seinem Reiter«, um den »sportlichen Aspekt« des Miteinanders zu betonen. Der Klient beginnt, sein Minderwertigkeitserleben konstruktiver zu handhaben, er sucht aktiver das heilsame Potenzial alltäglichen Miteinanders.

Kontraindikationen

(Akuter) Mangel an Selbststeuerungskompetenz bzw. Resilienz

> **Tipp**
> Kein werkzeugartiger Metapherneinsatz! Metaphernangebote von therapeutischer Seite liefern meist nur geringe Passung mit Wirklichkeitskonstruktionen der Klientel. Eigene Selbstreflexion ermöglicht Beratenden dagegen virtuoses Aufgreifen von Metaphern der Klientel (zur Erweiterung eigener Metaphernvirtuosität vgl. Schmitt u. Heidenreich 2020).

Weitere Bemerkungen

Das metaphorische Potenzial von Sprache ist vielschichtig, tiefliegende Interventionen entsprechend wirkungsvoll. Ihre Komplexität bietet auch therapeutisch arbeitenden Menschen Entwicklungspotenziale, etwa zur Selbstreflexion.

Literatur

Lakoff, G. u. M. Johnson (2021): Leben in Metaphern. Konstruktion und Gebrauch von Sprachbildern. Heidelberg (Carl-Auer).

Schmitt, R. u. T. Heidenreich (2019): Metaphern in Psychotherapie und Beratung. Eine metaphernreflexive Perspektive. Weinheim (Beltz).

Schmitt, R. u. T. Heidenreich (2020): Metaphernreflexives Vorgehen in der Psychotherapie. *Psychotherapeutenjournal* 19 (2): 114–121.

Intervention 13: Teilearbeit bei Kindern und Jugendlichen

Julia Stempel

Ziel der Intervention

Für innere Klärung bei intrapsychischen Konflikten und/oder Ambivalenzen sorgen; Erhöhung des Handlungsspielraums der Klient:innen; Entwicklung hilfreicher Lösungswege in Form von alternativen Handlungs- und/oder Sichtweisen; Erhöhung von Selbstakzeptanz und Selbstverständnis

Dauer der Intervention

Je nach Bedarf eine bis zu mehreren Sitzungen

Zielgruppe, Alter und Setting

Einzel-Setting, ab 7 Jahren, je nach Entwicklungsstand des Kindes

Therapiephase

Nachdem Anliegen, Auftrag und Ziele geklärt wurden und ein stabiles Arbeitsbündnis aufgebaut ist, in der Regel nach der Ressourcenaktivierung

Anlass, Themen und Symptome

Bei belastenden Gefühlen (Angst, Trauer, Wut), konfliktreichen oder ambivalenten Beziehungsthemen

Benötigtes Material

Auf jeden Fall kreative Mittel, die einen hohen Appellwert besitzen, z. B. Kuscheltiere, Figuren etc. als Stellvertreter für innere Anteile bei Kindern ab 7 Jahren; außerdem:

- Malutensilien, falls das Kind oder die/der Jugendliche Affinität zum Malen besitzt
- evtl. Modelliermasse zum Darstellen der inneren Anteile
- Es können aber auch Gegenstände im Raum genutzt werden.
- Stühle (falls es passender ist, die inneren Anteile zu erleben, indem sich der/die Jugendliche auf den jeweiligen Stuhl setzt und sich in den Anteil einfühlt).

Spezifische Hinweise für Therapierende

Wichtig ist es, stringent im Narrativ der Anteile zu bleiben: Das Kind unterhält sich mit den inneren Anteilen, und der Therapeut unterhält sich mit dem Kind über die inneren Anteile, d. h., der Therapeut unterhält sich ausschließlich mit Kindern/Jugendlichen, die sich mit ihren Anteilen unterhalten.

Wenn ein innerer Anteil nichts sagen möchte: Respektieren Sie dies und ziehen gleichzeitig andere Anteile hinzu: Was könnte der Anteil benötigen, damit er etwas sagt? Was könnte ihm helfen? Oder alternativ: Wie kann er, ohne etwas zu sagen, etwas beitragen?

Wenn die Anteile aufgemalt werden: Bei Jugendlichen empfiehlt es sich, die Anteile so zu malen, dass sie unter einer Oberfläche (i. d. R. eine Linie) gemalt werden, sodass eine Unterscheidung von innen und außen entsteht. Zudem kann man auch eine Unterscheidung machen, welche inneren Anteile derzeit besonders oft von außen zu sehen ist, also dicht unter der Oberfläche liegt, welche Anteile eher »tief versteckt/vergraben/nicht zu sehen« sind und ob diese vielleicht auch hilfreich sind, wenn sie mehr an der Oberfläche sind, und was die Anteile benötigen, damit sie sich mehr »zeigen«.

Arbeitspapiere für Klient:innen

Wenn Anteile gemalt werden, kann dies gesammelt und an einen guten Ort gelegt werden.

Was es sonst noch zu bedenken gibt

Bleiben Sie konsequent im Konstrukt der inneren Anteile und geben Sie den Kindern Raum und Zeit, um sich die Anteile vorzustellen und gegebenenfalls zu spielen.

Achten Sie gut darauf, den Sinneskanal zu nutzen, auf den die Kinder/Jugendlichen am meisten ansprechen, denn nicht jedem fällt das Imaginieren leicht. Bei Jugendlichen kann man alternativ auch verschiedene Stühle in den Raum stellen, sodass sie den jeweiligen Anteil erleben und sich in ihn hineinversetzen, indem sie den Platz des Anteils einnehmen.

Durchführung der Technik

Bei Kindern ab 7 Jahren hilft es, den Kindern »Brücken« zu bauen, sodass sie eine Vorstellung der verschiedenen Teile bekommen. Es gibt den »schnellen Kurt«, den »müden Kurt«, ... wen gibt es noch? Dann kann man das Kind aufzählen lassen. Spaß macht es auch, wenn man die Kinder die jeweiligen Anteile spielen lässt. Das hilft den Kindern zudem, die verschiedenen Anteile durch die Erlebensebene des Spielens mehr zu verinnerlichen. Dabei erweist es sich auch als hilfreich, Begebenheiten und Ereignisse, die mit Gefühlen verbunden sind, noch mal zu thematisieren. Zum Beispiel:

»Als du so Streit mit Piet hattest, wie würdest du diesen Kurt dann nennen?«

Oder:

»Als du letztens so ruhig geblieben bist, obwohl dich XY so geärgert hat, wie würdest du diesen Kurt nennen?«

So baut man Schritt für Schritt eine ganze Sammlung verschiedener Anteile auf. Zu der Sammlung sollte nach Möglichkeit auch ein sehr schlauer/pfiffiger Anteil, also ein Ressourcenanteil gehören, und einer, der es gut mit dem Kind meint.

Das Kind bestimmt, welches Tier/Symbol etc. welchen Anteil darstellen soll. Zusätzlich darf es bestimmen, wo diese Anteile wohnen. Auf einer Insel? In einem Haus? Oder wo sonst? Danach bittet man das Kind, dass es die Anteile mal einlädt, sich mit ihm zu unterhalten. Wichtig ist es zu betonen, dass alle Anteile grundsätzlich gute Ideen haben und Kurt unterstützen wollen, auch in schwierigen Situationen. Alle Anteile dürfen gehört werden. Hilfreiche Fragen können sein:

»Was würde denn der Fuchs hierzu sagen? Welchen Tipp hat er?«

Beim Abschluss kann es sich lohnen, die entstandenen Ideen noch einmal kurz zusammenzufassen und gemeinsam mit dem Kind zu überlegen, welche es gerne mal ausprobieren würde, was es dazu braucht, und vielleicht auch, wer es dabei zwischendurch noch mal ermutigen kann. Dabei kann auch einer der hilfreichen Anteile eine Rolle spielen, z. B.: »Wenn es wieder Stress gibt, bin ich wie der Fuchs.« Oder das Kind bittet den Fuchs um Rat.

Bei Jugendlichen ab 12 – je nachdem, wie es zum Erleben der Jugendlichen passt – kann man die inneren Anteile als inneres Team einführen.

»Vielleicht kennst du das auch, dass du manchmal verschiedene Gedanken in dir hast, so ähnlich wie ein Engelchen auf der rechten und ein Bengelchen auf der linken Schulter ... So gehen wir Therapeuten davon aus, dass dies bei den allermeisten Menschen der Fall ist, es gibt Stimmen, die einem gute Sachen sagen, und aber auch manche, die einen eher runterziehen, traurig machen können etc.«

Eventuell kann man die Stimmen mit dem körperlichen Erleben der Jugendlichen verbinden (vgl. BASK Modell, Kap. 5):

»Angenommen, die traurige Stimme hat die Oberhand, wie fühlst du dich dann, wie merkst du das an deinem Körper?«

Wichtig ist es auch hier zu betonen, dass die inneren Anteile es alle gut mit dem Jugendlichen meinen bzw. für ihr »Verhalten« gute Gründe haben. Abhängig vom Anliegen lassen sich so verschiedene Anteile erarbeiten, die eine wesentliche Rolle spielen. In der Regel gibt es Anteile, die Stress machen, und Anteile, die Ressourcen aktivieren. Diese möge der Jugendliche zu einem Gespräch mit sich einladen, einen nach dem anderen. Danach wird eruiert, was die verschiedenen Anteile zu dem Jugendlichen zu sagen haben, und auch, welche guten Absichten oder Sorgen sie haben.

Im nächsten Schritt wird mit den inneren Anteilen überlegt, inwieweit sie die Jugendlichen in ihrem Anliegen unterstützen können. Die dabei entstandenen Ideen werden so besprochen, dass sich alle Anteile – auch die, die unangenehm sind und »Stress machen« – damit einverstanden erklären. Manchmal ist es auch hilfreich, die stressenden Anteile direkt zu befragen, was sie brauchen, damit sie vielleicht weniger oft »da sind/sprechen/Druck machen«.

Zum Abschluss wird überlegt, wie man das innere Team auch zwischen den Sitzungen befragen kann – wo, wann, und was der/die Jugendliche hilfreich findet.

Kontraindikationen

Akute Psychosen

Literatur

Kumbier, D. (2017): Das Innere Team in der Psychotherapie. Stuttgart (Klett-Cotta).

Schulz von Thun, F. (2004): Das Innere Team in Aktion. Reinbek (rororo).

Intervention 14: Das habe ich von Mama – Überlieferungstriaden

Reinert B. Hanswille

Ziel der Intervention

Ideen über die eigene Musterbildung in einer mehrgenerationalen Perspektive

Dauer der Intervention

Für einen Durchgang 30–50 Minuten, je nach Intensität

Zielgruppe, Alter und Setting

Ältere Jugendliche und Erwachse; im Einzel-Setting gut einsetzbar; im Paar-Setting wird mehr Zeit benötigt

Therapiephase

Vertiefung

Anlass, Themen und Symptome

Wenn eine Kontexterweiterung angestrebt werden soll und es sinnvoll erscheint, mehrgenerationale Muster und Delegationen zu bearbeiten

Benötigtes Material

Stühle

Spezifische Hinweise für Therapierende

Bei der Arbeit auf die Emotionen achten und immer wieder dahin zurückführen. Die Therapeut:in wählt die Triaden aus, die sie als sinnvoll erachtet.

Spezifische Instruktionen für Klient:innen

»Setzen Sie sich bitte nacheinander auf die Stühle und sprechen Sie aus der Perspektive der jeweiligen Person.«

Was es sonst noch zu bedenken gibt

Im Rahmen der Paartherapie sollte genügend Zeit eingeplant werden. Ebenso bei den ausgewählten Triaden; diese werden spezifisch nach der Fragestellung ausgewählt.

Folgende Überlieferungstriaden sind möglich:

- Großvater → Vater → Sohn
- Großvater → Vater → Tochter
- Großvater → Mutter → Sohn
- Großvater → Mutter → Tochter
- Großmutter → Mutter → Tochter
- Großmutter → Mutter → Sohn
- Großmutter → Vater → Sohn
- Großmutter → Vater → Tochter

Durchführung der Technik

Die Klient:in wird gebeten, drei Stühle aufzustellen. Wenn es keine spezifische Indikation für die Therapeut:in gibt, kann die Klient:in sich die für sie interessanten Triaden auswählen. Danach bittet die Therapeut:in die Klient:in, sich auf den Stuhl der Großmutter oder des Großvaters zu setzen und als diese Person zu sprechen. Die Therapeut:in spricht die Klient:in bei der Befragung mit dem Namen der jeweiligen Person an. Dann beginnt sie mit der Befragung. Nach allgemeinen Fragen wie z. B. »Wo leben Sie?«, »Waren Sie verheiratet?« etc. beginnt sie die spezifischere Befragung zu den Themen, die anstehen – wie z. B. genderspezifische Themen, die Übermittlung spezifischer bedeutsamer Werte, Umgang mit Konflikten etc.

Der Fokus liegt dabei darauf, was z. B. dem Großvater wichtig war, an seine Tochter weiterzugeben. Danach wechselt die Klient:in auf den Stuhl der Mutter und wird als Mutter befragt. Wie hat sie diese Weitergabe erlebt? Wie geht es ihr damit? Etc. Danach wird die Mutter befragt, was sie gerne an ihre Tochter weitergeben möchte, was ihr wichtig ist etc. Danach setzt sich die Klient:in auf ihren Stuhl als Tochter und spricht aus ihrer Position. Wie geht es ihr damit? Welche Gefühle hat sie? Was möchte sie gerne an ihre (möglichen) Kinder weitergeben? Die Befragung kann spezifisch vertieft werden.

Tipp

Es hat sich als hilfreich erwiesen, bei der Befragung zwischen eher leichten Fragen und tieferen, emotionalen Fragen zu wechseln, um die Klient:innen gut in ihrer Rolle (als Großvater etc.) zu halten. Manchmal ist es besser, mit Triaden des gleichen Geschlechts zu beginnen und später dann einen Wechsel vorzunehmen (von Großvater – Vater – Sohn zu: Großvater – Mutter – Sohn etc.).

Intervention 15: Das Experten-Interview

Maria Behr

Ziel der Intervention

Ressourcenaktivierung und Ressourcenstärkung; Förderung der Mentalisierungsfähigkeit; Stärkung des Selbstwertes; Stressbewältigung erlernen und trainieren; Stärkung der Resilienz

Dauer der Intervention

30 Minuten

Zielgruppe, Alter und Setting

Ab 6 bis 14 Jahren, Einzel-Setting

Therapiephase

Vertiefung; Abschluss

Anlass, Themen und Symptome

Entwicklungs- und Verhaltensprobleme

Benötigtes Material

Papier und Stift

Spezifische Instruktionen für Klient:innen

»In der heutigen Stunde habe ich eine ganz besondere Frage an dich. In meine Praxis kommt ein Kind mit folgendem Problem (einen ähnlichen Fall konstruieren, s. Durchführung), und manchmal weiß ich auch nicht so genau, wie ich ihm/ihr noch helfen kann. Kannst du mir aus deiner Erfahrung etwas empfehlen, was in dieser Situation hilfreich sein könnte?«

Durchführung der Technik

Zur Ablauf der Technik ein Fallbeispiel: Ein 10-jähriger Junge kommt in die Therapie, weil er oft ausrastet und infolgedessen körperliche Auseinandersetzungen mit Gleichaltrigen hat.

Zu einem fortgeschrittenen Zeitpunkt der Kindertherapie, als bereits erfolgreiche und wirksame Strategien im Umgang mit diesem Symptom erarbeitet und umgesetzt wurden, lädt der Therapeut den

Klienten dazu ein, in die Rolle des Experten zu schlüpfen. Dazu konstruiert der Therapeut ein Fallbeispiel, welches Ähnlichkeiten zur Problematik des Klienten aufweist.

Der Therapeut könnte die Übung folgendermaßen beginnen:

»Deine Therapie ist bald beendet, da du jetzt eigene Lösungen für dein Problem gefunden und ausprobiert hast. In meine Praxis kommt ein Junge, er ist sehr traurig, weil er immer wieder Streit mit anderen Kindern hat, deswegen hat er wenig Freunde und ist oft allein. Manchmal weiß ich nicht mehr weiter, wie ich diesem Jungen helfen kann. Hast du für mich Empfehlungen, was ich ihm sagen könnte, wie es für ihn besser werden kann …«?

Wenn das Kind bereit ist, die Expertenrolle zu übernehmen, dann bittet der Therapeut um das Einverständnis des Klienten, dass er die Ideen, Anregungen und Überlegungen, die ihm das Kind sagen wird, aufschreiben darf, damit er die erfolgreichen Strategien an das andere Kind weitergeben kann.

Der Therapeut hört aufmerksam zu und bittet um Einverständnis, nachfragen zu dürfen, was genau damit gemeint ist, wie genau das geht, wofür dies hilfreich ist etc. Das Interview läuft so lange, wie das Kind seine eigenen Ideen zu möglichen Strategien mitteilt und erläutert.

Der Therapeut bedankt sich für die gute Unterstützung des »kleinen Experten«.

Kontraindikationen

Wenn sich der Suchprozess und die Entwicklung von Bewältigungsstrategien beim Klienten noch als sehr instabil erweist

Tipp

Verwenden Sie eine kindgerechte Sprache/kindgerechte Kommunikation! Wiederholen Sie die Worte des Kindes, dies verstärkt das Gesagte.

Intervention 16: Wozu-Kaskade

Ulf Klein

Ziel der Intervention
Sie hilft Klient:innen, sich über ihre Beweggründe bei bedeutsamen Entscheidungen klar zu werden und zugleich über ihre grundlegenden Motive und Werte.

Dauer der Intervention
5–10 Minuten bzw. nach Bedarf und Gesprächsverlauf

Zielgruppe, Alter und Setting
Jugendliche und Erwachsene

Therapiephase
Bei der Reflexion bedeutsamer aktueller oder vergangener Entscheidungen

Spezifische Hinweise für Therapierende
Die Wozu-Kaskade ist für Klient:innen, die eher wenig selbstreflektiert sind, ausgesprochen herausfordernd.

Durchführung der Technik
Die Berater:in befragt die Klient:in in Bezug auf die zu reflektierende Entscheidung hartnäckig: »Wozu?« Auf jede gegebene Antwort reagiert sie erneut mit der Frage »Wozu?«, insgesamt 3- bis 7-mal.

In den Antworten schält sich zunehmend genauer heraus, welche grundlegenden Motive und Werte der Entscheidung zugrunde liegen. Spätestens nach dem dritten »Wozu?« werden scheinbare Selbstverständlichkeiten (»Ich möchte einfach gut leben!« – »Wozu wollen Sie gut leben?«) hinterfragt. Das ist für manche Klient:innen irritierend und herausfordernd.

Tipp

Die Antworten der Klient:innen verführen leicht dazu nachzufragen, in ausführlichere Gespräche abzuschweifen und die Gedankengänge der Klient:innen weiter zu explorieren. Im Sinne der Klärung grundlegender persönlicher Werte und Motive sollte die Berater:in sich dazu aber nicht verführen lassen, sondern konsequent weiter »Wozu?« fragen. Die angeschnittenen Themen lassen sich auch später weiter explorieren.

Intervention 17: Persönlicher Wertekompass

Ulf Klein

Ziel der Intervention
Anhand bedeutsamer biografischer Entscheidungen klären, welche grundlegenden Werte die Lebensführung einer Klient:in prägen

Dauer der Intervention
Ca. 20 Minuten Lebenslinie zeichnen, ca. 30 Minuten Besprechung

Zielgruppe, Alter und Setting
Erwachsene im Einzel-Setting, auch geeignet in der Paartherapie

Anlass, Themen und Symptome
In Entscheidungssituationen, bei deutlichen Ambivalenzen

Spezifische Instruktionen für Klient:innen
Es ist möglich, den ersten Teil von den Klient:innen eigenständig erarbeiten und zur Sitzung mitbringen zu lassen.

Was es sonst noch zu bedenken gibt
Die Methode erfordert in der Interviewphase viel Zeit, die sollte zur Verfügung stehen.

Durchführung der Technik
Das Erarbeiten eines persönlichen Wertekanons erfolgt in zwei Phasen:

Phase 1: Lebenslinie zeichnen
Die Klient:in erhält einen großen Bogen Papier (Flip-Chart, evtl. halbiert) und eine Auswahl von Stiften. Auf diesem Bogen soll sie eine Lebenslinie mit den Höhen und Tiefen ihres Lebens erstellen. Dazu sind folgende Schritte nötig:

1) Die Klient:in zeichnet auf dem Papier (quer) eine Zeitachse (X-Achse) und skaliert sie entsprechend Ihrem Alter.

2) Diese Zeitachse wird durch eine senkrecht dazu stehende Y-Achse ergänzt. Anhand dieser Skala lässt sich markieren, wie gut bzw. schlecht es ihr zum jeweiligen Zeitpunkt ihres Lebens ging. Es empfiehlt sich, diese Skala durch die Klient:in selbst skalieren zu lassen. Eine Skala von 0–10 ist natürlich immer möglich, besser sind aber selbstgewählte Skalierungen wie z. B. »glücklich | ganz zufrieden | Alltagstrott | unbehaglich | niedergeschlagen | kreuzunglücklich«. Auch metaphorische Skalierungen sind möglich: »auf dem Gipfel | Steil geht's bergauf | im Basislager | endlos scheint die Ebene | durch sumpfiges Gelände | im Tal der Tränen«.
3) Auf diesem Koordinatenkreuz soll die Klient:in ihre Lebenslinie mit »Höhen und Tiefen« einzeichnen. Sie soll sich dabei Zeit lassen und mit Bedacht arbeiten.
4) Wenn die Klient:in auf diese Weise ihre Lebenslinie erarbeitet hat, benennt und markiert sie mit einer markanten Farbe Zeitpunkte, zu denen sie wichtige Bindungen bzw. Verpflichtungen eingegangen ist (z. B. Beginn einer Partnerschaft, Vater/Mutter werden, Entscheidung für eine Ausbildung, einen Arbeitsvertrag annehmen etc.).
5) Danach benennt und markiert sie mit einer weiteren Farbe die Zeitpunkte des Auflösens (»Unabhängigkeitserklärungen«) bedeutsamer Bindungen bzw. Verpflichtungen (z. B. Auszug von den Eltern, Trennung einer Partnerschaft, Verlust einer Bezugsperson, Kündigung einer Stelle etc.).

All dies kann die Klient:in auch daheim vorbereiten und die erarbeitete Lebenslinie in die Sitzung mitbringen.

Phase 2: Lebensentscheidungen (Eingehen von Bindungen/Auflösung von Bindungen) mit der »Wozu-Kaskade« befragen

Jeweils 2 bis 3 Entscheidungspunkte zum Eingehen bzw. Auflösen von Bindungen werden nacheinander mit der »Wozu-Kaskade« (Intervention 16) hinterfragt. Das heißt, die Berater:in erkundigt sich bei der Klient:in: »*Wozu* haben Sie diese Entscheidung gefällt?« Jede Antwort der Klient:in wird erneut mit der Wozu-Frage hinterfragt. Nach 3–5 Durchgängen wird in aller Regel das Hauptmotiv für die Entscheidung deutlich – und damit auch einer oder mehrere zentrale Werte der Klient:in.

Wenn mehrere biografische Entscheidungspunkte auf diese Weise exploriert werden, beginnen sich relativ schnell die wesentlichen Motive und Werte zu wiederholen. Dadurch schält sich – zumindest in den Grundlagen – der persönliche Wertekompass der Klient:in heraus.

Tipp

Die Antworten der Klient:innen verführen leicht dazu nachzufragen, in ausführlichere Gespräche abzuschweifen und die Gedankengänge der Klient:innen weiter zu explorieren. Im Sinne der Klärung grundlegender persönlicher Werte und Motive sollte die Berater:in sich dazu aber nicht verführen lassen, sondern konsequent weiter »Wozu?« fragen. Die angeschnittenen Themen lassen sich auch später weiter explorieren.

In der Paarberatung lässt sich die Methode auf zwei Weisen verwenden. Allerdings sollte beachtet werden, dass dies ein sehr machtvolles Instrument ist, das dazu geeignet ist, bislang wenig reflektierte und dennoch hoch relevante Differenzen zwischen den Partner:innen zutage zu fördern.

In der ersten Variante erarbeitet jede der beiden Partner:innen separat ihre Lebenslinien etc. Die Interview-Phase erfolgt dann gemeinsam. Es empfiehlt sich, beide Lebenslinien abwechselnd parallel zu explorieren, um eine inhaltlich orientierte Atmosphäre zu schaffen (z. B. beide nacheinander per Wozu-Kaskade zum Auszug bei den Eltern, Berufswahl etc. zu interviewen).

Alternativ kann man dem Paar auch die Aufgabe stellen, eine gemeinsame »Lebenslinie« der Paarbeziehung zu erarbeiten – was für das Paar nicht einfach ist und bereits viele Unterschiedlichkeiten zutage fördert. Anschließend wird die Paarbeziehung per Wozu-Kaskade nach den Werten und Motiven der bedeutsamen Entscheidungen exploriert.

Intervention 18: Ein Haufen Probleme – wortwörtlich

Elke Frohn

Ziel der Intervention

Priorisierung der Anliegen bei Klient:innen mit einer Vielzahl von Problemen/Anliegen

Dauer der Intervention

Im Einzel-Setting ca. 10 Minuten; bei einem Paar oder einer Familie mit 3 Personen etwas länger

Zielgruppe, Alter und Setting

Die Technik ist ab ca. 12 Jahren durchführbar und gut im Einzel-, Paar- und kleineren Familien-Setting zu nutzen.

Therapiephase

Sehr hilfreich zur Auftragsklärung; das Ergebnis kann auch im weiteren Beratungs-/Therapieverlauf zur weiteren Orientierung genutzt werden.

Anlass, Themen und Symptome

Wenn Klient:innen sich mit einer Vielzahl von Problemen konfrontiert sehen, sich deshalb als überfordert empfinden und den Überblick und die Orientierung verloren haben.

Benötigtes Material

Eine größere Ansammlung (mindestens 12, besser mehr) von ähnlichen, aber unterschiedlichen Gegenständen, z. B. Bauklötze, Steine, Münzen, kleine Kissen etc.; evtl. kleine Klebezettel oder Kreppband; eine angemessene Arbeitsfläche, z. B. ein Tisch

Durchführung der Technik

1) Die Berater:in legt die Sammlung der Gegenstände ungeordnet auf einen Haufen auf der einen Seite eines Tisches.
2) Die Berater:in lässt sich die Anliegen/Probleme der Klient:in der Reihe nach benennen und bittet sie, zu jedem Anliegen einen Gegenstand aus dem »Haufen« zu nehmen und ihm

einen Platz auf der anderen Seite des Tisches zu geben. Ist die Klient:in sehr erregt, dann können die positionierten Gegenstände mit einem Zettel (Post-it, Kreppband etc.) beschriftet werden.

3) Wenn die Klient:in keine neuen Anliegen/Probleme mehr benennt, wenden sich Berater:in und Klient:in den positionierten Gegenständen zu und sortieren sie nach Bedeutung, Veränderbarkeit und/oder Schwierigkeit.
4) Dem Anliegen mit der höchsten Priorität wenden sich Berater:in und Klient:in dann im weiteren Verlauf der Sitzung als Erstes zu. Die Priorisierungsliste sollte allerdings von beiden verwahrt werden (z. B. per Foto etc.).

Falls die Klient:in in der Folgesitzung von einer positiven Entwicklung beim priorisierten Anliegen berichtet, kann die Berater:in sich anhand der Aufzeichnung erkundigen, ob die positive Entwicklung auch Einfluss auf die anderen Anliegen habe.

Tipp

Es empfiehlt sich, die Klient:innen selbst handeln zu lassen. Bei den Klient:innen wird dadurch eine handlungsgestütze kognitive Suchhaltung induziert, was der affektiven Erregung entgegenwirkt und ein Empfinden von Selbstwirksamkeit mit sich bringt.

Intervention 19: »Ungeliebtes Kind«

Jenny Schwab

Ziel der Intervention

Eine Übung zur Versöhnung mit abgelehnten Persönlichkeitsanteilen mittels Selbstreflexion und Reframing sowie auch zur Herstellung von Allparteilichkeit und Neutralität bei Therapeut:innen gegenüber ihren Klient:innen.

Dauer der Intervention

Die Übung ist in zwei Teile gegliedert, von denen der erste ca. 10 Minuten, der zweite ca. 15–20 Minuten in Anspruch nimmt. Es sollte eine Nachbesprechung unbestimmter Dauer erfolgen.

Zielgruppe, Alter und Setting

Die Intervention kann mit Klient:innen ab dem Schulalter und in jedem höheren Alter durchgeführt werden.

Therapiephase

Die Methode kann zur Vertiefung von Prozessen genutzt werden, wenn die Klient:in beispielsweise Probleme in sozialen Kontexten bearbeiten möchte oder eigene Persönlichkeitsanteile abgelehnt werden.

Anlass, Themen und Symptome

Besonders zu empfehlen ist die Methode bei sozialen Problemen, Selbstabwertung und bei Therapeut:innen, die aufgrund einer Antipathie Probleme haben, die Allparteilichkeit zu wahren.

Benötigtes Material

Es werden Papier und Buntstifte benötigt. Bei der Durchführung der Methode in Gruppen ist es günstig, einen größeren Raum oder mehrere Räume zur Verfügung zu haben, damit alle Teilnehmer:innen in Ruhe arbeiten können.

Spezifische Hinweise für Therapierende

Die Durchführenden sollten sich gut vergewissern, dass die Instruktionen von den Klient:innen/Therapeut:innen gut verstanden wurden.

Spezifische Instruktionen für Klient:innen

Die explizite Einladung, Verständnisfragen zu stellen, ist meist günstig, weil oftmals nicht alle Aspekte des Übungsauftrags sofort verständlich werden.

Was es sonst noch zu bedenken gibt

Im Gruppen-Setting sollten Sie darauf achten, ggf. Untergruppen nach persönlichen Vorlieben zu bilden, weil dies einen Schutzraum ermöglicht und die Unterstützung in der Reframing-Phase dennoch gewährleistet wird.

Die Instruktionen für Teil 2 sollten Sie erst geben, wenn alle Übenden Teil 1 fertiggestellt haben. Die verfügbare Zeit sollte vorher angekündigt werden, da Übende bisweilen sonst in einen »Mal-Flow« geraten ;)

Durchführung der Technik

Die Durchführung erfolgt in zwei Phasen, was die Therapeut:in vorher ankündigt. Zunächst arbeitet jeder Übende für sich selbst.

Die Instruktion für den Teil 1 lautet in etwa wie folgt:

> »Nehmen Sie sich bitte ein paar (Bunt-)Stifte Ihrer Wahl und ca. 10 Minuten Zeit. Denken Sie an ein Kind, das Sie sehr unsympathisch finden. Wenn Sie jetzt einen Gedanken wie ›Ich mag alle Kinder‹, ›Das gibt es nicht‹ o. Ä. haben, möchte ich Sie bitten, sich ein Kind vorzustellen, dass sich anderen Kindern, Erwachsenen etc. gegenüber nicht akzeptabel verhält. Denken Sie hier an so viele Aspekte, wie Ihnen einfallen. Versuchen Sie bitte, alle Aspekte in einer Zeichnung unterzubringen und beschriften Sie diese Aspekte bitte jeweils auch einzeln. Zum Beispiel malen Sie eine Sprechblase mit ›Blabla‹ und beschriften an der Seite wie folgt: ›Das Kind lügt‹. Sie sollten für diesen ersten Aufgabenteil insgesamt ca. 10 Minuten benötigen.«

Teil 2 der Übung können Sie bspw. wie folgt instruieren:

»Betrachten Sie bitte Ihre Zeichnung und die dargestellten Eigenschaften noch mal eingehend und legen Sie bitte eine Tabelle mit vier Spalten an.

Listen Sie die negativ bewerteten Eigenschaften bitte in der ersten Spalte untereinander auf und lösen Sie nun die folgenden Aufgaben:

1) Sie sollen nun überlegen, aus welcher Situation heraus ein Kind lernt, die negativ bewerteten Eigenschaften zu zeigen. Versuchen Sie, sich vorzustellen, unter welchen Bedingungen ein Kind ein solches Verhalten gelernt hat. Wie war das Kind versorgt? Wie haben sich u. U. die Erwachsenen oder andere Kinder verhalten etc.? Schreiben Sie Ihre Ideen jeweils hinter den negativ bewerteten Aspekt und ergänzen Sie bitte die Bedürfnisse, die dieses Kind wohl eigentlich gehabt haben mag.
2) In Spalte 3 halten Sie bitte stichpunktartig fest, ob und wenn ja in welcher Situation Sie selbst auch schon einmal ähnliche Bedürfnisse hatten.
3) In der letzten Spalte sollen Sie die negativ bewertete Eigenschaft bitte ›reframen‹: Beim Reframing betrachtet man in dem vorliegenden Fall die hinter dem negativ bewerteten Verhalten liegenden Fähigkeiten und Ressourcen. Wenn ich z. B. ›Lügen‹ als Negativeigenschaft notiert habe, überlege ich mir, über welche gesellschaftlich positiv besetzten Fähigkeiten ein Kind verfügt, welches gut lügen kann – z. B. hat es viel Fantasie, kann erfundene Sachverhalte glaubwürdig vermitteln, weiß um Gebote und Verbote, versucht, sich selbst gut zu schützen etc. Versuchen Sie für jede negativ empfundene Eigenschaft möglichst viele ›Reframings‹ zu finden.«

Die Übung wirkt in der Regel bereits für sich, erfährt aber u. U. eine Vertiefung ihrer Wirkung, wenn sie in Gruppen durchgeführt und besprochen wird. Generell empfiehlt sich in jedem Setting eine Nachbesprechung.

Kontraindikationen

Diese Übung würde ich nicht mit Menschen durchführen, die unter einer dissoziativen Identitätsstörung leiden.

Tipp

Meine Empfehlung wäre immer, die Übung zunächst an sich selbst auszuprobieren.

Intervention 20: Mehrgenerationale Stuhlarbeit

Joachim Wenzel

Ziel der Intervention

Ziel ist es, eine Dekonstruktion bzw. Neukonstruktion des eigenen Bildes von der familiären Herkunft anzuregen. Dabei können etwa Delegationen und unsichtbare Familiendynamiken bewusst gemacht werden. So lassen sich bislang unverbundene Themen in einen größeren Zusammenhang stellen. Dabei sollen auch Ressourcen aus der mehrgenerationalen Betrachtung entdeckt und nutzbar gemacht werden sowie Schwieriges wie z. B. Bindungsbrüche mit Positivem in Verbindung gebracht werden. Dabei werden Normen und Werte aus den früheren Generationen bewusst gemacht und für die eigene Zielfindung genutzt.

Dauer der Intervention

75 Minuten im Einzel-Setting und 90 Minuten im Paar-Setting; pro Sitzung braucht es gut eine Stunde Zeit für einen Familienstrang mit 4 Personen (Klient:in, ein Elternteil und die dazugehörigen beiden Großeltern). So kann man bei einer einstündigen Sitzung (60 Minuten) max. einer Familienlinie nachgehen. (Eine lange Ankommenssequenz wie ausführliches Joining zu Beginn der Sitzung ist hier zeitlich nicht möglich.) Ggf. sollten für zwei Sitzungen jeweils 90 Minuten kontraktiert werden.

Im Paar-Setting lassen sich z. B. in zwei Sitzungen abwechselnd zwei bedeutsame Familienstränge bearbeiten: etwa Klient:in – Vater – Großvater und Klient:in – Mutter – Großmutter.

Zielgruppe, Alter und Setting

Die Methode ist im Erwachsenenalter, sowohl im Einzel-Setting als auch im Paar-Setting, durchführbar.

Therapiephase

Zielklärung, Vertiefung

Anlass, Themen und Symptome
Insbesondere bei Identitätsfragen, die mit mehrgenerationalen Thematiken im Zusammenhang stehen; aber auch bei Verunsicherungen in der eigenen Werteorientierung und bei möglichen Delegationen

Benötigtes Material
- 9 Stühle im Einzel-Setting, 10 Stühle im Paar-Setting
- Kreppband
- Metaplan-Karten
- Stift

Spezifische Hinweise für Therapierende
Der Raum sollte nicht zu klein sein, damit man auch mit etwas Abstand auf die Stühle schauen kann. Die Intervention sollte man in den vorigen Sitzungen vorbereiten, indem man sich der mehrgenerationalen Arbeit bereits annähert, etwa durch Genogrammarbeit.

Durchführung der Technik
- Zunächst klären, mit welchem Familienstrang begonnen wird: Mutter oder Vater-Seite?
- Beim Einrollen, anders als später in der Stuhlarbeit, spricht die Klient:in in der zweiten Person und beginnt mit: »Du bist XY (Vorname der jeweiligen Person), der gerade ... Jahre alt ist ...«
- Rollenwechsel immer bewusst vollziehen lassen und auf den Stühlen sitzend mit Zeit in die Rollen einfühlen lassen (kurze Pausen)
- Später auf den Stühlen sitzend spricht die Person aus der Ich-Perspektive: »Ich bin ...«

Nachfolgend ist als Beispiel ein Ablauf beschrieben, der mit der mütterlichen Familienlinie beginnt.

Stühle stellen
Die Klientin stellt als Erstes ihren eigenen Stuhl im Raum auf, sodass genug Platz ist, um dahinter die restliche Familie zu stellen (s. Abb. 10).

Danach stellt sie die Stühle für die gesamte Familie bis zu den Großeltern (im Einzelfall bis zu den Urgroßeltern, wenn es da Bezugspunkte gibt) hintereinander auf, also zuerst die Stühle beider (!)

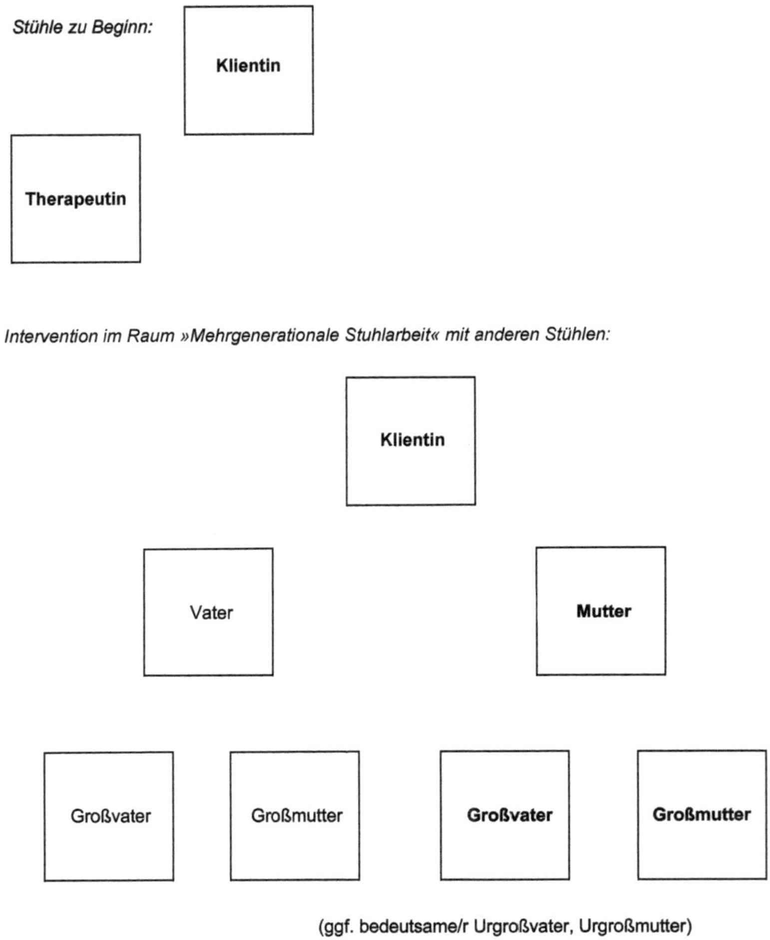

Abb. 10: »Mehrgenerationale Stuhlarbeit«

Eltern – das heißt, es wird jeweils die ganze Generation aufgestellt, dann die Generation der Großeltern. So wird das Genogramm im Raum sichtbar: Vorne ist der Stuhl der Klientin, dahinter die restliche Familie.

Einrollen

Die Klientin »rollt« die Personen ein. Sie beginnt mit ihrem eigenen Stuhl und geht dann von Generation zu Generation immer weiter nach hinten in die Vergangenheit.

Sie stellt sich hinter den jeweiligen Stuhl (zu Beginn auch hinter den eigenen), fasst die Stuhllehne an und spricht in der zweiten Person:

»Du, XY, bist …« (Eckdaten zur Biografie wie Alter, Beruf, aber auch wichtige Eigenschaften; nicht zu lange: ca. 1–2 Minuten, die Hauptarbeit kommt dann später auf dem Stuhl sitzend.)

Start der Stuhlarbeit

Danach beginnt die Klientin in der letzten aufgestellten Generation z. B. beim Großvater und setzt sich auf dessen Stuhl. Sie und fühlt sich kurz in diese Rolle ein. (kurze Pause).

Die Therapeutin leitet an:

> »Was ist dir wichtig im Leben? Worauf legst du wert? Welche Gefahren gibt es im Leben und wie sollte man ihnen begegnen? Was ist noch bedeutsam für dich?«

(Die Therapeutin achtet darauf, dass die Klientin in der »Ich-Form« bleibt.)

Am Ende lädt sie ein:

> »Stell dir vor: Deine Tochter/dein Sohn ist eine junge Frau/ein junger Mann, der ins Leben geht: Was gibst du ihm/ihr für ihr/sein Leben mit?«

Weitere Fragen, je nach Auftragsstellung und Thematik in der Familie

Danach setzt sich die Klientin auf den benachbarten Stuhl derselben Generation, z. B. ihres Großvater, wenn vorher die Großmutter dran war (aber nur von dieser Familienlinie).

Hier alles entsprechend wie oben.

Dann erfolgt die Stuhlarbeit mit der nächsten Generation.

Danach geht die Klientin eine Generation nach vorne: Sie setzt sich auf den Stuhl und fühlt sich kurz in diese Person ein (kurze Pause).

Die Therapeutin fragt nach der kurzen Pause als Erstes:

> »Was ist bei dir angekommen?«

Danach stellt die Therapeut:in die Fragen wie oben und leitet an:

»Was ist dir wichtig im Leben? Worauf legst du wert? Welche Gefahren gibt es im Leben, und wie sollte man ihnen begegnen? Was ist noch bedeutsam für dich?«

Am Ende lädt die Therapeut:in ein:

»Stell dir vor: Deine Tochter/dein Sohn ist eine junge Frau/ein junger Mann, der ins Leben geht: Was gibst du ihm/ihr für ihr/sein Leben mit?«

So geht es durch die Generationen ...

Stuhlarbeit auf dem eigenen Stuhl der Klient:in: Am Ende kommt die Klientin auf ihrem Stuhl vorne an und geht dort auch die Fragen durch. Hier noch mal Zeit nehmen und gerade auch bei nonverbalen Reaktionen der Klient:in nachfragen. Das BASK-Modell ist hier sehr hilfreich: auch Körpererleben abfragen, Kognition etc.

Sollte die Klient:in keine Kinder haben, wird die Frage etwas abgewandelt:

»Was würdest du Menschen heute für ihr Leben raten?« (Vielleicht gibt es z. B. Patenkinder.)

Bei kleinen Kindern kann man auch fiktiv fragen, was sie diesen mitgeben würden, wenn diese jetzt junge Erwachsene wären.

Außenperspektive einnehmen

Danach geht die Klient:in aus ihrem Familiensystem heraus und schaut es von außen an (das kann auch zwischendurch geschehen, wenn etwas mehr emotionale Distanzierung angezeigt ist):

Dabei mit Entfernungen spielen:

- Wo habe ich hier im Raum einen guten Abstand?
- Wo bekomme ich hier einen guten Überblick?
- Wie wirkt das Genogramm aus unterschiedlichen Perspektiven?

Lassen Sie die Klient:in überlegen, was sie von dem Ausgesprochenen behalten möchte, und lassen sie es auf Karten aufschreiben: Farbe (und ggf. Form) wählen lassen für jeweilige Karten (je eine Kartenart wählen lassen):

- Ressourcen aus Herkunft aufschreiben
- Aufschreiben, was an welche Person/Generation zurückgeben werden soll.

Die Klient:in gibt das danach an die Personen in Form der Kärtchen zurück (auf Stuhl legen). Die Klient:in wird angeleitet, beim Zurückgeben einen für sie passenden kurzen Satz dazu zu sagen.

Die Ressourcenkarten legt die Klient:in auf ihren eigenen Stuhl im Genogramm.

Das Ganze ist ggf. in der nächsten Stunde mit der anderen Familienlinie mütterlicher- bzw. väterlicherseits zu wiederholen.

Im Rahmen einer Paartherapie wird an dieser Stelle jeweils mit dem Partner/der Partnerin rückgekoppelt.

Abschluss auf Ausgangsstuhl

Am Ende nehmen Klient:in und Therapeut:in noch mal auf dem gewohnten Stuhl Platz, den sie zu Beginn eingenommen hatten. Das dient dazu, wieder Distanz zum Erlebten und einen Übergang in den Alltag zu schaffen, um gut aus der Sitzung herausgehen zu können.

Hier wird nicht weitergearbeitet, sondern wir nutzen z. B. Fragen/Themen für den Übergang:

- »Wie gehen Sie jetzt hier heraus?«
- »Brauchen Sie jetzt noch etwas zum Abschluss?«
- Geben Sie ggf. einen Ausblick für die nächste Stunde, wenn dann mit der anderen Familienlinie gearbeitet wird.
- Oder geben Sie einen Ausblick, wie sich das Erlebte künftig hilfreich nutzen lässt.

Intervention 21: Ein Tag als Tierfamilie – verzauberte Familie

Angelika Wörle-Gremler

Ziel der Intervention

Familienmitglieder durch Tierfiguren und deren Eigenschaften symbolisieren und positionieren oder malen; über die Sichtweise Einzelner zu Beziehungskonstellationen, Nähe und Distanz, Wünschen oder Konflikten ins Gespräch kommen; Dialog mit dem Kind und mit dem System steht in Fokus, weniger die Deutung; es besteht nicht der Anspruch einer Testdiagnostik, sondern es geht darum, Sichtweisen und kindliches Erleben innerhalb der Familie zu erfahren.

Dauer der Intervention

Die Intervention kann schon bei kleinen Kindern angewandt werden. Wenn die Tierfiguren gestellt werden, dauert es meistens ca. 10 Minuten. Wenn die Kinder malen, dauert es je nach Motivation und Konzentrationsfähigkeit unterschiedlich lange. Die Familie in Tieren zu malen kann auch Bestandteil von mehreren Therapiestunden sein.

Zielgruppe, Alter und Setting

Die Technik ist ab 4 Jahren bei guter kognitiver Entwicklung und symbolischem Verständnis anwendbar, eignet sich aber auch für Jugendliche, Erwachsene und Paare. Im Gruppen-Setting ist es wichtig zu beachten, dass die einzelnen Personen einen geschützten, unbeobachteten Raum beim Stellen oder Malen zur Verfügung haben. Der Austausch untereinander über die »Familie in Tieren« ist für die Familienmitglieder oft bedeutsam und aufschlussreich.

Therapiephase

Die Intervention ist gut einsetzbar in der Problemerfassung, auch zum Beziehungsaufbau. Sie können sie aber auch im Therapieverlauf als Ergänzung nutzen, zum Beispiel in Kombination mit Ressourcenfragen, Veränderungsfragen, zirkulären Fragen oder Zukunftsfragen.

Anlass, Themen und Symptome

Vielfältig einsetzbar; besonders gut bei Kindern im Vorschul- und Grundschulalter bei fast allen Symptomen; gut geeignet, um mit Eltern die Perspektive sowie die inneren Bilder und Vorstellungen ihrer Kinder auf die Familie zu thematisieren und Wunschvorstellungen zu erarbeiten.

Benötigtes Material

Stifte, Papier oder verschiedene Tierfiguren (Micro-Tiere oder Schleich-Tiere) aus unterschiedlichen Lebensbereichen und ein Brett, zum Beispiel Familienbrett.

Wenn Kinder bereits zeichnen können, ist die Arbeit noch intensiver, wenn sie die Tiere selbst zeichnen.

Spezifische Hinweise für Therapierende

Die Aufgabe lässt sich mit ressourcenorientierten Fragen kombinieren, z. B.: »Was kann das Tier gut, was gefällt dir daran?« Es soll jedoch darauf hingewiesen werden, dass die gezeichnete »Familie in Tieren« auch viele aufschlussreiche grafische Merkmale bietet, die Hinweise sein können und sich ins Gespräch einbringen lassen. Die Symbolisierung ermöglicht mehr Distanz und Humor bei der Thematisierung von Problemen, außerdem lässt sie Vieldeutigkeit und Ambivalenz zu, teilweise auch Widersprüchlichkeit. Sie bedarf der Kommunikation und des Dialogs und nicht der einseitigen Interpretation und Deutung. Die symbolische Verdichtung kann Situationen widerspiegeln, aber auch Wünsche oder Befürchtungen ausdrücken.

Die Therapeut:in sollte die Klient:innen vorsichtig im Symbolisierungsprozess unterstützen. Das Erzählen der Einführungsgeschichte ist wichtig, um die nötige »magische« Atmosphäre zu schaffen. Manchmal ist eine zusätzliche kleine Hilfestellung nötig, wie zum Beispiel der Satz: »Wenn ich in ein Tier verzaubert würde, dann hätte mich der Zauberer bestimmt in ein … verzaubert, weil ich ganz oft …«

Es ist wichtig, die Klient:innen zu befragen, welche Eigenschaften sie mit dem Tier und mit der Person verbinden. Danach kann die systemische Arbeit mit Wunschfragen und zirkulären Fragen vertieft werden. Zum Beispiel: »Wie geht es dem Esel dort so, wenn er allein steht und auf die anderen Tiere schaut?« oder »Der eine Teil der Familie steht auf der einen Seite, der andere Teil auf der anderen Seite, stehen die da ganz fest oder können die sich auch mal besuchen?«

oder »Der Flamingo scheint mir etwas unschlüssig zu sein, wo er gerne stehen würde, er muss so oft den Ort wechseln. Wo würde er denn am liebsten die meiste Zeit verbringen, und was würde ihm dort gut gefallen?«

Was es sonst noch zu bedenken gibt

Bei der symbolischen Arbeit werden Denken, Fühlen, bewusste Anteile, teilbewusste und auch unbewusste Anteile angesprochen und offenbart. Die Kontrollfunktionen sind reduziert. Die Vermischung von Situation, Wunsch und Befürchtungen stellt eine weitere Herausforderung dar.

Eltern denken häufig, dass Kinder bestimmte Erlebnisse oder Probleme nicht miterlebt haben, keine Erinnerung daran haben oder vor ihnen geschützt waren. In den Zeichnungen oder bei der Auswahl der Tiere bzw. im Gespräch erleben Eltern aber oft, dass die Kinder sehr wohl die Probleme und Erlebnisse mitbekommen haben. Somit kann die Intervention manchmal auch eine aufdeckende und konfrontative Dynamik entfalten und eine feinfühlige Begleitung erfordern. Die Arbeit erfordert auch eine indirekte Fragetechnik, da die Tiere die Stellvertreter:innen sind. Diese indirekte Fragetechnik ermöglicht weniger Rückzug und Abwehr.

Manche Kinder bevorzugen es, ihre Familie als Menschen zu malen oder aufzustellen.

Durchführung der Technik

Kommen Sie mit dem Kind oder der Gruppe über Tiere ins Gespräch (als Joining) – über Lieblingstiere oder Haustiere. Entsprechend der Interventionsstrategie erzählen Sie dann die Geschichte:

> »Ich erzählte dir jetzt eine Geschichte, es ist nur eine Geschichte, wie ein Märchen. Stell dir vor, du gehst wie immer abends ins Bett und schläfst gut ein. In der Nacht kommt ein Zauberer und verzaubert alle Mitglieder deiner Familie in Tiere. Am nächsten Morgen stehst du auf und siehst deine Familie als Tiere. Hier habe ich verschiedene Tiere, welche Tiere siehst du, wenn du aufstehst? Du kannst Sie hier aufstellen, gib jedem Tier einen Platz und vergiss dich nicht.« Oder »Du kannst sie hier aufmalen.«

Der Prozess, wie das Kind malt oder aufstellt, wird sehr vom einzelnen Kind abhängen. Manchmal wollen die Kinder schon beim Aufstellen erzählen und über Eigenschaften sprechen, manchmal erzählen sie am Ende, wer aus der Familie in welches Tier verwandelt wurde.

Für die Therapeut:in ist es wichtig, die Stimmung der Symbolisierung aufrechtzuhalten und gleichzeitig möglichst die Motivation für die Aufstellung zu erfahren, was die Kinder mit den Tieren verbinden.

Mögliche Fragen sind:

- »Das ist ja spannend, erzähl mir mal, was dieses Tier für Eigenschaften hat.«
- »Jetzt haben alle Tiere einen Platz gefunden. Schau dir an, wie sie stehen. Möchtest du noch etwas verändern? Was machen die denn da, wie fühlen sie sich, was denken sie? Geht es allen Tieren dort gut, wo sie stehen? Oder würde ein Tier gerne an einer anderen Stelle stehen?«
- »Sollen wir das einmal ausprobieren?«
- »Was denkt und fühlt denn jetzt Tier X, wenn Tier Y dort steht?«
- »Was machen denn die beiden Tiere dort gerne zusammen?«

In der ressourcenorientierten Arbeit könnte man fragen:

»Jetzt wollen wir mal schauen, welche tollen Fähigkeiten diese Tierfamilie alle hat und wie die sich alle zusammen unterstützen können.«

Kontraindikationen

Familiengeheimnisse, ungenügender Schutz und Vertrauen, Menschen mit Einschränkungen in den Symbolisierungsfähigkeiten; wenn Kinder nicht erzählen können, was sie mit den Tieren verbinden und man auf Deutung und Interpretation angewiesen ist

Tipp

Manchmal benötigen die Kinder Hilfe beim symbolischen Anreichern der Tiere mit Eigenschaften. Gefährliche Tiere können auch gute Eigenschaften haben. Zum Beispiel: »Du hast für deine Mutter einen Skorpion gewählt und für dich ein Krokodil.« Das sind beides Tiere, wo manche Menschen Angst davor haben. Das sind Tiere, die es schon vor ganz langer Zeit gab und die sich richtig gut wehren können, wenn sie bedroht werden, die haben gute Überlebensmechanismen. Hast du eine Idee, wie das ist, wenn die zusammen kuscheln wollen, was die dann machen?«

Manchmal stellen die Kinder die Tiere alle in einer Reihe auf, dann kann man vorsichtig darauf aufmerksam machen und ihnen sagen, dass die

Tiere keine Reihe bilden müssen, sondern sich wirklich einen Platz suchen können, der für sie geeignet ist.

Manchmal malen die Kinder die ganze Familie als das gleiche Tier. Auch dies können Sie vorsichtig hinterfragen.

Weitere Bemerkungen

Es ist möglich, dass die Kinder die Familie zu einem anderen Zeitpunkt anders darstellen würden. Es lohnt sich, die Aufstellung als Foto zu dokumentieren.

Manche Kinder begeben sich in einen Prozess und verändern das Aufstellungsbild mehrfach. Es ist lohnend, ein Bild vom spontanen Aufstellen zu machen und von dem »Wunschbild«, wo denn die Tiere am liebsten stehen würden?

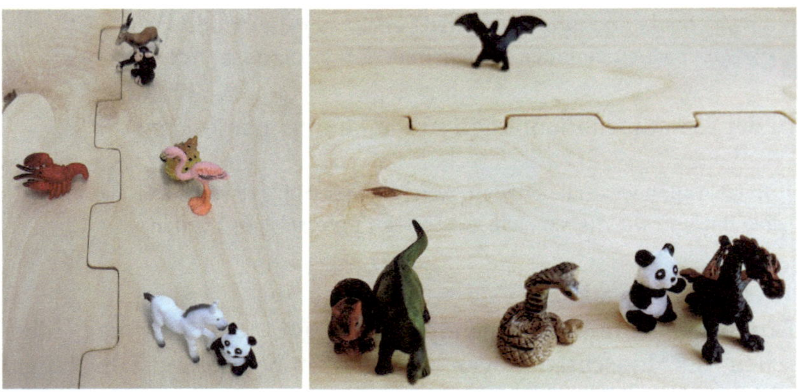

Abb. 11: Familie in Tieren

Literatur

Brem-Gräser, L. (1995): Familie in Tieren. München (Ernst Reinhardt).

Intervention 22: Interview mit dem Schutzengel

Ulf Klein

Ziel der Intervention
Massives Reframing zu einer positiv geprägten Sinnstiftung

Dauer der Intervention
Nach Bedarf und Gesprächsverlauf

Zielgruppe, Alter und Setting
Dieses Vorgehen eignet sich am besten für die Beratung/Therapie von Erwachsenen im Einzel-Setting.

Therapiephase
Nach der ausführlichen Klärung des Anliegens, insbesondere nach der Schilderung von belastenden Ereignissen

Anlass, Themen und Symptome
Wenn Klient:innen deutlich in problemorientierten Wahrnehmungs- und Denkmustern gefangen erscheinen

Benötigtes Material
Ein wenig Raum für ein Rollenspiel, ein weiterer Stuhl o. Ä.

Spezifische Hinweise für Therapierende
Sind Klient:innen mit dem Rollenspiel nicht vertraut, dann gilt es, sie vorsichtig mittels relationalen und zirkulären Fragen mit der fiktiven Perspektive ihres »Schutzengels« vertraut zu machen, bevor sie direkt in der Rolle als »ihr Schutzengel« angesprochen werden.

Durchführung der Technik
Im Sinne einer Externalisierung wird die Perspektive eines »persönlichen Schutzengels« im Gespräch oder per Rollenübernahme eingeführt. Die Perspektive des Schutzengels ist per definitionem eine grundsätzlich wohlwollend-schützende gegenüber der Klient:in. Setzt diese sich mit dieser Perspektive auseinander, so ist sie genötigt, zu

allen potenziellen Interventionen des »Schutzengels« eine positive Sinnstiftung zu konstruieren.

a) im Gespräch:

KLIENT:IN Alles hat damit begonnen, dass sich meine Frau von mir getrennt hat.

BERATER:IN Das war ein schlimmer Einschnitt für Sie. Lassen Sie uns mal annehmen, Ihr persönlicher Schutzengel hat damals eingegriffen und Ihre Frau veranlasst, sich von Ihnen zu trennen. Was könnte er sich dabei gedacht haben?

KLIENT:IN So ein Blödsinn. Mein Schutzengel? – Na ja, er könnte gedacht haben, dass ich meine Frau womöglich schlagen würde, da war ich ja auch immer kurz davor. Irgendwann wäre das doch noch passiert – so, wie die mich immer gereizt hat. Doch, möglicherweise hat er mich davor bewahrt.

b) als Rollenspiel:

BERATER:IN Sie haben ja wirklich schon viel im Leben mitgemacht. Und jetzt auch noch die Kündigung Ihrer Arbeitsstelle. Das ist alles nicht einfach. – Aber lassen Sie uns doch ein Experiment machen. Kennen Sie den Gedanken, dass wir alle einen Schutzengel haben, der für uns ganz persönlich zuständig ist, der auf uns aufpasst und manchmal sogar auf merkwürdige Weise in unser Leben eingreift?

KLIENT:IN Grundsätzlich ja, aber das ist ja so ein christlicher Kinderglaube.

BERATER:IN Nicht nur christlich und nicht nur für Kinder, es gibt auch Erwachsene, die daran glauben. Ich möchte Sie bitten, sich einfach nur für ein Experiment in die Rolle Ihres »Schutzengels« zu begeben. Wenn Sie sich einfach mal vorstellen, Sie hätten einen solchen »Schutzengel«, der wäre dann ja auch jetzt hier irgendwie bei uns dabei. Wo würde er sich denn jetzt hier aufhalten?

KLIENT:IN Na gut. Mein »Schutzengel«, der würde hier neben mir stehen.

BERATER:IN Gut. Dann stellen Sie sich doch bitte mal in diese Position Ihres Schutzengels.

KLIENT:IN (geht in diese Position)

BERATER:IN Schutzengel, du kennst deinen Schutzbefohlenen hier schon sein Leben lang. Kein einfaches Leben, oder?

SCHUTZENGEL Das kann man wohl sagen.

BERATER:IN Da gab es sicher ziemlich viel für dich zu tun?

SCHUTZENGEL Eigentlich schon.

BERATER:IN Und das, ohne dass er gemerkt hat, was du alles gemacht hast, um ihn vor dem Schlimmsten zu bewahren.

SCHUTZENGEL Wieso? Was meinen Sie, was ich gemacht hätte?

BERATER:IN Na ja, zum Beispiel die Kündigung jetzt. Da hast du doch sicher für gesorgt. Was hast du dir dabei gedacht?

SCHUTZENGEL Was soll ich mir dabei gedacht haben?

BERATER:IN Das würd ich gern von dir wissen. Wozu hast du seine Firma veranlasst, ihn zu kündigen?

SCHUTZENGEL Ich hab gesehen, wie er bei der Firma, mit dem Chef und den Kollegen kreuzunglücklich war. Er wäre doch noch depressiver geworden, als er eh schon war. Ich wollte dafür sorgen, dass er einen Neuanfang machen kann.

In diesem Sinne können Sie das Gespräch durch verschiedene Handlungsepisoden lenken und aus der Sichtweise eines »Schutzengels« neue Sinnstiftungen für negativ erlebte Erfahrungen der Klient:in erzeugen. Es wäre zu viel verlangt, dass die Klient:in sich diese neuen Sinnstiftungen zu eigen machen würde. Es sind aber immer von der Klient:in selbst erzeugte Alternativen zu ihren gewohnten Deutungsmustern, die dadurch infrage gestellt sind. Veränderung wird denkbar und möglich.

Kontraindikationen

Vorsicht bei als psychotisch diagnostizierten Personen.

Intervention 23: Mind full oder mindful? Gestärkt durch herausfordernde Zeiten

Hannah Lea Dykast

Ziel der Intervention

Stress- und Emotionsregulation; Selbstwahrnehmung und Selbstwertgefühl stärken; Aktivierung der eigenen Selbstheilungskräfte und Ressourcen; Identitätsentwicklung

Dauer der Intervention

20–30 Minuten

Zielgruppe, Alter und Setting

Für Kinder/Jugendliche ab 12 Jahren einzeln oder in Gruppen

Therapiephase

Anfang, Beziehungsaufbau, Vertiefung, Abschluss

Anlass, Themen und Symptome

Stressbedingte psychische und physische Symptome, Verhaltensauffälligkeiten, plötzlicher Leistungsabfall, Aufmerksamkeitsschwierigkeiten, Ängste, Aggressivität, Minderwertigkeitskomplexe, Ablösung, Identitätsentwicklung

Benötigtes Material

Bequeme Sitz- oder Liegemöglichkeit

Spezifische Hinweise für Therapierende

Jede:r kann diese Achtsamkeitsübung durchführen. Wichtig sind ein geschützter Rahmen und eine ruhige Stimme; im Sitzungsraum sind keine Mobiltelefone erlaubt (Flugmodus ideal, um etwaigen Störungen vorzubeugen).

Spezifische Instruktionen für Klient:innen

Bitte klären Sie zuerst transparent den Rahmen und laden zu einem Experiment ein, welches den gesamten Körper involviert (Embodiment).

»Nun würde ich dich/euch gerne zu einem Experiment einladen. Es braucht dich voll und ganz dabei, du brauchst nichts außer deinen Körper und deinen Atem. Bist du dabei?«

Durchführung der Technik

»Beginne, es dir bequem zu machen. Schau, dass du gut, ohne Anspannung, sitzen kannst. Setz dich auf einen Stuhl oder direkt auf den Boden. Halte deinen Rücken gerade, aber nicht angestrengt (andere Option: liegend). Such dir intuitiv deine jetzt stimmige Körperhaltung aus. Es gibt kein richtig oder falsch. Wenn du Unbehagen oder Spannungen in deinem Körper spürst, beurteile dies nicht, doch nimm es wahr. Beobachte, wie diese Empfindungen kommen und gehen. Leg deine Hände sanft in den Schoß oder auf deinen Brustkorb. Schließ deine Augen oder halte sie leicht geöffnet – *so, wie es dir im jetzigen Moment angenehm ist.* Lass zwei, drei Atemzüge deine Lungen füllen und leeren. Nimm wahr, wie sich dein Brustkorb hebt und senkt – dein Atem kommt und geht.

Nimm nun mehrere lange, ganz langsame, tiefe Atemzüge. Atme dabei tief in deinen Bauch ein und aus. Spür, wie sich dein Bauch hebt und senkt, sich ausdehnt und wieder zusammenzieht. Atme dabei durch deine Nase und oder deinen Mund. Spür den Kontakt deiner Füße auf dem Boden (in deinen Schuhen/Socken). Spür dabei weitere Punkte deines Körpers, die den Boden berühren. Wandere dabei Atemzug für Atemzug mit deiner Aufmerksamkeit deine Wirbelsäule nach oben (Rücken, Hinterkopf, Scheitelpunkt). Atme oben angekommen zwei, drei Mal tief ein und aus. Spür deine Aufrichtung: *Wie sitze/liege ich nun gerade in diesem Moment? Wie fühlt es sich an (angenehm, unangenehm, neutral, neu/bekannt ...)?* Lass ablenkende Gedanken bewusst kommen und gehen, wie Wolken, die an dir vorbeiziehen. Nimm einen tiefen Atemzug in deinen Bauch und spür nun, wie sich dein Sitzen/Liegen anfühlt? *Hat sich etwas verändert?* Dein Atem kommt und geht. *Wie bin ich nun da? Nicht nur physisch/körperlich, sondern innerlich/mental? Wie geht es mir in diesem Moment?* Lass dir hier einige Atemzüge Zeit. Es ist keine klare Antwort nötig. Dies versteht sich als Einladung. Vielleicht kommt nichts oder es ist verschwommen spürbar – das ist okay. *DU bist okay.*

(Pause)

Dein Atem kommt und geht. Fühl, wie sich dein Bauch beim Einatmen ausdehnt. Lass all die Anspannung in deinem Körper in die Tiefe sinken. In den Boden, den Stuhl. Gib der Schwerkraft komplett nach. Vielleicht in warmen Sand oder in eine duftende Sommerwiese, einen Winterwald. Ein

Ort deiner Imagination, wo du dich wohlfühlst. Atme bewusst drei Atemzüge an diesem Ort ein und aus. *Was kommt auf? Was begegnet dir?*

(Pause)

Dein Atem kommt und geht. Nehme nun die Geräusche deiner Umwelt wahr. *Was kann ich hören?* Das Rauschen deines Atems, wie ein Wellenschlag, der kommt und geht. Oder Geräusche im Raum um dich herum, an deinem ganz eigenen Ort in deiner Imagination. *Was kann ich hören? Vielleicht bemerkst du unbekannte Laute, die du zuvor nicht wahrgenommen hast?* Das ist okay. Dein Atem kommt und geht. Deine Gedanken kommen und ziehen.

(Pause)

Richte nun deine Aufmerksamkeit auf die Gerüche im Raum. Wie riecht es hier? Ist es ein angenehmer, unangenehmer, neutraler, Geruch? Kommen Erinnerungen oder Emotionen auf? Dein Atem kommt und geht. Was kann ich jetzt riechen? Neues, Altes ... Lass diesen Moment wirken, lass deinen Atem bewusst kommen und gehen. Spür, wie die Luft (Bezug auf Imaginationsraum, Wald, Wiese etc.) durch deine Nasenlöcher einströmt und wieder geht. Dein Atem kommt und geht. Erlaube dir im Hier und Jetzt zu riechen. Egal was kommt. Das ist okay. *DU bist okay.*

(Pause)

Richte nun deine Aufmerksamkeit auf die Körperteile, die keine Kleidung tragen (z. B. Hände, Gesicht, Hals). Lass dir bewusst Zeit, Atemzug für Atemzug deinen Körper wahrzunehmen. *Wie fühlt sich die Raumtemperatur auf deiner Haut an? Ist die Luft eher kühl/erfrischend, warm/angenehm oder neutral? Vielleicht spürst du einen Luftzug, der durch den Raum zieht?* Vielleicht spürst du auch nichts. Das ist okay. Erlaube dir, einfach das Nichts zu bemerken. Nimm wahr, wie vielleicht kein Gefühl lang anhält. Lass die Empfindungen im Moment okay sein, ohne sie zu werten. Das ist okay. *DU bist okay.*

(Pause)

Dein Atem kommt und geht. Gedanken kommen und ziehen. Lass nun mit jedem Ausatmen immer mehr Gewicht in den Boden sinken. Gib bewusst der Schwerkraft nach. Alles wird bleischwer. Mit jeder Ausatmung lässt du negative Gedanken und Emotionen in den Boden fließen. *Das lasse ich ab heute bewusst gehen! Das brauche ich nicht mehr!* Alles, was dir nicht guttut, darf nun in den Boden fließen. Es versickert in der Tiefe. Atme energetisch ein und kräftig über den Mund aus. Du kannst den Atem nun laut rauschen hören. Hebe mit der nächsten Einatmung deine Arme an den Seiten nach oben. *Das lade ich ab heute für mich ein! Das wünsche ich mir!* Atme aus und schüttel dabei deine Arme ab. Lass auch den restlichen Körper intuitiv deiner Bewegung folgen. *Was tut mir nun gut?* (3–4 × wiederholen, Bewegung einladen).

(individuell Raum für Bewegung geben)

Deine Bewegungen werden nun kleiner und langsamer. Finde einen angenehmen Stand und lasse deinen Körper zur Ruhe kommen. Spür die Wärme und Energie, die vielleicht aufsteigt. Dein Atem kommt und geht. Gedanken kommen und ziehen. Nimm abschließend nochmals deine Verbindung zum Boden wahr. *Wie stehe ich jetzt? Wie bin ich jetzt da?* Deine Aufmerksamkeit wandert nun Atemzug für Atemzug deine Wirbelsäule nach oben zum Scheitelpunkt. Mit jeder Ausatmung werden deine Gesichtszüge weich und schwer. Reib deine Hände ganz feste ineinander (Feuermetapher) und leg dir die heißen Handflächen auf dein Gesicht. Vielleicht kommt ein Lächeln in Dankbarkeit für diese Auszeit ganz allein für dich über deine Wangen. Beobachte wertfrei, was passiert. Dein Atem kommt und geht. *Ich bin okay, genauso, wie ich bin.*

(Pause)

Öffne nun langsam deine Augen. Erkunde den Raum neugierig und vielleicht schenkst du dir und anderen ein Lächeln und kommst zur gemeinsamen Runde zurück. Vielen Dank für deine Offenheit und dein Vertrauen in dieses kleine Experiment. Ich hoffe, es hat dir gutgetan.«

Tipp

Achten Sie auf einen geschützten Rahmen und auf einen ruhigen Tonfall. Lassen Sie sich gern Zeit für bewusste Pausen – auch wenn ggf. Unruhe oder längere Stille im Raum entsteht. Dies kann hilfreich für den weiteren Prozess sein.

Weitere Bemerkungen

Es ist keine Selbstverständlichkeit, die eigene Emotionswelt wahrnehmen zu lernen und mit ihr achtsam umzugehen. Denn erst durch den bewussten Umgang mit sich selbst können auch eigene Handlungen und Entscheidungen bewusster gesteuert und somit auch im sozialen Miteinander respektvoll wirken. Die Kinder und Jugendlichen lernen anhand dieser Achtsamkeitsintervention, ruhiger und präsenter zu werden sowie bewusst auf den eigenen Atem zu achten, um ihre Emotionen wahrzunehmen und zu regulieren.

Dabei gibt es keine richtigen oder falschen Empfindungen. Achtsamkeit ist somit eine wichtige Grundfertigkeit, um selbstbewusst in das Erwachsenenleben zu starten. Be present now!

Literatur

Brem-Gräser, L. (1995): Familie in Tieren. München (Ernst Reinhardt).
Seligman, M. (2012): Flourish – Wie Menschen aufblühen. Die Positive Psychologie des gelingenden Lebens. München (Kösel).

Intervention 24: Zukunftscollage

Jenny Schwab

Ziel der Intervention

Ziel dieser Übung ist es – durch die bildliche Darstellung der negativ besetzten Vergangenheit (oder Gegenwart) und der positiv imaginierten Zukunft, sowie durch die aktive Herausnahme der gemalten Stellvertreter:in aus der negativ besetzten Vergangenheit (oder Gegenwart) in die positiv besetzte Zukunft –, Hoffnung zu geben und das Selbstwirksamkeitsempfinden der Klient:in zu stärken.

Eine zusätzliche vertiefte Imagination der positiv gestalteten Zukunft kann die Wirkung der Intervention verstärken.

Dauer der Intervention

Die Übung ist in drei Teile gegliedert, welche ca. 10 Minuten bzw. ggf. auch ca. 15–20 Minuten oder länger in Anspruch nehmen.

Zielgruppe, Alter und Setting

Die Übung kann mit Klient:innen in jedem Alter ab dem Schulalter durchgeführt werden. Sie ist im Einzel-Setting und im Mehrpersonen-Setting anwendbar.

Therapiephase

Die Methode kann zur Vertiefung von Prozessen und beim Auftreten von Hoffnungslosigkeit oder Compliance-Mangel im Therapieverlauf genutzt werden. Auch ein Einsatz zur Perspektivfindung und zur Zielklärung am Beginn einer Therapie ist möglich.

Anlass, Themen und Symptome

Besonders zu empfehlen ist die Methode bei Hoffnungslosigkeit und mangelhaften Ideen für einen positiven Zukunftsentwurf oder bei zu starker Fokussierung auf die Vergangenheit.

Benötigtes Material

Papier (ggf. im Großformat), Bunt- oder Filzstifte bzw. andere Farben, Schere und Kleber; ggf. auch Zeitschriften mit Abbildungen bei Klient:innen, die nicht malen möchten.

Spezifische Hinweise für Therapierende

Die durchführenden Therapeut:innen sollten sich gut vergewissern, dass die Instruktionen von der Klient:in gut verstanden wurden und diese die Möglichkeit bekommt, sich auch emotional in die jeweiligen Bilder zu vertiefen – insbesondere beim Positiventwurf bzw. dem Übertrag des Stellvertreters in den Positiventwurf. Hier bieten sich u. U. weitere Methoden zur Verankerung der positiven Gefühle an. Auch verlangt die Methode häufig eine starke Zurückhaltung der Therapeut:in während des Malprozess. Natürlich sollte die Klient:in das Bild mit nach Hause nehmen. Achtung: Die Auseinandersetzung mit der positiv imaginierten Zukunft sollte einen längeren Zeitraum in Anspruch nehmen als das Erstellen des negativen Bildes der Vergangenheit oder Gegenwart. Es ist unbedingt erforderlich, dass alle Teile innerhalb einer Sitzung bearbeitet werden! Gegebenenfalls muss die Bearbeitungszeit verlängert werden; dies sollte vorher Berücksichtigung finden und kommuniziert werden.

Spezifische Instruktionen für Klient:innen

Die explizite Einladung, Verständnisfragen zu stellen, ist meist günstig, weil oftmals nicht alle Aspekte des Übungsauftrags sofort verständlich werden. Ansonsten sollten Sie die Bedürfnisse der Klient:in individuell stark berücksichtigen – seien es nun verbale Ermutigung, Stille oder andere Bedürfnisse.

Was es sonst noch zu bedenken gibt

Die Instruktionen für Teil 2 sollten Sie erst geben, wenn die Klient:in Teil 1 fertiggestellt hat. Die Zeit sollte vorher angekündigt werden, da bisweilen Übende in einen »Mal-Flow« geraten, was ausdrücklich gewünscht ist. Auch eine sanfte »Vorwarnung«, dass die Zeit bald vorbei ist, hat sich als hilfreich erwiesen und erleichtert der Klient:in den Ausstieg aus dem »Mal-Flow«.

Durchführung der Technik

Die Durchführung erfolgt in zwei bzw. drei Phasen, was ich vorher ankündige.

Die Instruktion für **Teil 1** lautet in etwa wie folgt (für Kinder entsprechend sprachlich angepasst):

»Denken Sie an sich selbst als Kind und alle damaligen Belastungen, denen Sie ausgesetzt waren.«

Fakultativ, wenn bzgl. der Gegenwart gearbeitet wird:

»Denken Sie an alles, was Sie gerade belastet und Ihre momentane Situation ausmacht.

Nehmen Sie sich bitte ein paar (Bunt-)Stifte Ihrer Wahl und ca. 10 Minuten Zeit.

Versuchen Sie nun, sich selbst mit all diesen Belastungen zu malen.«

Anmerkung für Therapierende: Dieser Teil der Selbstdarstellung dient als Stellvertreter:in, welcher später ausgeschnitten und in den Positiventwurf geklebt wird; dies wird der Klient:in aber zum jetzigen Zeitpunkt noch nicht mitgeteilt.

»Sie können auch ein Symbol für sich selbst wählen, wie z. B. ein bestimmtes Tier o. Ä. (bei Kindern, aber auch Jugendlichen und Erwachsenen kann es ggf. sinnvoll sein, zuvor die Übung ›Familie in Tieren‹ durchzuführen).

Generell dürfen Sie auch alle Belastungen symbolisch darstellen. Sie sollten für diesen ersten Aufgabenteil insgesamt ca. 10 Minuten benötigen. Ich werde Sie kurz vor Ablauf der Zeit informieren. Nach Fertigstellung Ihres Bildes werden wir dieses besprechen.«

Im Anschluss an die Fertigstellung des Bildes lässt sich die Therapeut:in das Bild erzählen und erfragt gezielt die Gefühle der Klient:in (Anm.: Hier sollte das Bild lediglich durch die Klient:in beschrieben werden, die Therapeut:in erfragt lediglich latent vertiefend; es findet noch keinerlei Intervention statt!). Auch sollten Sie hier *nicht* nach den körperlichen Empfindungen fragen; generell sollte man m. E. nicht tief elaborieren, sondern lediglich die Erläuterung der Klient:in verständnisvoll und wertschätzend ermöglichen und unterstützen.

Gegebenenfalls wird nach dieser Erarbeitung eine kurze Pause mit Bewegung und einem Glas Wasser angeboten/angeleitet, um der Klient:in die Möglichkeit zu geben, sich aus den negativen Emotionen zu lösen. Sie können auch die Materialien zunächst gezielt aufräumen, um noch einmal völlig »neu« in den zweiten Teil der Intervention zu starten.

Teil 2 der Übung können Sie bspw. wie folgt instruieren:

»Bitte nehmen Sie ein neues Blatt und stellen Sie sich vor, in einem Jahr (wahlweise auch ein angemessener anderer Zeitraum) hat sich wie durch ein Wunder in Ihrem Leben alles Erdenkliche positiv verändert ... (jede andere, sinnvoll erscheinende Variante der ›Wunderfrage‹ kann ebenso eingesetzt werden). Es geht Ihnen so richtig gut, und alles, was Sie zum Glücklichsein brauchen, findet sich in Ihrem Leben wieder. Wie sieht Ihre Situation, Ihr Umfeld etc. dann aus? Welche Aktivitäten bestimmen Ihren Alltag? Welche Ziele haben Sie erreicht? Gibt es vielleicht Menschen, mit denen Sie dieses Glück teilen (Anm.: und weitere unterstützende Fragen gleicher Art)?

Dieses Mal sollen Sie nur Ihr Umfeld und Ihre Situation malen, *nicht aber sich selbst* (Anm. für die Therapeut:in: Dies ist wichtig, damit der Stellvertreter später eingefügt werden kann!). Bleiben Sie vollständig in einem Positiventwurf und behalten Sie im Kopf: Sie dürfen *alles* Positive malen, das Sie sich wünschen! Egal, wie unerreichbar es gerade noch scheint. (Hier sollten Formulierungen an die Möglichkeiten der Klient:in angepasst werden.)

Nehmen Sie sich bitte ein paar (Bunt-)Stifte Ihrer Wahl und ca. 10 Minuten Zeit. Ich werde Sie kurz vor Ablauf der Zeit informieren. Nach Fertigstellung Ihres Bildes werden wir dieses gemeinsam besprechen.«

Bei der gemeinsamen Besprechung sollten Sie dieses Mal auch die körperliche Ebene, ggf. die Sinne und die Emotionen zu dem Positiventwurf der Zukunftssituation/des Zukunftsumfeldes vertiefend erfragen.

In **Teil 3** der Übung wird die Klient:in angeleitet, die Stellvertreter:in aus dem Negativbild auszuschneiden und in das neue Bild zu kleben. Manchmal ist es sinnvoll, die Klient:in noch ihre Gefühle schildern zu lassen, oftmals erscheint es jedoch auch günstig, die Intervention unkommentiert wirken zu lassen und nur noch positive Worte der Verabschiedung zu wählen. Dann sollte dieser kurze Abschied zu Beginn der Übung angekündigt werden.

Gegebenenfalls sind auch weiterführende Interventionen wie bspw. das Verbrennen der negativen Vergangenheit/Gegenwart, die Weiterentwicklung/Veränderung des Stellvertreters aufgrund der anderen »Umgebung« o. Ä. denkbar.

Kontraindikationen

Diese Übung würde ich nicht mit Menschen durchführen, die unter einer dissoziativen Identitätsstörung leiden oder suizidale Gedanken haben.

Intervention 25: Ich mache mir ein Bild von mir

Reinert B. Hanswille

Ziel der Intervention
Sich der eigenen Anteile bewusst werden; Gemeinsamkeiten und Unterschiede kennenlernen; Seiten beschreiben, die die Partner:innen voneinander kennen, und Seiten sowie Eigenschaften beschreiben, die die Partner:innen voneinander nicht kennen; Neugier wecken an der Partner:in – die man gut zu kennen glaubt

Dauer der Intervention
30 Minuten und mehr

Zielgruppe, Alter und Setting
Kinder und Jugendliche ab 10 Jahren, im Paar-Setting möglich, wenn die Beziehung stabil ist

Therapiephase
Anfangsphase und Vertiefung

Anlass, Themen und Symptome
Einführung und Anregung von Teilearbeit oder Arbeit mit Submodalitäten, Verflüssigung fester und stabiler Sichtweisen über sich selbst; starke Affekte oder Handlungen, die sich die Klienten nicht erklären können; Ideen entwickeln über ein selbstorganisiertes Innensystem

Benötigtes Material
DIN-A3-Papier, Wachsmalstifte

Spezifische Hinweise für Therapierende
Die Instruktion kann allgemein sein:

»Malen Sie bitte ein Bild von sich.«

Oder spezifischer:

»Malen Sie bitte ein Bild von sich, wie Sie sich fühlen und erleben in den Situationen, wenn Sie so wütend werden, wie Sie mir berichtet haben.«

Die Bilder an spezifische Situationen zu koppeln ist oft hilfreicher, weil dadurch der Fokus geschärft wird und die Vermeidung von nichtgewollten Anteilen nicht so stark ist.

Spezifische Instruktionen für Klient:innen

»Ich möchte dich (bzw. Sie) bitten, auf dem beiliegenden Papier ein Bild von dir zu malen. So, wie du dich siehst und erlebst, was dich ausmacht, was in dir ist etc. Nimm dir die Zeit, die du benötigst, um ein Bild von dir zu malen.«

Durchführung der Technik

Nachdem die Klient:innen instruiert sind, sollten sie ausreichend Zeit haben, das Bild zu malen. Die Therapeut:in beobachtet diesen Prozess – wo geht es schnell, wo kommt die Klient:in ins Nachdenken, wo zweifelt sie?

Danach beginnt die Besprechung des Bildes: Die Klient:in erzählt, wie es ihr ergangen ist und was sie auf welche Weise gerne ausdrücken will. Die Therapeut:in versucht, sie anzuregen, dass sie benennt, welche Gefühle entstehen, und achtet auf Formulierungen, die eine Substruktur vermuten lassen. Manche Klient:innen erzählen dann automatisch und direkt davon: »Das ist mein kleiner Teufel in mir« oder »Diese Brille steht für meine innere Oberlehrer:in« oder »Das ist mein innerer Nebel, der immer auftaucht, wenn ich mich ängstlich fühle« etc. In anderen Fällen muss die Therapeut:in vorsichtige Hinweise geben wie z. B. »An dieser Stelle haben Sie sehr kräftige Farben benutzt (oder: runde Symbole gemalt) – so, als wenn es etwas Besonderes in Ihnen wäre« oder »Ich weiß nicht, wie es Ihnen geht, wenn Sie sich Ihr Bild ansehen, dieser Ausschnitt sieht so aus, als wenn Sie ihn sehr schnell gemalt haben, die anderen sind mit mehr Aufmerksamkeit entstanden, und ich frage mich, ob Sie diesen Teil nicht so gerne mögen – was denken Sie dazu?« oder »Gehen Sie mit ihrer Aufmerksamkeit und Ihrem Gefühl doch einmal an diese Stelle mit dem kräftigen Rot: Wie fühlt sich das an, welche Gedanken und Worte kommen Ihnen dann?«.

Alle Hinweise werden nur vorsichtig angeboten, damit aus den benannten Gefühlen, Erinnerungen, Gedanken, Körperempfindungen ein Anteil entstehen kann, der sich dann weiter profilieren lässt. In dieser Phase kann es leicht geschehen, dass sich andere Anteile melden, um auch gesehen zu werden.

Ein erster Schritt für eine Teilearbeit ist dann getan.

Bei Paaren sollte die Therapeut:in die Klient:innen ermuntern, sich nicht gegenseitig abzulenken oder zu stören, damit beide Partner die Zeit bekommen, die sie benötigen, um ihr Bild zu erstellen.

Danach beginnt die Partner:in, die beginnen will, über ihr Bild zu sprechen. Zuerst erzählt die Klient:in, wie es ihr ergangen ist, und gibt eine Beschreibung des Bildes. Die Therapeut:in achtet darauf, ob sich aus den Beschreibungen Formulierungen anbieten, um einen Anteil zu konstruieren (»Das ist das Gefühl, was ich bekomme, wenn ich ärgerlich bin«). In dieser Phase sollten die Partner:innen nicht direkt miteinander sprechen. Die Therapeut:in führt ein Einzelinterview, die andere Partner:in beobachtet wohlwollend. Dabei geht es nicht darum, was die Partner:in über diesen Anteil denkt oder ob sie ihn gesehen hat, sondern um eine wohlwollende Betrachtung und Wertschätzung dieses Anteils, den die Partner:in zeigt. Diese Arbeitet erfordert viel gegenseitige Wertschätzung der Partner:innen. Sie kann aber sehr hilfreich sein, um die Kommunikation und das gegenseitige Verstehen zu verbessern.

Grundsätzlich ist es leichter, zuerst mit Anteilen zu beginnen, die die Klient:innen für sich schätzen, die ihnen bekannt sind und die sie akzeptieren. Erst danach richtet sich die Aufmerksamkeit auf Anteile, die für die Klient:innen vielleicht mit Scham, Unwohlsein oder Angst verbunden sind.

Kontraindikationen

Diese Übung ist für Klienten mit psychotischen Erfahrungen nicht geeignet; ebenso nicht für Paare, die hochstrittig oder im Trennungsprozess sind.

7 Interventionen, die sich vor allem für das Mehrpersonen-Setting eignen

Das Mehrpersonen-Setting ist für die systemische Kinder- und Jugendlichentherapie die Königsdisziplin. Wenn es in einem therapeutischen oder beraterischen Setting sinnvoll ist, mit allen oder möglichst vielen Familienmitgliedern zu arbeiten, dann in der Kinder- und Jugendlichentherapie. Die Familie ist hier in der Regel das bedeutsame System (das natürlich im Jugendalter an Bedeutung abnimmt). Aber es ist auch eine Kunst, im Familien-Setting zu arbeiten. Drei, vier, fünf oder mehr Personen gleichzeitig im Blick zu haben, sie anzuregen, neutral und allparteilich zu bleiben etc. ist eine große Kunst, die trainiert werden muss. Viele Techniken sind in diesem Setting sehr gut anzuwenden (Skulpturarbeit, Timeline-Arbeit, Reframing, Aufstellungen, Familienbrett, Rollenspiele, viele Fragetechniken, besonders zirkuläre Fragen etc.). Die Techniken, die wir in diesem Kapitel darstellen, erweitern den Kanon, wie man im Mehrpersonen-Setting systemisch arbeiten kann.

Intervention 26: Klötzchenskulptur im Mehrpersonen-Setting

Jochen Leucht

In Gedanken an Gisal Wnuk-Gette & Werner P. E. Wnuk

Ziel der Intervention
Diese Simultanaufstellung im Mehrpersonensystem mit Holzklötzchen hat das Ziel, die Beziehungsstrukturen mit deren Nähe- und Distanz-Phänomenen im System zu externalisieren.

Dauer der Intervention
90 Minuten im Mehrpersonen-Setting

Zielgruppe, Alter und Setting
Paar-, Familientherapie und Gruppen-Setting

Therapiephase
In allen Therapiephasen einsetzbar

Anlass, Themen und Symptome
In der Eingangsphase zur Erforschung des Familiensystems und als Element der Auftragsklärung; Initiierung von Metakommunikation im System zu Nähe-Distanz-Phänomenen; sehr empfehlenswert, wenn im System die Kommunikation entweder eingeführt oder wiederhergestellt werden soll

Benötigtes Material
Holzklötzchen (unifarben ohne Gesicht und alle gleich groß)

Spezifische Hinweise für Therapierende
Zentral ist, dass die Klient:innen nacheinander den anderen Systemmitgliedern die Bedeutung der Skulptur ohne Interpretation durch die Therapeut:innen vorstellen können. Nach dieser Phase gibt es Raum für Anmerkungen und Fragen der Systemmitglieder untereinander. Erst in der Abschlussphase des Gesprächs finden die Hypothesen der Therapeut:innen Einzug ins Gespräch.

Die Klötzchenskulptur im Mehrpersonen-Setting lädt zur Verflüssigung verfestigter Bilder der Systemmitglieder untereinander ein.

Was es sonst noch zu bedenken gibt

Wenn die Übung im Mehrpersonen-Setting gemacht wird (also mit mehr als 2 Personen), sollte Sie bedenken, dass jedes Familienmitglied zu jedem anderen Familienmitglied eine Klagemauer aufbaut. Bündnisse – wie z. B. die Eltern gemeinsam auf der einen Seite und auf der anderen Seite das Kind – sind nicht hilfreich. Ab 4 Personen wird die Technik zu kompliziert.

Durchführung der Technik

1) **Bridging:** Nach Joining und eventuellem Abfragen der Hausaufgaben erfolgt eine Überleitung:

»Wir möchten euch in euren Beziehungen zueinander noch besser kennenlernen. Dazu wollen wir nicht nur reden, sondern auch etwas tun – etwas, was die Beziehungen abbilden kann.«

2) **Instruktion:** Austeilen der Klötzchen mit dem Kommentar: »Das seid ihr ... (z. B.) vier« (je nach Anzahl der Personen, die das System bilden). Die Anweisung lautet:

»Jeder soll die Klötzchen so stellen, wie er sich und die anderen in Beziehung zueinander sieht.«

Bei Familien ggf. beim jüngsten Kind nachfragen:

»Was hast du verstanden? Was sollst du tun?«

Bauphase: Dabei ist darauf zu achten, dass niemand sich beim anderen einmischt. Falls sich jemand offensichtlich an anderen orientiert, geben Sie den Hinweis:

»Zuerst einmal jeder für sich. Wir werden es nachher ansehen.«

Werden Veränderungen vorgenommen, kann dies diagnostisch interessant sein. Erfahrungsgemäß werden die Klötzchen von Systemen mit großer Sicherheit und Schnelligkeit gestellt.

3) **Wer – ist – wer?** Wenn alle Skulpturen stehen, wird jeder Einzelne (bei Familien beginnend mit den Eltern, die Kinder dem Alter nach) aufgefordert zu erklären, welches Klötzchen wen darstellt. Währenddessen können Sie oder die Co-Berater:in die Klötzchen mit Namensetiketten versehen und für jede Person aus ihrer Perspektive die Konstellationen auf einem Foto festhalten.
4) **Interaktionsphase:** Die Systemmitglieder werden angewiesen, miteinander darüber zu sprechen, was ihnen auffällt, was unklar ist und was jemand vom anderen wissen möchte.
5) Die Berater:innen lehnen sich zurück:

»Ihr redet als System darüber. Wir hören zu.«

Die Interaktionsphase läuft meist nach einigen Minuten von selbst aus. Andernfalls wird nach etwa 10 Minuten abgebrochen.

6) **Interventionsphase:** Die Berater:innen greifen auf, was benannt wurde (Übereinstimmungen, Unterschiede), und spielen dies in das System zurück. Evtl. kann eine »Wunschskulptur« aufgestellt werden.

Kontraindikationen

Familien und Paare mit Hochkonfliktdynamiken

Intervention 27: Co-therapeutische Steuerungsregeln für die Arbeit im Mehrpersonen-Setting

Jochen Leucht

In Gedanken an Gisal Wnuk-Gette & Werner P. E. Wnuk

Ziel der Intervention

Die co-therapeutischen Steuerungsregeln sind als Intervention auf der Therapeut:innenachse zu verstehen. Ziel ist die Steigerung der Wirksamkeit von co-therapeutischer Arbeit

Dauer der Intervention

Durchgängig in allen Gesprächen für die gesamte Dauer

Zielgruppe, Alter und Setting

Die co-therapeutischen Steuerungsregeln sind ausgelegt für die gleichberechtigte Co-Arbeit auf Augenhöhe.

Therapiephase

Durchgängig im gesamten Therapie- und Beratungsprozess

Anlass, Themen und Symptome

Sehr empfehlenswert für die therapeutische Arbeit mit hochkonflikthaften Mehrpersonensystemen oder in der Gruppentherapie

Spezifische Hinweise für Therapierende

Vor jeder Sitzung 10 Minuten Zeit (mehr nicht) nehmen und gemeinsam wiederholen, was das Co-Therapeut:innenteam aneinander schätzt und was die beiden sich für die gemeinsame Arbeit vorgenommen haben.

Typischerweise beschränkt sich sowohl die Vor- als auch die Nachbereitung von Gesprächen in der Co-Therapie auf die Belange der Klient:innen. Wenn die Qualität der Co-Achse gleichsam einem lernenden System stetig wachsen soll, dann ist es unerlässlich, dass sich das Co-Team selbst zum Gegenstand der Betrachtung macht.

Durchführung der Technik

Die co-therapeutischen Steuerungsregeln:

1) Nach jeder Sitzung ca. 30 Minuten Zeit zur Auswertung der Zusammenarbeit:
   - Was hat mir gefallen an unserer Zusammenarbeit – an dem, was du gemacht hast, und an dem, was ich gearbeitet habe?
   - Was fand ich schwierig in der Zusammenarbeit – an dem, was ich gearbeitet habe, und an dem, was du gemacht hast?
2) Was nehmen wir uns an Veränderungen für die nächste Sitzung vor? (Was nehme ich mir vor, was nimmst du dir vor? – Jede:r und zusammen nur je ein Aspekt!)
3) Gleichgewichtigkeit: möglichst gleichgewichtig agieren, sich abwechseln in Aktion und Beobachtung des Systems
4) Wenn die eine Berater:in arbeitet, beobachtet die andere das Restsystem. Besonders für »Anfänger:innen« ist eine Aufteilung der Zuständigkeit für Personen erleichternd – sinnvoll ist z. B.: Der männliche Berater ist für die Männer im System und die Beraterin für die Frauen zuständig.
5) Absprachen über das weitere Vorgehen können beide Berater:innen ruhig vor der Familie treffen. Damit können wir Modell für die Familie sein.
6) Das Sequenz-Ende sollte eine Berater:in dem anderen signalisieren durch ein Wort (z. B. »so weit?«) oder einen Blick, sodass jeder weiß, wann er/sie »dran« ist.
7) Konflikt-Regel: Vor der gemeinsamen Co-Arbeit in einem System ist es wichtig, eine Regelung dafür zu besprechen, wenn es während der Arbeit zu einem Konflikt zwischen den Co-Berater:innen kommt (z. B. Pause, Sitzung unterbrechen etc. Wir fahren fort mit dem, der den ersten Vorschlag gemacht hat; wir folgen dem Vorschlag, der sich rational begründen lässt; wir folgen unserer Intuition, ...)
8) Unterstützung: Wenn »mein« Co »hängt«, unterstütze ich ihn/sie, so gut ich kann, damit er/sie gut weiterarbeiten kann.
9) Erfolg – Misserfolg: Beide Berater:innen sind gleichermaßen verantwortlich für die Arbeit. Es gibt also nicht eine gute und eine schlechte Co-Berater:in, es geht hier nicht darum, besser zu sein als der/die andere, sondern um den Versuch, beide Kompetenzen, so unterschiedlich sie auch sein mögen, zur Wirkung kommen zu lassen.

Kontraindikationen

Wenn die Co-Therapeut:innen in einen Konflikt verwickelt sind oder wenn die Co-Arbeit von vorneherein nicht auf Augenhöhe ausgelegt ist

> **Tipp**
>
> Wenn zwei Personen überlegen, miteinander in Co-Beratung zu arbeiten, sollten sie sich zunächst miteinander Zeit nehmen (30 Minuten) und sich die folgenden Fragen stellen und beantworten. Hier handelt es sich um die sogenannte »Null-Regel« (nach Gisal Wnuk-Gette und Werner P. E. Wnuk):
>
> 1) »Ich schätze an dir, dass du … Ich mag bei dir …«
> 2) »Was ist kritisch, was stelle ich mir schwierig vor, welche Ängste habe ich, wenn ich an unsere Zusammenarbeit denke?«
> 3) »Was wünsche ich mir von dir, was wünsche ich mir von mir?«

Intervention 28: Das Spielgespräch

Bernd Reiners

Ziel der Intervention

Das Spielgespräch hilft Klient:innen, innere Konflikte oder äußere Situationen zu visualisieren. In einem Dialog über das Gezeigte lassen sich zudem spielerisch Ideen zu anderen Sicht- oder Verhaltensweisen entwickeln.

Dauer der Intervention

Um eine kurze Situation zu zeigen, benötigt man mit Auf- und Abbau mindestens 15 Minuten. Will man Alternativen »erspielen«, benötigt man ca. die doppelte Zeit. Man sollte beachten, dass ein Gespräch über eine Situation mit dem Spielgespräch sehr viel länger dauert als ohne.

Zielgruppe, Alter und Setting

Entwickelt wurde das Spielgespräch von Martin Soltvedt für Jugendliche. Es ist aber auch für Kinder (ab ca. 5 Jahren) und Erwachsene geeignet. In der Regel zeigt eine Person ihre Sichtweise entweder im Einzel-Setting oder mit den anderen (z. B. den Eltern) als Zuschauer:innen.

Therapiephase

Es eignet sich in verschiedenen Phasen zur vertieften Auseinandersetzung mit bestimmten Situationen, Problemen oder Erfahrungen. Es kann beim Beziehungsaufbau helfen, bei der Zielklärung, zur Vertiefung und zum Abschluss (Ausblick auf die Zeit nach der Therapie).

Anlass, Themen und Symptome

Wenn im Gesprächsverlauf eine (innere oder äußere) Situation nicht verstanden wird und/oder besonders wesentlich für die Therapieziele erscheint, kann man das Spielgespräch spontan einsetzen. Besonders geeignet ist es, wenn durch die Visualisierung neue Perspektiven und Handlungsmöglichkeiten entwickelt werden sollen.

Benötigtes Material

Man benötigt mindestens 10 unterschiedliche Figuren (gerne Holzfiguren, aber auch Playmobil oder Spielfiguren von Halma o. Ä.), etwas Tape (alternativ ist auch ein großer Papierbogen mit Stiften möglich). Ein paar Bauklötze oder Puppenmöbel, Autos etc. können das Material gut ergänzen. Ebenso sind Gefühlsfiguren (Gesichter, die verschiedene Emotionen zeigen) eine gute Ergänzung.

Spezifische Hinweise für Therapierende

Es bietet sich an, das Material in einer kleinen Kiste oder im Schrank bereitstehen zu haben. Wenn man es erst holen muss, ist der »Zauber« der Situation oft schon vorbei.

Spezifische Instruktionen für Klient:innen

Es ist wichtig, eine konkrete Situation auszuwählen, die sich möglichst vorher im Gespräch ergeben hat. Bei kleineren Kindern oder Klient:innen, die Verständnisschwierigkeiten haben, kann es sinnvoll sein, z. B. das eigene Büro vorher auf der Bühne zu zeigen.

Was es sonst noch zu bedenken gibt

Wenn Eltern dem Spielgespräch eines Kindes zuschauen, sollte das Kind vorher unbedingt von den Eltern hören, dass es so erzählen darf, wie es selbst die Situation erinnert und empfunden hat.

Durchführung der Technik

Wenn der/die Klient:in das Spielgespräch noch nicht kennt, ist es sinnvoll, zunächst eine unverfängliche Situation zu zeigen. *(Always start and end with the good story.)* Dabei ist ähnlich vorzugehen wie bei einer »schwierigen« Situation (s. u.). Wenn dies geglückt ist, wird der Fokus wieder auf die ausgewählte (innere oder äußere) Situation gelenkt. Die Klient:in wählt die – sofort genannten – Figuren aus und stellt sie an den Rand. Sie kann später noch weitere Figuren hinzunehmen.

Wenn die Situation klar benannt ist, sollte die Klient:in aufgefordert werden, die Situation zu zeigen. Hierzu können Sie z. B. sagen:

> »Ich verstehe das leichter, wenn du mir das zeigst.«

Bei einer inneren Situation wird nur eine Umrandung für den »inneren Raum« mit Tape auf den Tisch geklebt. Bei einer Situation, die nachgestellt wird, wird mit Tape der Grundriss des Platzes (Wohnung, Zimmer mit Möbeln etc.) aufgeklebt. Anschließend werden die Figuren zu Beginn der Szene in den Grundriss platziert.

Die Klient:in soll nun den Hergang der Situation erzählen und dabei die Figuren entsprechend bewegen. So soll ein Gleichschritt zwischen Zeigen und Erzählen erreicht werden. Die Therapeut:in sollte dabei eine mithandelnde Position einnehmen, sich also durchaus über den Tisch beugen und Figuren bei Nachfragen selbst in die Hand nehmen. Durch Lob und Nachfragen nach Details etc. soll die Klient:in ermuntert werden, die Situation zunächst möglichst detailliert zu beschreiben. Hierbei sind offene W-Fragen sinnvoll.

Es kann wichtig sein, die Gefühlsintensität der Klient:in auf einem mittleren Niveau zu halten, also z. B. Distanzierung zu ermöglichen, wenn er/sie verschreckt reagiert. Ebenso kann es sinnvoll sein, die Gefühlsfiguren zu verwenden. Sie können näher an die agierenden Figuren – sie symbolisieren die Menschen, die in der Situation anwesend waren – herangestellt werden oder weiter weg – je nach Intensität des entsprechenden Gefühls. Wichtig ist, immer wieder den Bezug zwischen den Figuren und dem Alltag herzustellen.

Bis hierhin ist das Spielgespräch geeignet, um vergangene Situationen zu verstehen. Wenn es um eine Aufarbeitung oder mögliche Veränderung in zukünftigen ähnlichen Situationen geht, werden Veränderungstechniken eingeführt. Hierzu kann man fragen, was passiert wäre, wenn diese Figur, die die Therapeut:in dafür in die Hand nimmt, dies oder jenes getan hätte. So lassen sich Alternativen erspielen. Die Gefühlsfiguren können verschoben werden und es kann gefragt werden, was das verändert hätte, wenn das Gefühl nicht so stark oder stärker gewesen wäre. Ebenso kann die therapeutische Figur auftauchen und mit den Figuren auf der Bühne sprechen, Vorschläge machen etc. Manchmal ist es sinnvoll, den »klugen Justin« [Name d. Klient:in] einzuführen. Stellen Sie dazu einfach eine weitere Figur auf und fragen die Klient:in, welche Ideen diese wohl hätte, wenn sie die Szene so beobachtet. Wenn auf diesem Weg eine Lösung für das Problem gefunden wird, kann sie mit immer wieder neuen kleinen Varianten eingeübt werden.

Das Spielgespräch sollte nach Möglichkeit mit einem guten Bild auf der Bühne beendet werden. Wenn eine Lösung gefunden wurde, ist das in der Regel erreicht. Möglicherweise hilft es beim Darstellen einer sehr schwierigen Situation, die Szene ein paar Stunden vorzuspulen, sodass die Zeit gezeigt wird, als es wieder gut war. Zur Not kann auch eine ganz andere Situation gezeigt werden.

Dann wird das Gespräch auf der Bühne beendet. Die therapeutische Figur fasst das Erreichte wertschätzend zusammen und beschreibt die gute Arbeit, die geleistet wurde. Anschließend sagt die Therapeut:in etwas Ähnliches und bedankt sich bei der Klient:in für die Kooperation. Abschließend kann reflektiert werden, wie das Zeigen und Ausprobieren empfunden wurden, welche Erkenntnisse gewonnen wurden etc. Unbedingt sollte man mit der Klient:in überlegen, wem was wie gezeigt wird (s. u.). Zuletzt führt ein wenig Smalltalk das Kind zurück in den Alltag.

Wenn beim Zeigen einer kindlichen Geschichte die Eltern nicht mit im Raum waren, kann man ihnen eine Videoaufnahme des Gesprächs zeigen, das Gezeigte noch einmal nachstellen oder von dem Gezeigten erzählen. Dabei ist das emotionale Erleben ebenso wie das benötigte Vertrauen des Kindes bei den erstgenannten Varianten höher als bei den letztgenannten.

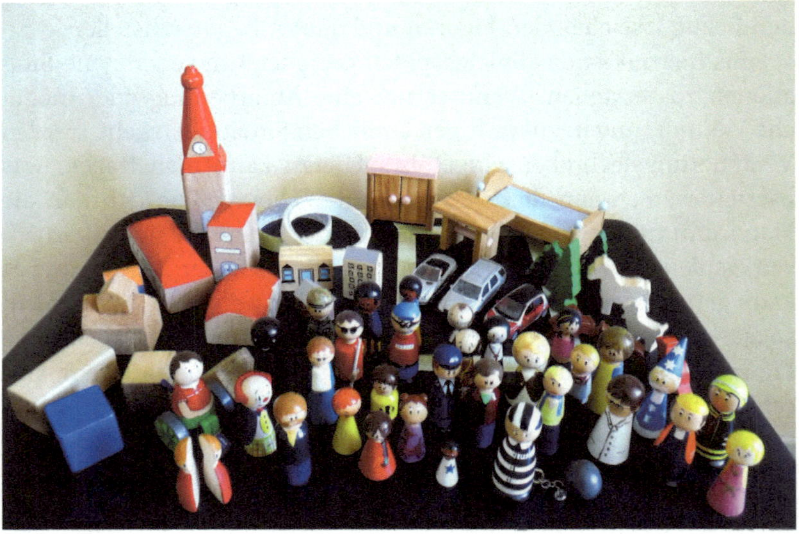

Abb. 12: Figuren für das Spielgespräch

Literatur

Reiners, B. (2019): Kinderorientierte Familientherapie. Göttingen (Vandenhoeck & Ruprecht), 2., kompl. überarb. Aufl.

Intervention 29: Geheime Aufgabe zwischen den Sitzungen

Bernd Reiners

Ziel der Intervention

Verflüssigen eines Problems – es wird deutlich, dass ein kindliches Problem von elterlichen Erwartungen und Verhalten beeinflusst werden kann. Häufig kann über das »Problem« auch gelacht werden.

Dauer der Intervention

Zum Erstellen der Aufgabe benötigt man ca. 5–10 Minuten. Zum Besprechen in der Folgesitzung benötigt man zwischen 10 und 45 Minuten, meistens 15–25 Minuten.

Zielgruppe, Alter und Setting

Besonders geeignet ist die Methode im Familien- oder Paar-Setting, auf jeden Fall im Mehrpersonen-Setting. Durchführbar ist sie, wenn alle Personen ein schönes Geheimnis bis zur nächsten Sitzung für sich behalten können, also bei Kindern in einem Alter ab ca. 7 oder 8 Jahren.

Therapiephase

Man kann die Aufgabe nach der ersten Sitzung auftragen, wenn die therapeutische Beziehung stabil ist und die Aufgabe nicht zu provokant gestaltet wird. Sie kann im Verlauf auch mehrmals ausgeführt werden oder auch bei einer späteren Sitzung zum ersten Mal. Der Zeitpunkt ist relativ frei wählbar.

Anlass, Themen und Symptome

Besonders geeignet ist sie bei Kindern, die als Problemträger:innen fungieren, aber auch in Paarbeziehungen. Meistens haben Kinder mit ausagierenden Symptomen daran mehr Freude als zurückgezogene Kinder, bei denen sie aber auch gut funktionieren kann. Sie hilft (Eltern), das Problem in seinem Kontextbezug zu reflektieren, und nimmt oft sehr viel Spannung aus einem Konflikt.

Spezifische Hinweise für Therapierende

Die Therapeut:in sollte zum einen eine Idee des zentralen Problems bekommen haben, zum anderen den Mut haben, die Klient:innen etwas herauszufordern (dazu muss die Beziehung »stimmen«). Sie sollte die Aufgabe als »Möglichkeit« vorschlagen, die vielen Menschen schon geholfen hat.

Spezifische Instruktionen für Klient:innen

Zunächst schlagen Sie die Aufgabe vor. Wenn alle (!) Klient:innen einverstanden sind, vergeben Sie sie. Dann bitten Sie darum, erst beim nächsten Mal das Geheimnis zu lüften, wann man sie durchgeführt hat.

Durchführung der Technik

Bei der Intervention handelt es sich um eine Aufgabe, die von den Klient:innen zwischen den Sitzungen ausgeführt werden soll. Gegen Ende einer Stunde wird sie von der Therapeut:in formuliert.

Dabei sollte ein zentrales Problem, in das im günstigsten Fall alle anwesenden Familienmitglieder verstrickt sind, für die Intervention ausgewählt werden. Zum Beispiel ist das Kind in manchen Situationen sehr stur und beschimpft seine Eltern, wenn diese etwas von ihm fordern, auf das es keine Lust hat (Beschreibung der Eltern). Das Kind hingegen stellt es so dar, dass die Eltern oft völlig überhöhte Forderungen stellen und überhaupt keine Geduld haben, wenn es diese nicht sofort erfüllt. Sie würden dann laut und völlig übertriebene Strafen androhen.

Die Aufgabe könnte nun darin bestehen, dass das Kind bis zur nächsten Sitzung einmal absichtlich – also auch, wenn es ganz anders reagieren könnte – stur ist und seine Eltern beschimpft. Dabei ist es aber sehr wichtig, dass es diese Situation möglichst so »spielt«, dass die Eltern nicht erkennen, dass es in diesem Fall Absicht ist. Bis zur nächsten Sitzung soll es den Eltern nicht verraten, wann dieses eine Mal gewesen ist. Ebenso können Sie die Eltern bitten, einmal absichtlich eine überhöhte Forderung zu stellen, absichtlich ungeduldig zu sein, zu schimpfen und mit übertriebenen Strafen zu drohen – auch wenn sie das kindliche Verhalten gar nicht so schlimm finden. Aber auch sie sollen dies möglichst »realistisch« tun, sodass das Kind nicht weiß, wann die absichtliche Situation ist – und auch sie sollen erst in der nächsten Sitzung eröffnen, welche Situation die absichtliche war.

Wenn Kind und Eltern mit der Aufgabe – bis zum nächsten Mal einmal absichtlich das »Symptom« zu zeigen, aber nicht zu verraten, wann dies geschieht – einverstanden sind, werden sie noch gefragt, ob sie glauben, dass sie die Aufgabe ausführen können. Die Eltern sollten dem Kind die Erlaubnis erteilen, einmal dieses Verhalten absichtlich zu zeigen (und den Zeitpunkt geheimhalten) zu dürfen.

In der Folgesitzung sollte nicht als Erstes die Auflösung erfolgen, ob die Aufgabe durchgeführt wurde oder nicht (darauf muss man manchmal bereits im Flur hinweisen, weil insbesondere die Kinder manchmal sehr darauf brennen, das Geheimnis zu lüften). Wenn das Geheimnis bereits gelüftet wurde, ist der weitere Verlauf nicht so spannend und hilfreich, aber die Durchführung ist trotzdem möglich.

Zunächst sollten Sie fragen, was z. B. die Eltern glauben, wann das Kind seine Aufgabe gemacht hat. Das Kind sollte darauf zunächst nicht antworten. Es wird exploriert, wie die Eltern darauf kommen etc. Zudem fragt man danach, wie sie die Beobachtung erlebt haben, was diese verändert hat etc. Häufig wird an dieser Stelle berichtet, dass sie sich bei jedem »Ausbruch« des Kindes gefragt haben, ob dies nun Absicht sei oder nicht – und man es dem Kind daher weniger übelgenommen hat bzw. generell durch die Beobachtungsaufgabe, die ja implizit gegeben wurde, anders reagiert habe und die ganze Sache mit mehr Humor betrachtet habe. Hier können Sie das Kind fragen, ob es dies gemerkt habe. Nicht selten zeigt sich eine gravierende Veränderung in den Bewertungen und Erwartungen, aber auch im konkreten Verhalten. Nicht selten ist das Problem für die Zeit der Aufgabe »verschwunden«. Erst wenn Verhalten und Bewertungen der Eltern »fertig« exploriert wurden, sollte das Kind »auflösen«, wann es das »Fehlverhalten« absichtlich gezeigt hat. Dabei ist es für den Erfolg der Aufgabe völlig unerheblich, ob die Eltern dies richtig eingeschätzt haben oder nicht. In der Regel aber freuen sie sich über ein Lob, wie gut sie doch ihr Kind kennen, wenn sie es richtig eingeschätzt haben.

Umgekehrt wird das Kind bezüglich der elterlichen Aufgabe befragt. Auch hier ist die Frage, wann sie dies getan haben, erst an zweiter Stelle zu bearbeiten. Zunächst kann erfragt werden, was es beim Kind verändert hat, dass es dieses absichtliche Schimpfen in unserem Beispiel erwartet hat etc.

Kontraindikationen

Natürlich ist bei dieser Aufgabe auch die ethische Komponente zu berücksichtigen. Man kann die Aufgabe nur bei ungefährlichem »Fehlverhalten« erteilen. Man würde z. B. keinem Vater sagen, er soll sein Kind einmal absichtlich schlagen, auch wenn er sich noch gut im Griff hat.

Tipp

Es ist hilfreich, die Geheimhaltung möglichst lange aufrechtzuerhalten. Insbesondere, wenn die Aufgabe nicht gemacht wurde, sollte dies die andere Partei zunächst nicht wissen. Das können Sie gerne bei Vergabe der Aufgabe dazusagen:

»Es wäre toll, wenn ihr alle die Aufgabe macht. Ihr solltet darüber aber nicht sprechen, auch nicht auf dem Weg hierher oder im Wartezimmer, selbst wenn ihr sie vergessen solltet.«

Intervention 30: Vom Problembild zum Lösungsbild

Sebastian Clavée

Ziel der Intervention
Externalisieren von Problem und Veränderung hin zu Lösungen; Sichtbarwerden von Veränderungsprozessen und Lösungen; kreative Zugänge aktivieren

Dauer der Intervention
In der Einzeltherapie mind. 50–60 Minuten; in der Arbeit mit Partner oder mit Familien mind. 90 Minuten

Zielgruppe, Alter und Setting
Für Kinder (ab 9 Jahren), Jugendliche und Erwachsene; die Intervention ist sowohl in der Einzeltherapie als auch in der Partnerarbeit und in der Arbeit mit Familien geeignet.

Therapiephase
Vertiefung von Zielklärung und Vertiefung von Sichtweisen auf Ziele

Anlass, Themen und Symptome
Umfangreich einsetzbar, nicht störungsspezifisch, hilfreich bei ausgeprägter »Notenge« und Fokussierung auf Symptome und Probleme zur Dezentrierung, Perspektivwechsel, Anregung von Ordnungs-Ordnungs-Übergängen.

Benötigtes Material
Papier (vorteilhaft ist Zeichenkarton), Farbe (Stifte oder flüssige Farben), Zeichenmaterialien (Bleistifte, Grafitstifte, Zeichenkohle), Transparentpapier/Architektenpapier in gleicher Größe wie das Ausgangsbild

Spezifische Hinweise für Therapierende
Die Auseinandersetzung mit »künstlerischen« Mitteln kann durch negative Vorerfahrungen Hemmungen bei Klient:innen auslösen. Die Therapeut:in sollte bei den Klient:innen (bzw. beim System)

einen kreativen Prozess anregen, Abgrenzung zum Kunstunterricht verdeutlichen und eine zusätzliche Ausdrucksmöglichkeit betonen. Beim Verändern des Ausgangsbildes auf dem Architektenpapier vorher eine Betrachtung des Werkes und damit eigene Resonanzen und Impulse verstärken.

Spezifische Instruktionen für Klient:innen

»Gehen Sie Ihren kreativen Impulsen nach, lösen Sie sich von dem Gedanken, ein Kunstwerk schaffen zu wollen. Lassen sie das Werk für sich sprechen, Sie brauchen nichts zu begründen oder erklären.«

Was es sonst noch zu bedenken gibt

Der Vorgang, ein Transparentpapier auf das Werk zu legen und dann das durchscheinende Werk zu verändern, sollte häufiger wiederholt werden. So legt man beim ersten Lösungsschritt wieder ein Transparentpapier auf das Bild und malt wieder ein weiteres Lösungsbild.

Wenn die Übung im Mehrpersonen-Setting durchgeführt wird, sollte jeder ein eigenes Ausgangsbild (Problembild) malen. Die Veränderungsimpulse auf dem Transparentpapier können dann von den anderen gemalt werden.

Durchführung der Technik

Die Therapeut:in lädt die Klient:in ein, sich mithilfe eines kreativen Gestaltungsprozesses Schritt für Schritt von einem Bild des Anliegens (Problems) einen Ausdruck für Lösungsbilder zu finden. Die Klient:in wird angeregt, Kontakt zu ihrem Anliegen (Problem) aufzunehmen, welches sie zur Therapie motiviert hat. Die Therapeut:in motiviert die Klient:in, hierzu einen bildnerischen Ausdruck zu gestalten. Mit Fragen nach passenden Formen und Farben, Fragen zu inneren Bildern, die entstehen, kann die Klient:in von der Therapeut:in unterstützt werden. Die Therapeut:in fordert die Klient:in auf, durch Malen oder Zeichnen eines Bildes sein Anliegen (Problem) zum Ausdruck zu bringen.

Nachdem die Klient:in das »Problembild« fertiggestellt hat, geht es um folgende Veränderungsbilder oder Lösungsbilder, die auf Transparentpapier gemalt oder gezeichnet werden. Die Klient:in legt ein passendes Transparentpapier über das »Problembild«. Die Therapeut:in regt die Klient:in an, ihr Werk zu betrachten, und fragt:

- »Welche Veränderungsimpulse nehmen Sie wahr?«
- »Welche Formen und Farben wollen sie aufgreifen?«
- »Was möchten sie auf dem Bild verändern oder weiterführen?«

Nach der Betrachtung wird die Klient:in aufgefordert, ihren Impulsen nachzugehen und diese gestalterisch auf dem Transparentpapier umzusetzen. Nach einer weiteren Gestaltungsphase kann man ein nächstes Transparentpapier auf das veränderte Werk legen. Wieder wird das Werk betrachtet und nach Veränderungsimpulsen weiter gestaltet. Dieser Prozess lässt sich je nach Prozess oder auch Sitzungszeit einige Male fortführen.

Abschließend kann man das Erleben, den Gestaltungsprozess und das Werk zum Austausch über Lösungserleben, Lösungsbilder und Lösungsschritte nutzen. Hier lässt sich der Prozess vom Ausgangswerk Schritt für Schritt durch Auflegen der einzelnen Transparente sichtbar machen und in der Reflexion nutzen. Zudem können wir Ausgangsbild und Abschlussbild in ihren Qualitäten nebeneinander betrachten und sie mit Gefühlen, Gedanken, Körpererleben und Handlungen in Verbindung bringen (BASK). Am Ende der Einheit kann man die Klient:in nach einem konkretem Schritt bis zur nächsten Sitzung befragen, mit dem sie ihrem Lösungsbild etwas näherkommt? Außerdem könnten Sie am Ende eine Beobachtungsaufgabe bis zur nächsten Sitzung mitgeben, bei der die Klient:in auf Momente und Situationen achtet, die ihrem Lösungsbild nah sind.

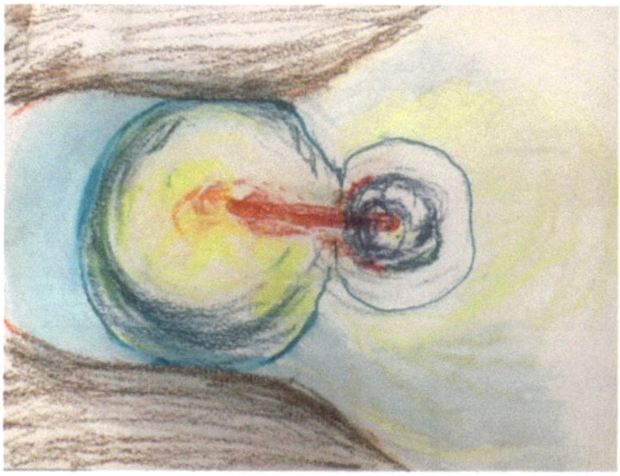

Abb. 13: Problembild

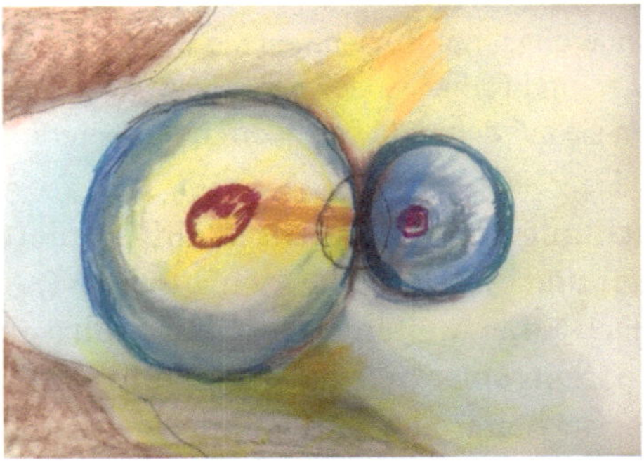

Abb. 14: Lösungsbild 1

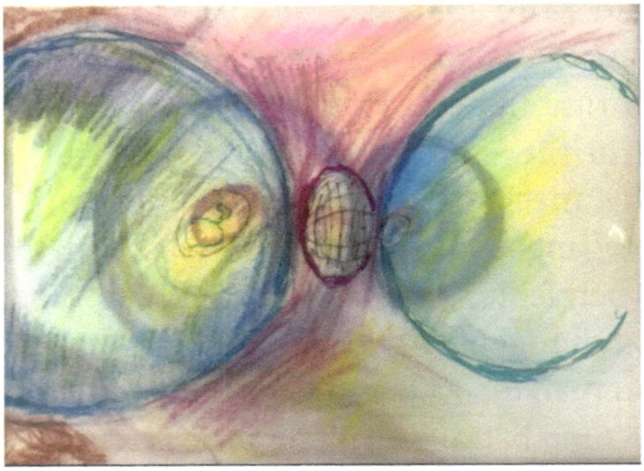

Abb. 15: Lösungsbild 2

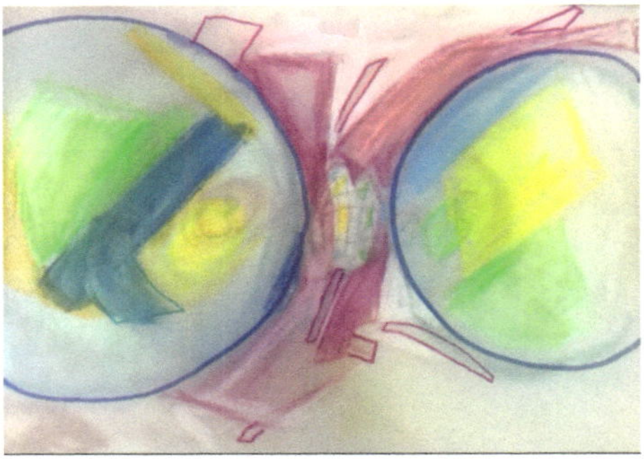

Abb. 16: Lösungsbild 3

Literatur

Eberhardt, H. u. P. J. Knill (2010): Lösungskunst – Lehrbuch der kunst- und ressourcenorientierten Arbeit. Göttingen (Vandenhoeck & Ruprecht).

Intervention 31: Zirkuläres Gestalten

Sebastian Clavée

Ziel der Intervention

Einen Blick für Neues öffnen, gegenseitiges Wahrnehmen und Verstehen anregen, Anregen und Erleben eines Perspektivwechsels; zudem wird ein innerer Dialog angeregt und eine Auseinandersetzung mit sich selbst und anderen gestärkt:

- gestalterische Kommunikationsform zwischen zwei oder mehreren Menschen; mit »künstlerischen Mitteln« (Stiften, Farben ...) als Träger der Kommunikation dienen
- eröffnet den Blick für Neues; kann klären, zu gegenseitigem Verständnis führen, neue Perspektiven ermöglichen und ungewöhnliche Zusammenhänge sichtbar werden lassen.

Dauer der Intervention

Mindestens 50–60 Minuten, je nach Anzahl der Familienmitglieder oder Größe der Gruppe länger

Zielgruppe, Alter und Setting

Die Übung lässt sich zwischen zwei oder mehreren Menschen durchführen und ist daher sowohl in der Partnerarbeit als auch in der Arbeit mit Familien und Gruppen geeignet.

Therapiephase

Die Übung lässt sich gut zum Anfang oder auch zur Vertiefung in der Therapie einsetzen. Im Einzel-Setting und in der Gruppe ist sie auch zum Beziehungsaufbau geeignet.

Anlass, Themen und Symptome

Zur Anregung von Perspektivwechsel und Förderung der Wahrnehmung von Neuem, Förderung und Erweiterung von Interaktion, zwischenmenschlicher Beziehungsgestaltung und gegenseitigem Verständnis; man kann je nach Anleitung der Übung offen oder zu einem Thema, Anliegen oder einer Frage in einen Austausch gehen. Am Anfang einer Therapie kann zirkuläres Gestalten zwischen Therapeut:in und Patient:in eine therapeutische Beziehung aufbauen oder stärken.

Benötigtes Material

Beim zirkulären Gestalten dienen künstlerische Mittel als Träger der Kommunikation. So lässt sich die Übung auch mit beliebigen künstlerischen Mitteln umsetzen – beispielsweise mit Stiften/Farben auf Papier. Hier empfiehlt sich: Zeichenkarton im Format DIN A3 und Farben, z. B. Buntstifte oder Aquarellfarben.

Spezifische Hinweise für Therapierende

Die Therapeut:in sollte versuchen, die Klient:innen in einen Schaffensprozess zu begleiten. Dabei kann es hilfreich sein, den Fokus auf die zusätzliche Ausdrucksmöglichkeit zu lenken. Bei Widerstand und Erwartungsängsten in Bezug auf künstlerische Medien sollte man sich von den Aspekten des Schulunterrichts und einer bewertenden Werkbetrachtung distanzieren und die Nähe zur spielerischen Seite des Vorgehens betonen. Beim zirkulären Gestalten geht es um die Kommunikation über das Werk – so ist es erwünscht, beim Wechsel der Werkstücke direkt am Werk des anderen weiter zu gestalten. Dies sollte den Klient:innen vorab bewusst sein. Den Raum sollten Sie vorher mit dem benötigten Material vorbereiten, sodass die Teilnehmenden direkt in ein Schaffensprozess einsteigen können.

Spezifische Instruktionen für Klient:innen

»Gestalten (malen, plastizieren, …) Sie ganz frei ohne Bewertung, versuchen Sie, eventuelle bewertende Erfahrungen des Kunstunterrichts auszublenden und wie in einem freien Spiel ohne richtig oder falsch den Stift, Pinsel, … etwas ausdrücken zu lassen.«

Was es sonst noch zu bedenken gibt

Wird die Übung in der Gruppe oder Familie mit mehr als zwei Personen durchgeführt, sollte jeder an dem Werk des anderen gestalten können. Hier kann zum Beispiel das Werk von Person zu Person kreisen oder so lange getauscht werden, bis jeder an allen Werken mitgestaltet hat. Eine weitere Möglichkeit ist es, den Dialog zwischen seinem Werk und den anderen Teilnehmer:innen zu intensivieren.

Hierbei sollte die Autor:in des Ausgangswerkes nach jeder weiteren Gestaltung durch einen anderen sein Werk zur Fortführung zurückerhalten. Somit kann die Autor:in direkt Einfluss auf die Gestaltung des anderen nehmen und gibt dies im Anschluss an den oder die Nächste weiter.

Durchführung der Technik

Die Therapeut:in lädt dazu ein, durch das Gestalten eines Werkes, über ein Bild oder eine Skulptur miteinander ins Gespräch zu kommen. Um den Dialog zu beginnen, sollten die Teilnehmenden ein Ausgangswerk malen/plastizieren. Sie können dies entweder ganz frei oder zu einem Anliegen bzw. einer Frage tun. Hierzu bekommen sie je nach Setting ungefähr 15 Minuten Zeit. Nach der Fertigstellung des Ausgangswerkes werden die Werke getauscht. Ein Betrachten der Werke wird angeregt. Durch begleitende Fragen nach Resonanzen (»Was spricht Sie an? Wie spricht es an? Was löst es aus?«) aus dem Werk unterstützt die Therapeut:in die Betrachtung. Im Anschluss lädt sie dazu ein, Impulse und Anregungen aus der Betrachtung aufnehmen und das Werk zu verändern (je nach Größe der Gruppe 3–10 Minuten). Danach kann das Werk zum Nächsten gegeben werden, der dies wiederum betrachtet und verändert. Dieser Prozess

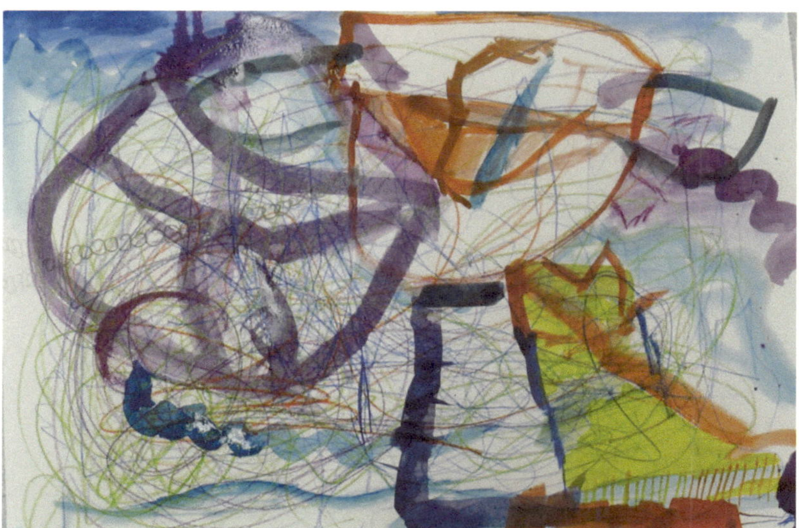

Abb. 17: Zirkulär gestaltetes Bild (Familientherapie)

sollte so lange weiter fortgeführt werden, bis alle am Werk ihre Sichtweisen eingebracht haben. Zuletzt wird das Werk an die Autor:in zurückgegeben. Die Autor:in kann abschließend noch einmal ihr Werk bearbeiten.

> **Tipp**
> Stellen Sie sich für die kreative Arbeit eine kleine Auswahl an ansprechenden Materialien zusammen. Die Materialien haben einen unterschiedlichen Aufforderungscharakter und eigene Wirkungen. Neben Zeichenkarton ist zum Beispiel eine Auswahl von flüssigen Farben (Acryl und Aquarell) und Buntstiften, Ölkreiden, Pastellkreiden sinnvoll. Zum plastischen Gestalten bietet sich Ton an.

Literatur

Janschek-Schlesinger, R. (2020): Praxisbuch Dialogisches Gestalten – Kommunizieren mit künstlerischen Mitteln. Bern (Hogrefe).

Intervention 32: Seilübung – Raum schaffen für das System

Bernd Brass

Ziel der Intervention

Ziel der Intervention ist es, einen Raum zu schaffen, in dem sich das System verorten kann. Jede Person, die zum System gehört, wird sichtbar. Ressourcen werden benannt und sichtbar gemacht, sie werden im System verankert und verortet. Belastungen, die im System sind und getragen werden, erhalten ebenso Raum, sie werden nicht geleugnet. Sie werden ebenso sichtbar gemacht, verankert und verortet. Das Seil wird genutzt, um die Kraft der Beziehungen und Bindung im System erlebbar zu machen. Die Komplexität des Systems wird visualisiert, und die tragende Kraft des Seiles macht deutlich, wie jedes Mitglied des Systems einen wichtigen Beitrag leistet und die Energie, die jeder einbringt, dazu führt, dass die Beziehungen und die Bindung das System tragen und jedes Systemmitglied sich getragen fühlen kann.

Dauer der Intervention

Wird die Übung in einer Familie mit 4 oder 5 Personen durchgeführt, werden zwischen 60 und 90 Minuten benötigt, je nach dem Alter der Kinder. Bei jüngeren Kindern, die eher malen und gestalten wollen und bei denen sich auch die Besprechung anders gestaltet, muss man dafür Zeit einräumen. Andererseits kann bei Familien mit älteren Kindern der Gesprächsanteil zur Gestaltung und Erklärung des Raumes komplexer, intensiver und länger werden.

Zielgruppe, Alter und Setting

Die Übung bietet sich für die Arbeit mit Familien an. Dabei sollten wenigstens zwei Eltern und ein Kind beteiligt sein. Ab dem Grundschulalter, also ab ca. 6 Jahren, können die Kinder sich gut beteiligen. Nehmen mehrere Kinder teil, ist es auch möglich, kleinere Kinder einzubeziehen, indem man sie sich symbolisch im Raum verorten und später das Seil mittragen lässt.

Therapiephase

Die Übung lässt sich in verschiedenen Phasen gut einbringen. Bereits zu Beginn kann man alle wichtigen Aspekte, die bearbeitet werden sollen, beschreiben und das Grundverständnis der Ressourcenorientierung prägnant vermitteln. Je nach Entwicklung des Beratungsprozesses kann auch die Therapeut:in mit am Seil »arbeiten« – als diejenige, die von den Eltern zur Unterstützung eingeladen ist. Vertiefungen, Reflexionen des bereits Erreichten und Klarheit darüber, was noch zum Abschluss hin nicht erreicht wurde, sind gut darstellbar.

Anlass, Themen und Symptome

Komplexe Störungen der Systemdynamik, Kommunikationsstörungen, Beziehungsstörungen, Bindungsstörungen, schwere Themen und Belastungen, die benannt werden sollten; Ressourcensammlung, Zugehörigkeit, Ebenbürtigkeit im System, bezogen sein, Individuation, Beziehung und Bindung

Benötigtes Material

Ein ausreichend langes und dickes Seil, welches den Raum des Systems umfassen kann. Es soll ein angemessen großer Raum in der Mitte entstehen, der Gestaltungmöglichkeiten bietet. Wenn es viele Systemmitglieder sind und/oder viele Themen – auch Ressourcen, zu erwarten sind, muss das gestaltbar sein. Gegebenenfalls muss man das Seil auch verlängern. Das Seil darf aber auch nicht zu lang sein, damit bei kleineren Systemen der tragende Moment in der Arbeit mit dem Seil erlebbar wird. Der Innenraum kann gestaltet werden mit darstellenden Elementen wie Figuren, Klötzen, Blättern, Tüchern; außerdem können Sie noch zusätzliche Seile als Abgrenzungen sowie Symbole und auch Naturmaterialien hinzunehmen. Es sollten auch Moderationskarten und Stifte zur Verfügung stehen, um Themen und Schlagwörter, aber auch Ressourcen zu beschreiben. Je nachdem, wie offen die Systemmitglieder sind, können sie auch Bilder malen und gestalten. Das ist vor allem bei Kindern sinnvoll. Die Umsetzung der Übung kann mit aufwendigem, aber üblichen Therapiematerial erfolgen, es reicht aber auch, wenn neben dem Seil Moderationskarten zur Verfügung stehen, die die Verortung von Personen und Themen ermöglichen. Das heißt, auch einfaches Material reicht aus. Der Raum sollte so sein, dass in einem Stuhlkreis, in dem das System sitzt, das Seil ausgelegt werden kann. Zum Abschluss der Übung sollte der Platz ausreichen, dass alle Beteiligten stehend die Hände an das Seil nehmen können und sich behutsam nach hinten legen, um sich vom Seil tragen zu lassen. Dazu ist es erforderlich, dass alle die Stühle zurückschieben können.

Spezifische Hinweise für Therapierende

Die Übung kann zu Beginn einer Therapie die aktuelle Situation erfassen – mit Blick auf Ressourcen und Belastungen. Sie kann auch dazu dienen, die Situation des Systems umfänglich zu erfassen. Dann kann sie in zwei bis drei Sitzungen hintereinander ausgearbeitet werden. Das entstehende Bild muss dann jeweils nach Rücksprache mit den Beteiligten fotografiert werden. Die Therapeut:in muss das verwendete und genutzte Material aufbewahren und wieder zur Verfügung stellen. Die Familie kann dann »ihr Bild« wiederherstellen. Es können Fragen nach der zwischenzeitlichen Entwicklung mit eingebracht werden. Wenn das »Bild der Familie« umfänglicher und in einem längeren Prozess erarbeitet wird, bietet es sich an, im auswertenden Gespräch die sichtbar gewordenen Ressourcen in Beziehung zu den sichtbar gewordenen Belastungen zu setzen. Sie können den Blick darauf richten, welche Themen und Fragen offen sind und welche möglichen Reaktionen und Antworten durch den Blick auf die Ressourcen bereits sichtbar geworden sind. Bei einer intensiven Form der Übung sind auswertend reflektierende Gespräche mit den Familienmitgliedern (*Reflecting Team* mit der Familie) über die Selbsteinschätzungen der einzelnen Familienmitglieder möglich. Dabei ergeben sich vielfältige Perspektiven für die Familie, die noch nicht zum Ausdruck gebracht worden sind.

Was es sonst noch zu bedenken gibt

Wenn die Übung angeleitet wird, erfolgt dies in Schritten, die man dem System nicht im Vorhinein verdeutlichen muss. Zunächst bekommt das System durch das ausgelegte Seil und die Anleitung den Raum geboten. Der Raum kann dann gestaltet werden, mit allen Personen, Ressourcen und den Themen und Belastungen. Die Verbindung zu schaffen, die Kraft der Beziehung und Bindung durch das Ergreifen des Seiles erlebbar zu machen wird erst als Folgeschritt angeleitet. Das bietet die Möglichkeit zu beobachten, wer das Seil ergreift und ergreifen will, wer es nicht tun will, wer nur eine Hand an das Seil führt oder welche Form der Verbindung oder der Distanzierung, vielleicht auch Verweigerung dargestellt wird. Darauf muss die Therapeut:in sich einstellen und entsprechend spontan reagieren. Diese überraschende Wendung, das Seil zu nehmen als Symbol für die Kraft der Beziehungen im System, kann sehr emotional sein, sehr kraftvoll, macht aber ggf. auch schonungslos deutlich, was noch offen und ungelöst ist.

Es kommt vor allem in Gruppen und Arbeitssystemen häufiger vor, dass es Varianten der Verbindung und Beteiligung gibt. In Familiensystemen ergreifen die Teilnehmenden das Seil meist spontan und gerne, um die Kraft zu spüren.

Die Übung kann auch im gesamten Ablauf dargestellt werden, damit alle sich von vorneherein orientieren können und sich vollkommen sicher fühlen, wenn es dafür möglicherweise Gründe gibt, dies absichern zu müssen.

Durchführung der Technik

»Ich möchte Sie einladen, ein aktuelles Bild Ihrer Familie in den Raum zu bringen. Hier finden Sie verschiedene Materialien, die Sie dazu nutzen können. Alle Beiträge und Perspektiven, die dargestellt und eingebracht werden, sind ebenbürtig und gleichwertig bedeutsam. Es geht um die Vielfalt der Perspektiven und Sichtweisen. Wenn Sie den Raum im Inneren des Seiles als den Raum sehen, der Ihrer Familie zur Verfügung steht, haben Sie nun Zeit, diesen zu gestalten.

Finden Sie zunächst eine Figur (ein Symbol) für sich und finden Sie dann einen Platz in diesem Raum. Nehmen Sie sich Zeit und achten auf die Bewegungen der anderen. Was wollen Sie verändern?«

Kurze Auswertung des Bildes. Wem geht es gut? Gibt es Überraschendes?

Weitere Schritte dienen nun dazu, Ressourcen, Eigenheiten und Belastungen in den Raum zu bringen. Hierzu können Moderationskarten in verschiedenen Farben, etwa Grün (Ressourcen), Gelb (Eigenheiten) oder Rot (Belastungen) genutzt werden. Sie können auch andere darstellerische Materialien nutzen wie z. B. Bildkarten, Naturmaterialien, gemalte Bilder, weitere Symbole, Figuren, Bauklötze etc. Die Anweisung lautet:

Ressourcen (grün):

»Wenn Sie sich (du dir) nun zunächst 10 Minuten Zeit nehmen und notieren/darstellen, welche besonderen Ressourcen und Fähigkeiten Sie (du) in die Familie einbringen.«

Eigenarten (gelb):

»Wenn Sie sich (du dir) nun zunächst 10 Minuten Zeit nehmen, darüber nachzudenken und notieren, welche besonderen Eigenarten Sie (du) haben, von denen Sie (du) wissen, dass sie die Situation in der Familie gelegentlich stören.«

Belastungen (rot):

»Wenn Sie sich (du dir) nun 10 Minuten Zeit nehmen und prägnant die Punkte beschreiben oder darstellen, die für Sie (dich) eine Belastung bedeuten, bei der Sie (du) sich unbedingte Veränderung wünschen bzw. die unbedingt besprochen und bearbeitet werden müssen.

Betrachten Sie nun alle Elemente, die zu Ihrer Familie dazugehören. Alle verschiedenen Perspektiven, alle Ressourcen und die Belastungen und Themen, die noch bearbeitet und besprochen werden müssen. Stehen Sie dazu auf und gehen Sie um das Seil herum, sodass Sie alles wahrnehmen können.

Jetzt möchte ich Sie/dich/euch bitten, dass jeder das Seil ergreift und ihr euch durch das Seil miteinander verbindet. Hebt das Seil hoch und schaut euch an. Hebt es auch über all die Dinge, die auf dem Boden liegen. Spürt nach, wie es sich anfühlt, in Verbindung zu sein, mit und trotz allem, was zu euch als Familie gehört. Bringt das Seil auf Spannung und spürt die Energie, die es hat und ob es euch trägt. Wenn du (Sie) nicht am Seil bleiben kannst, folge deiner inneren Stimme. Alles ist möglich, was zu dir (Ihnen) passt und was stimmig ist.«

Auswertung

Werten Sie die Übung in einer anschließenden Runde im Gespräch mit der Familie im Sitzen aus – erfragen Sie zunächst die emotionalen und körperlichen Reaktionen der Arbeit am Seil. Gehen Sie danach auf die Gedanken zu dem entstandenen Bild ein.

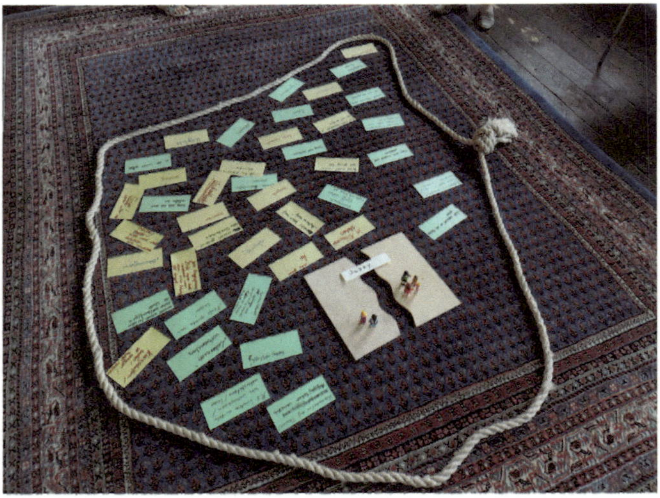

Abb. 18: Pflegefamilie mit 10-jährigem Pflegekind und 13-jährigem eigenen Kind. Das Herkunftssystem des Pflegekindes ist mit in das Bild integriert und über eine Brücke erreichbar, die den Namen des Pflegekindes trägt und nur von diesem genutzt wird.

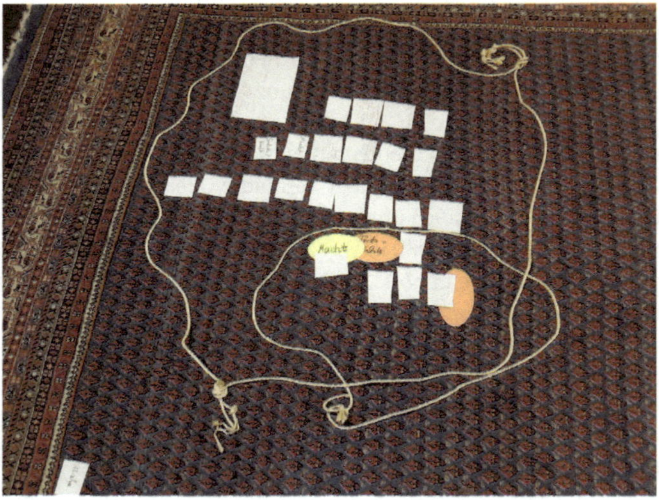

Abb. 19: Familie mit Tochter (15) und Sohn (17). Die Tochter zeigt einen Mutismus, extreme Selbstverletzungen und Suizidalität. Sie arbeitet am Innen des Bildes mit, verweigert aber, das Seil mitzutragen, und zeigt eine sehr emotionale Reaktion, als sie dazu aufgefordert wird. So wird deutlich, in welchem Ausmaß die Bindung und Beziehungen belastet sind.

Intervention 33: Rang und Reihe

Bernd Brass

Ziel der Intervention

Das Ziel der Intervention ist es, eine Szene aus der Biografie eines Systems so zu inszenieren, dass es in verdichteter Form in das Bewusstsein aller Systemmitglieder gelangt, dass sie den Eintritt in das System und die Dauer der Zugehörigkeit sehen und würdigen sollten. Das kann hilfreich sein, wenn in Familien jüngere Kinder – häufig durch symptomatisches Verhalten – die Prozesse in den Familien dominieren und sich die Kommunikation des Systems so entwickelt, dass sie weitgehend um diese Symptome kreist. Die Perspektiven erweitern sich, Geschichten und Ressourcen lassen sich beschreiben. Alle kommen wieder zu Wort und werden in ihrer besonderen Bedeutung für das System gesehen. Die Biografie kann bis in die Gegenwart beschrieben werden, und wahlweise kann ebenso ein Blick in die Zukunft erfolgen. Besondere Verluste durch Trennung oder Tod lassen sich auf diese Weise in Szene setzen und werden besprechbar. Beziehung, Bindung und Zugehörigkeit werden positiv erlebbar. Eine Verortung und Verankerung der Einzelnen im System kann wahrgenommen werden und gibt Sicherheit.

Dauer der Intervention

Die Intervention kann je nach Größe des Systems bis zu 45 Minuten dauern. Die Anzahl der Systemmitglieder und die Anzahl der Anwesenden ist dabei entscheidend. Bei 5–6 Familienmitgliedern ist die o. g. Zeit in etwa passend, um jedem ausreichend Raum zu geben. Sollten besondere Themen wie Verlust durch Tod thematisiert werden, kann mehr Zeit erforderlich sein.

Zielgruppe, Alter und Setting

Sie können die Übung mit Familien durchführen. Kinder können auch bereits im Alter von 5–6 Jahren in die szenische Arbeit integriert werden und davon profitieren. Dabei benötigen sie achtsame Begleitung. Den reflektierenden narrativen Teil des Prozesses können beteiligte Kinder erst ab dem 7. Lebensjahr und darüber hinaus angemessen nutzen. Die Übung lässt sich auch mit großen Systemen durchführen. Es ist möglich, diese in der aufsuchenden Familienberatung/Therapie einzusetzen und ebenso in ausreichend großen Praxis- und Beratungsräumen.

In abgewandelter Form ist eine Umsetzung auch in der Arbeit mit anderen Systemen wie Teams und Organisationen möglich.

Therapiephase

Die Intervention eignet sich, um Themen zu vertiefen, die mit den o. g. Aspekten zu tun haben. Sie vertieft und festigt auch das Arbeitsbündnis und die Bedeutung, die jedes Systemmitglied für das Gelingen des Prozesses hat.

Anlass, Themen und Symptome

Komplexe Störungen der Systemdynamik, Kommunikationsstörungen, Beziehungsstörungen, Bindungsstörungen, Verluste im System durch Trennung und Tod; Ressourcensammlung, Zugehörigkeit, Ebenbürtigkeit im System, bezogen sein, Individuation, Beziehung und Bindung, Zukunftsschritte, Umgang mit positiver Entwicklung und Ablösung aus dem System

Benötigtes Material

In der aufsuchenden Arbeit benötigt es keine Vorbereitung durch die Berater:in/Therapeut:in. In der Praxis oder Beratungsstelle sollten ausreichend Sitzgelegenheiten zur Verfügung stehen. Der jeweilige Flurbereich muss die Möglichkeit bieten, sich dort zu versammeln. In einer Wohnung können bei offener Tür auch Räume wie z. B. die Küche einbezogen werden. In der Praxis oder Beratungsstelle muss es möglich sein, für die Dauer der Übung mit offener Tür zu arbeiten, ohne andere zu stören und ohne die Vertrautheit des Settings zu gefährden. Es besteht auch die Möglichkeit, in einem ausreichend großen Raum in einer Beratungsstelle oder Praxis durch verschiedene Teppiche oder Seile einen Raum zu symbolisieren und die Systemmitglieder dann nacheinander zum Eintritt in den Raum aufzufordern – dazu sind entsprechende Vorbereitungen nötig.

Spezifische Hinweise für Therapierende

Die Berater:in bewegt sich während der Übung mal im Wohnzimmer/Beratungsraum, mal im Flurbereich und sorgt jeweils dafür, dass vom Flur aus der freie Platz des Systems im Beratungsraum von jedem gesehen werden kann und wird. Sie sorgt dafür, dass die Systemmitglieder einzeln und individuell eintreten und Platz nehmen können. Sie achtet darauf, dass die Veränderung des Bildes jeweils beschrieben wird und dass möglichst alle aus der Perspektive des Flures die Veränderung sehen und wahrnehmen. Es bietet sich an, dass sich die Systemmitglieder im »Uhrzeigersinn« nacheinander und nebeneinander platzieren, wie sie in der Reihenfolge in das System eingetreten sind. Darauf muss die Berater:in aber nicht bestehen, wenn es sich aus Gründen, die sich im Prozess zeigen, anders ergibt.

Spezifische Instruktionen für Klient:innen

»Darf ich Sie zu einem Experiment einladen? Das wird uns ermöglichen zu beobachten, wie die Familie so zusammengewachsen ist, wie sie jetzt ist, und es ermöglicht auch den Jüngeren, etwas zu beobachten, was vor ihrer Zeit lag. Dürfen wir dazu neben dem Wohnzimmer auch andere Räume der Wohnung, vor allem den Flur, nutzen? Bitte beobachten Sie, wie sich das Bild der Familie entwickelt, welche Gedanken Ihnen kommen und welche Gefühle Sie wahrnehmen.«

Was es sonst noch zu bedenken gibt

Es ist zu beachten, dass die Familie in dem Raum, in dem üblicherweise die Arbeit in diesem Setting stattfindet, ausreichend Platz für jedes der Systemmitglieder hat – wobei man hier mit den Gegebenheiten umgehen muss, wie sie sind. Wenn diese sehr begrenzt sind, lässt sich auch das in der szenischen Arbeit prägnanter empfinden als im Alltag, was bereits einen Erkenntniszuwachs mit sich bringen kann. Es gibt Familien, die keinen Raum haben, der ausreichend groß ist, dass dort alle zusammentreffen können, oder in denen nicht genügend Stühle für alle vorhanden sind. Das kann dazu führen, dass die Menschen sehr nah beieinander sind, dass es sich eng anfühlt in der Familie, dass es manchmal zu eng wirkt. Daraus können sich spezielle Formen der Beziehungsorganisation in den Familien ergeben, die für die Familien so stimmig sind, oder auch solche, die für Störungen auslösend sind. Die Berater:in muss mit den gegebenen Bedingungen achtsam und respektvoll umgehen.

Durchführung der Technik

Wenn die Familie zu diesem Experiment eingeladen wurde und sich bereit erklärt hat, gehen wir wie folgt vor:

> »Wir wollen eine Reise in die Geschichte der Familie machen und sichtbar machen, wie die Familie entstanden ist, wie sie zusammengewachsen ist und so geworden ist, wie sie jetzt ist. Wer gehört dazu, wer hat welchen Platz? Wer kam zuerst dazu, wer kam danach? Wen haben wir verloren oder wer ist weit weg? Wen vermissen wir? Wo gibt es Unklarheiten und Unordnung in den Beziehungen, und wem macht das etwas aus? Wir können auch in die Zukunft blicken und nachspüren, wie es sich anfühlen wird, wenn wir uns voneinander lösen werden?
>
> Darf ich Sie/euch bitten, einmal aufzustehen und alle in den Flur zu gehen. Kann nun bitte jeder einmal in den Raum schauen, in dem sich üblicherweise das Familienleben abspielt. Jetzt ist der Raum leer. So war es einmal. Die Familie hat begonnen zu existieren und zu wachsen – dadurch, dass Sie sich als Eltern gefunden haben. Dementsprechend hätte ich gerne, dass Sie sich zuerst im Raum einfinden und sich zueinander setzen – so, dass es Ihrem Gefühl vom Beginn Ihrer Beziehung entspricht.«

Beispielhaft können die folgenden Fragen gestellt werden, um über die Zeit zu sprechen:

> »Wie ist es für Sie, sich mit dieser Zeit als Paar noch einmal zu verbinden? Welche Gedanken und Gefühle kommen Ihnen? Können Sie sich an die Zeit ohne Ihre Kinder erinnern? Wer hat die Initiative ergriffen, die Familie zu begründen? Gibt es interessante und spaßige Geschichten, die damit verbunden sind? Welche Ressourcen sind in der Geschichte verborgen, welche Belastungen und Schwierigkeiten wurden auch bereits früh deutlich? Was sollten die Kinder wissen, was wissen sie bereits, und wissen alle das Gleiche?«

Sie können je nach dem Verlauf des Beratungsprozesses bis hierhin weitere und spezifische Fragen stellen.

Wenn die Eltern sich platziert haben und über die verschiedenen Fragen gesprochen worden ist, wendet sich die Berater:in an die im Flur Wartenden – in etwa mit den folgenden Anregungen und Fragen:

»Bitte erlaubt euch einen Blick in den Raum. Nehmt wahr, wie eure Eltern dort beieinandersitzen.

Wie wirkt die Szene auf dich? Welche Gedanken und Gefühle kommen? Ist das vorstellbar, dass die beiden ein Leben vor dem Familienleben hatten? Was davon weißt du schon, was war dir neu, was hat dich überrascht? Gibt es Fragen, die du stellen willst?«

Sie können auch hier jeweils zum Prozess der bisherigen Beratung des Systems passende, spezifische weitere Fragen formulieren.

Dann geht die Therapeut:in wieder zurück und fragt die Eltern im Raum, ob sie etwas Interessantes gehört haben.

Wenn über diese Fragen gesprochen wurde, kommt der Moment, in dem das erste Kind aus dem Flur in den Raum der Eltern gehen kann und dort Platz nimmt. Es kann sich dabei platzieren, wo es sich richtig fühlt. Hier kann die Anregung sinnvoll sein, neben den Eltern Platz zu nehmen und wie im »Uhrzeigersinn« eine Reihe zu bilden, um akzentuiert den Eintritt in das System zu symbolisieren und den Platz des ersten und ältesten Kindes einzunehmen.

Im Anschluss daran wird das erste Kind befragt, in etwa:

»Wie geht es dir? Welche Gedanken und Gefühle kommen? Welche Erinnerungen kommen?«

Danach werden die Eltern befragt.

»Wie geht es Ihnen, wenn Ihr erstes Kind zu Ihnen kommt? Welche Gedanken und Gefühle kommen in Ihnen, welche Erinnerungen?« Usw.

Danach werden die Geschwister, die noch im Flur warten befragt:

»Wenn du siehst, wie die Familie ausgesehen hat, bevor du geboren warst: Welche Gedanken und Gefühle kommen?« Usw.

So werden alle Familienmitglieder gebeten einzutreten, und es werden die entsprechenden Fragen gestellt.

Währenddessen und auch im Nachgang können mögliche Störungen deutlich auftreten und angesprochen werden, wie z. B. Dominanz und Manipulationstendenzen in den Beziehungen und der

Kommunikation, Grenzverletzungen, Verluste, einseitige Fokussierung auf Störungen und Symptome sowie eine mangelnde Fokussierung auf Ressourcen. Es wird häufig deutlich, wie sich die Themen zwischen bestimmten Teilen des Systems zeigen, diese aber auch auf alle anderen Auswirkungen haben.

Abschließend, wenn alle einen Platz eingenommen haben, bekommen alle zur Beendigung dieses Prozesses die Gelegenheit, einen abschließenden Kommentar zu geben.

Tipp

Je nachdem, wie straff die Sitzung durchgeführt werden konnte, bleibt noch Zeit, um Ablösungsprozesse für die Zukunft abzubilden, indem einzelne Systemmitglieder die Runde wieder verlassen – als Symbol für eine Ablösung und Distanzierung. Dazu würden dann ebenso wieder die Fragen nach Gedanken, Gefühlen und Besonderheiten (diese Person betreffend) erfolgen. Das kann ebenso sehr gut als Anknüpfung in der folgenden Sitzung erfolgen.

Sie können dabei neben den erwartbaren Ablösungsprozessen von Kindern auch Themen bearbeiten wie den möglichen früheren Tod von Elternteilen (bei sehr alten Eltern und unterschiedlich alten Eltern) oder von schwer kranken Systemmitgliedern, deren Tod zu erwarten ist.

Intervention 34: Kumite (abgesprochener Kampf) mit zwei »Waffen, dem JA und dem NEIN«

Bernd Brass

Ziel der Intervention

Das Ziel der Intervention ist es, eingefahrene Kommunikationsmuster zu unterbrechen – insbesondere solche, die sich aus familiären Rollenkonflikten ergeben und aus Schwierigkeiten mit den Grenzen zwischen Eltern und Jugendlichen. Elterliche Autorität wird betont und verstärkt, außerdem werden die Folgen von grenzüberschreitender Kommunikation von Jugendlichen erlebbar.

Dauer der Intervention

Die Intervention selbst dauert mit der Erklärung maximal 10 Minuten. Sollte die Übung nicht zu Ende gebracht werden können, muss die Berater:in das Ende bestimmen.

Zielgruppe, Alter und Setting

Die Übung lässt sich durchführen in Familien, mit Jugendlichen und einzelnen Elternteilen, in Anwesenheit der Familie oder in Settings, in denen einzelne Elternteile mit ihren jugendlichen Kindern anwesend sind. Die Kinder/Jugendlichen sollten für die Übung mindestens 12 Jahre alt sein. Dabei ist die Entwicklung des Kindes gut zu beachten, weil die Einfachheit des Ablaufs Kinder dazu verführt, die Übung als reines Spiel umzusetzen, und sie somit die Wirkung nicht in der Tiefe reflektieren können. Optimal ist die Übung in Beziehungskonflikten, die verbunden sind mit pubertären Entwicklungen von Jugendlichen. Die Technik eignet sich sowohl für das aufsuchende Setting wie auch für die Arbeit in der Praxis oder Beratungsstelle.

Therapiephase

Eignet sich in jeder Therapiephase.

Anlass, Themen und Symptome

Störungen der Systemdynamik, Kommunikationsstörungen, Beziehungsstörungen, Rollen- und Grenzkonflikte in Systemen; die

Übung eignet sich, um Störungen in den Beziehungen und der Kommunikation zu thematisieren und dieses Thema erlebbar zu machen. Sie eignet sich auch, um die Kommunikation, die unmittelbar in der Beratung als gestört beobachtet wird, aufzugreifen und damit die Arbeitssituation im Beratungsprozess zu verbessern. Es muss Stabilität und Sicherheit in der Arbeitsbeziehung vorherrschen, sodass die Therapeut:in jederzeit eingreifen kann.

Benötigtes Material

Man benötigt einen Raum, in dem die beiden Systemmitglieder, welche die Übung durchführen, sich gegenüberstehen können und einen Abstand einnehmen können, den sie variieren können – so, wie es in diesem Moment für sie passt. Das sollte in der Regel ein Abstand von ca. 1,5–2 Metern sein. Diese Voraussetzung lässt sich in der Regel sowohl in einer Wohnung (im aufsuchenden Setting) wie auch in einem Beratungsraum herstellen. Wenn etwas mehr Platz gegeben ist, ist dies von Vorteil, da die Übung häufig an Dynamik gewinnt und die Durchführenden in Bewegung geraten und sich dabei aufeinander zubewegen oder auch ausweichen.

Spezifische Hinweise für Therapierende

Die Berater:in steht während der gesamten Intervention in der unmittelbaren Nähe des Geschehens, da dies an Dynamik gewinnen kann und die Akteur:innen dabei Unterstützung auch im Sinne von Eingrenzung benötigen. Ebenso brauchen die Akteur:innen gelegentlich begrenzende Hinweise darauf, dass sie bei den jeweils abgesprochenen Worten, dem JA oder dem NEIN, bleiben sollen. Es kann auch notwendig sein, die Akteur:innen aufzufordern, mit der Stimme oder auch der körperlichen Präsenz zu variieren, um sich selbst Nachdruck zu verleihen, wenn die Übung zu wenig Energie zeigt.

Spezifische Instruktionen für Klient:innen

»Darf ich Sie zu einem Experiment einladen? Bitte halten Sie sich genau an die Anweisungen, die ich Ihnen gleich gebe. Das ist wichtig, um die Übung gut nutzbar machen zu können für Ihre Beziehung.«

Was es sonst noch zu bedenken gibt

Eine häufig ausufernde komplexe Kommunikation und Beziehungsgestaltung wird sehr verdichtet. Durch die sehr genaue Vorgabe bezüglich des Ablaufs entstehen paradoxe Momente und Dynamiken, die eine nachhaltige Wirkung entfalten können.

Durchführung der Technik

»Ich möchte Ihnen beiden ein Experiment vorschlagen, um diese Kommunikation – die Sie als belastet erleben und bei der es scheint, als gäbe es kein Ende, keine Grenzen und auch keine Unterschiede – in den Rollen als Elternteil und als Kind in der Familie auszuleben, aber möglicherweise auch zu unterbrechen. Ich bin neugierig, wie es Ihnen und dir dabei gehen wird. Die Anweisung ist etwas kompliziert, die Durchführung dafür aber umso einfacher.

Zunächst müssen Sie aufstehen und sich gegenüberstehen. Es geht um einen abgesprochenen Kampf. Jedem steht eine Waffe zur Verfügung und nur diese Waffe darf genutzt werden.

Die Waffen sind Worte, und zwar nur zwei Worte, nämlich das JA und das NEIN.

Sie als Elternteil haben das JA. Du als Kind hast das NEIN. Der Beginn und das Ende des Kampfes sind auch festgelegt, und zwar wie folgt: Sie beginnen mit einem JA, und du beendest den Kampf auch mit einem JA. Ihr JA steht symbolisch für ein Ziel, welches Sie in der Beziehung zu Ihrem Kind mit den besten Absichten umsetzen wollen. Es steht für Ihre elterliche Präsenz und den Wunsch, Richtungen anzuregen und Wege aufzuzeigen.

Auf das erste JA deines Elternteiles antwortest du mit deiner Waffe, dem NEIN. Das NEIN steht für deine andere Meinung, deine persönlichen Wünsche und Ziele, die dir näher sind, deinen Widerstand gegen die Vorstellungen und Ziele deiner Eltern, unabhängig von deren guten Absichten.

Sie (Mutter/Vater) werden verbal nichts anderes als das JA nutzen. Sie werden mit dem JA aber variantenreich spielen. Mit der Lautstärke, mit dem Klang, der Betonung, mit Veränderungen Ihrer Positionen gegenüber Ihrem Kind. Halten Sie die Übung durch. Zeigen Sie Präsenz. Repräsentieren Sie das, was Sie wissen: dass Sie sich letztendlich in Ihrer Rolle durchsetzen werden und wollen und Sie sich der Anerkennung Ihrer Position durch Ihr Kind sicher sein können.

Das Gleiche gilt für dich und dein NEIN. Sei kreativ, spielerisch und variantenreich damit. Wenn der ›Kampf‹ lange genug angedauert hat, wirst du am Ende deiner Mutter/deinem Vater zustimmen, indem du ein JA nutzt. Also wie bereits angekündigt: Du beendest die Übung mit einem JA.

Probiere dich vorher lange genug aus, aber wenn dich etwas auf eine andere Art erreicht – von dem, was dein Vater/deine Mutter tut – oder sich in dir etwas verändert und du innerlich offen wirst für eine Zustimmung, dann nutze das JA als Zustimmung und Anerkennung für die guten Absichten deiner Eltern und beende die Auseinandersetzung, den ›Kampf‹.

Achten Sie/du darauf, wie es sich anfühlt und welche Gedanken zwischendurch auftauchen, ob es anstrengend ist und/oder phasenweise auch lustvoll und spaßig, die Auseinandersetzung zu führen.

Stehen Sie nun gut dem anderen gegenüber und du auch, dann beginnen Sie jetzt mit der Übung und nutzen Sie Ihr JA.«

Kontraindikationen

Die Übung sollte nicht durchgeführt werden, wenn auch körperliche Auseinandersetzungen und Bedrohungen Teil der Beziehungsdynamik sind.

Tipp

Achten Sie als Therapeut:in darauf, dass die Übung ernst genommen und dennoch auch spielerisch und dynamisch umgesetzt wird. Greifen Sie ein, wenn es zu turbulent wird. Geben Sie anregende Impulse und sprechen Sie Aufforderungen aus, wenn die Akteur:innen sich zurückhaltend und verhalten zeigen und die Übung nicht richtig für sich nutzen wollen.

Intervention 35: Skulpturarbeit mit Verbindungsseilen

Irene Hochstrat

Ziel der Intervention
Informationsgewinnung, Verdeutlichung von Beziehungen innerhalb der Familie, Veränderungsanstöße

Dauer der Intervention
45 Minuten und länger

Zielgruppe, Alter und Setting
Familien mit Kindern und Jugendlichen

Therapiephase
Die Skulpturarbeit eignet sich für die Vertiefungsphase im Beratungs- und Therapieprozess.

Anlass, Themen und Symptome
Verdeutlichung von Ist- und Wunschzustand im Zusammenhang mit Familienthemen, Verstrickungen oder Loslösungen, Nähe und Distanz, Grenzen, Zugehörigkeit, Triangulationen, ganzheitlicher Zugang zu Emotionen, Gedanken, Körperwahrnehmungen

Benötigtes Material
Verschieden lange dicke und farbige Seile, großer Raum

Spezifische Hinweise für Therapierende
Um die familiäre Hierarchie zu wahren, beginnen wir mit den Eltern, Mutter oder Vater, auf keinen Fall mit der Symptomträger:in der Familie.

Spezifische Instruktionen für Klient:innen
Wir laden die Klient:innen ein, ihre Stühle zu verlassen und sich mit uns in die Mitte des Raumes zu begeben, um eine Skulptur der Familie »anzufertigen« – so, wie ein Familienmitglied (Mutter oder Vater) die Familie zum jetzigen Zeitpunkt sieht. Die »Bildhauer:in« wird darin unterstützt, ihre Familienangehörigen als Skulptur so hin-

zustellen, wie es für sie passt. Die Klient:in wird angeleitet, auf die Entfernungen der beteiligten Personen zu achten, auf die Körperhaltung, die Drehung des Kopfes, die Blickrichtung, die Fuß- und Beinstellung sowie die Arm- und Handstellung. Zur Verdeutlichung von engen Verbindungen zwischen Familienmitgliedern kann sie ein Seil verwenden. Sie kann es den beteiligten Personen in die Hände geben oder sie aneinanderbinden oder was auch immer aus der Sicht der »Bildhauer:in« für sie stimmig ist. Als Letztes stellt sie sich selbst in die Skulptur an den Platz, den sie für sich aussucht, und geht ebenfalls in die Körperhaltung, die für sie passend ist.

Was es sonst noch zu bedenken gibt

Die Seile liegen zur Verwendung griffbereit. Diese Intervention ist erlebnisintensiv.

Durchführung der Technik

1) Ein Elternteil beginnt als »Bildhauer:in«.
2) Die Bildhauer:in nimmt zuerst den anderen Elternteil von hinten an die Schultern und führt ihn durch den Raum an die Stelle, die sie für passend hält, um mit der Skulptur zu beginnen. Die Person wird entsprechend den Ausführungen oben platziert.
3) Dann folgt die Aufstellung des ältesten Kindes. Es wird ebenfalls von hinten an den Schultern angefasst und in Position zur ersten Person gebracht, unter Beachtung der Körperhaltung. So wächst nun die Skulptur um jedes weitere Familienmitglied in der beschriebenen Vorgehensweise.
4) Die Bildhauer:in entscheidet dann noch, ob sie Beziehungen zwischen Familienmitgliedern durch Seile (in den Händen oder um den Körper gewickelt, lose oder stramm) verdeutlichen möchte.
5) Als Letztes nimmt sie ihren eigenen Platz ein, bringt sich in die Position und vollendet damit die Familienskulptur.
6) Wenn alle Familienmitglieder in der Skulptur ihren Platz gefunden haben und sich in ihre Position eingefühlt haben, beginnt die Therapeut:in mit dem Interview der beteiligten Personen.
7) Sie beginnt mit dem Elternteil, der nicht als Bildhauer:in gewirkt hat. Die Therapeut:in kann fragen, »wie es dem Elternteil

an dem Platz und in der Position geht«, »mit welchen Gefühlen und Gedanken er in Kontakt kommt«, »wie sich der Körper anfühlt« usw. Die Befragung setzt sie mit allen Familienmitgliedern entsprechend ihrem Alter fort – mit den gleichen Fragen. Es kann dabei sinnvoll sein, die Symptomträger:in als letzte Person zu befragen.

8) Nachdem alle befragt wurden, kann jedes Familienmitglied eine kleine Veränderung vornehmen in Richtung »Wunschskulptur« (oder die Bildhauer:in stellt die Wunschskulptur).
9) Erneutes Interview aller Beteiligten, was die Veränderungen für die Einzelnen bedeuten.

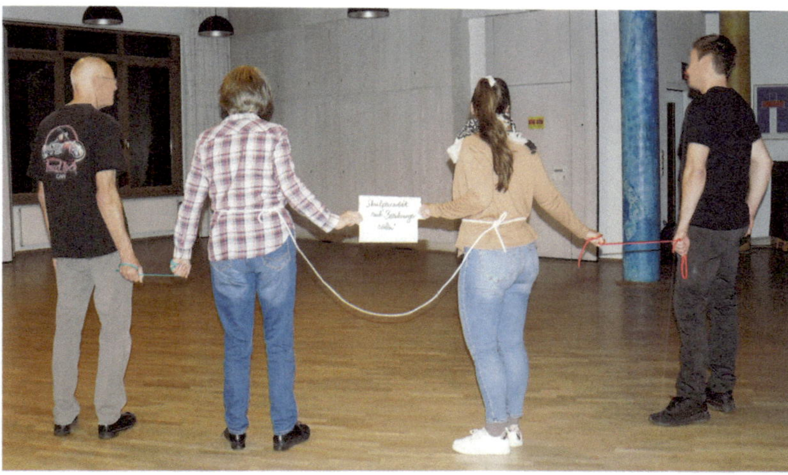

Abb. 20: Skulpturarbeit mit Verbindungsseilen

Weitere Bemerkungen

Die Technik der Familienskulptur wurde bereits durch Virginia Satir beschrieben und präsentiert.

Skulpturarbeit bietet die Möglichkeit einer Familien- und/oder Situationsdarstellung mit z. B. anwesenden Familienangehörigen und/oder auch beteiligten Helfersystemen. Durch das »Stellen« der Betroffenen ermöglichen wir uns und den anderen einen umfassenderen »Blick« und weitergehende Erkenntnisse, die sich wiederum diagnostisch und/oder problemlösend nutzen lassen. Diese Methode ist für die Beteiligten sehr erlebnisintensiv.

Literatur

Satir, V. et al. (2011): Das Satir Modell. Paderborn (Junfermann).
Satir, V. u. M. Baldwin (1990): Familientherapie in Aktion. Die Konzepte von Virginia Satir in Theorie und Praxis. Paderborn (Junfermann).
White, M. (2010): Landkarten der narrativen Therapie. Heidelberg (Carl-Auer).

Intervention 36: Killerphrasen und Totschlagargumente systemisch entschärfen

Asiye Balıkçı-Schmidt

Ziel der Intervention

Totschlagargumente und Killerphrasen in Konflikten entschärfen, eine Konfliktspirale verlangsamen und/oder daraus aussteigen; Handlungsalternativen in Konflikten finden

Dauer der Intervention

60 Minuten bei 2 Personen, bei mehr Personen besser eine Doppelsitzung

Zielgruppe, Alter und Setting

Ab 12 Jahren, Paar-Setting, Familien-Setting, Teams, Gruppen

Therapiephase

Vertiefungsphase

Anlass, Themen und Symptome

Totschlagargumente und Killerphrasen, die sich die Kontrahenten bei Konflikten jedweder Art gegenseitig an den Kopf werfen

Durchführung der Technik

Die Therapeut:in bittet die Familie/das Paar, Killerphrasen und Totschlagargumente in Einzelarbeit zu sammeln und aufzuschreiben, die sie in Konflikten an den Kopf geworfen bekommen haben – wie z. B.:

- »Du schaffst das wieder nicht.«
- »Wegen dir hat es wieder nicht geklappt.«
- »Weil du ... bist, passiert das immer.«
- »Du machst immer alles falsch.«

Dann stellt sich die Familie in einen Kreis, und eine Person fängt an, einen ihrer Killersätze in die Runde zu sagen. Die anderen Personen reagieren auf diese Sätze, indem sie auf eine Metaebene gehen und darauf mit Fragen reagieren wie z. B.:

- »Was bedeutet ... konkret für dich?«
- »Was heißt immer?«
- »Kommt das wirklich immer vor?«
- »Gibt es eine Ausnahme zum ›immer‹?«
- »Was bedeutet ›wieder‹ für dich?«
- »Wie könnte man das Thema noch beschreiben?«
- »Wie wäre der Satz, wenn die Generalisierung wegfallen würde?«

Die Person, die die Killerphrase gesagt hat, hört zu, gibt keine Antwort und spürt nach, ob sie in Resonanz zu den gestellten Fragen kommt.

Als Alternative kann man auch, statt Fragen zu stellen, Repliken darauf geben, z. B.:

- »Das stimmt gar nicht.«
- »Das empfinde ich anders.«
- »Da kommen bei mir Zweifel hoch.«
- »Da teilen wir nicht die gleicht Sicht.«
- »So sehe ich das nicht.«
- »Das ist ja ein hartes Urteil.
- »Das kann ich nicht ernst nehmen.«
- »Das berührt mich nicht.«
- »Das tangiert mich nicht.«
- »Das nehme ich so nicht an.«
- »Das macht mich traurig, wenn ich dir zuhöre.«

Tipp

Mit den gesammelten Fragen oder Rückmeldungen lässt sich die weitere Eskalationsspirale unter Umständen verhindern und/oder verlangsamen. Durch die Sammlung der Reaktionen auf die Totschlagargumente kann man Handlungsalternativen entwickeln und innere Schutzmechanismen errichten.

Intervention 37: Bewegte Konfliktkompetenz

Sylvia Legenbauer

Ziel der Intervention

Durch diese Intervention lässt sich ein Konfliktgeschehen besser verstehen (Konfliktmanagement). Es wird erlebbar, dass jede:r Verantwortung für den Konflikt hat und zugleich Kompetenzen besitzt, die in dessen Verlauf nutzbar sind. In Konflikten geht oft das Gefühl für die eigene Beweglichkeit und damit die Lösungsperspektive verloren. Hier ist es hilfreich, den Blick auf den Prozess und die Interventionsmöglichkeiten in unterschiedlichen Phasen zu lenken und dabei »in Bewegung zu kommen«.

Das Tool visualisiert bereits Gelingendes und bereits vorhandene Kompetenzen. Ausgehend von der Selbsteinschätzung kann man Fortschritte entwickeln und vereinbaren. Statt auf Defizite fokussiert man darauf, was funktioniert. So lassen sich die Angst vor Konflikten und Gefühle von Hilflosigkeit oder Überforderung im Konflikterleben reduzieren und das Selbstwirksamkeitserleben erhöhen. Die Intervention dient zum Entwickeln und Erleben neuer Verhaltensweisen in Konflikten oder Auseinandersetzungen. Wir können Konflikte bearbeiten und das Verhaltensrepertoire in Konfliktsituationen erweitern.

Dauer der Intervention

20–30 Minuten bei einer Person, bei mehreren Personen 50 Minuten

Zielgruppe, Alter und Setting

Ab 12 Jahren, Einzelpersonen, Paare, Familien, Teams

Therapiephase

Vertiefungsphase, Zielklärung

Anlass, Themen und Symptome

- bei erlebter Hilflosigkeit in oder nach Konflikten
- um Sicherheit und Selbstvertrauen bei der Konfliktbewältigung zu steigern
- wenn die emotionale Distanz zu einer Situation benötigt wird

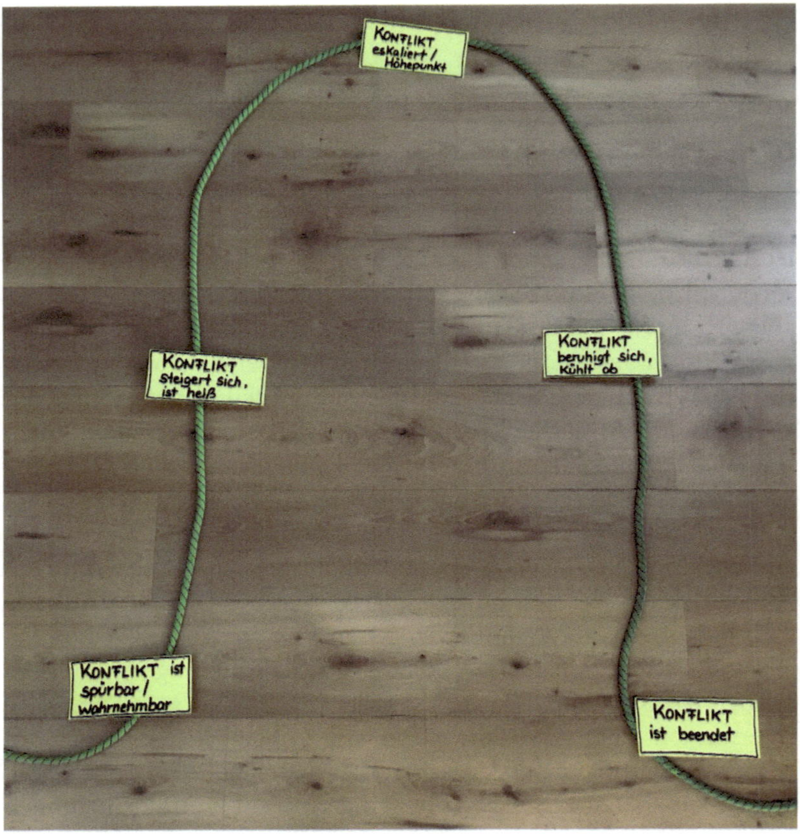

Abb. 21: Moderationskarten mit Phasen des Konfliktverlaufs

Benötigtes Material
Ein Seil (ca. 5 Meter), Moderationskarten in 3 Farben (z. B. grün, gelb, orange)

Spezifische Instruktionen für Klient:innen
Es geht bei dieser Übung nicht darum, in Konkurrenz mit der anderen teilnehmenden Person zu gehen, und um einen Wettkampf, wer mehr Karten beschriftet, sondern darum, die individuellen Kompetenzen sichtbar zu machen.

Was es sonst noch zu bedenken gibt
In manchen Kontexten/Familien ist es ungewohnt, sich mit dem positiven Erleben zu befassen. Hier kann es für die Teilnehmer:innen

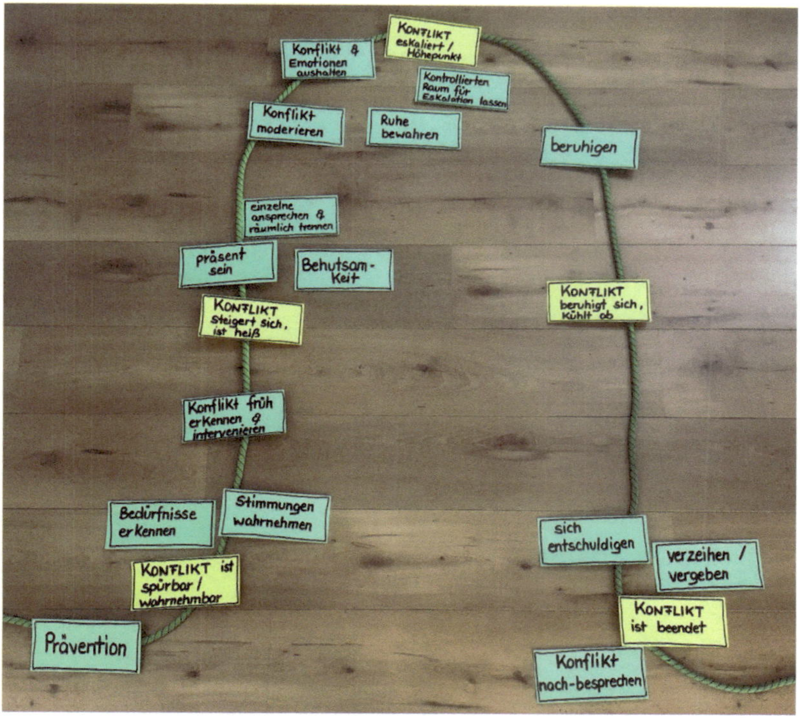

Abb. 22: Moderationskarten mit Konfliktkompetenzen

eine Herausforderung sein, eigene Stärken zu benennen. Auf der Prozessebene ermöglicht diese Übung, die individuelle Person in den Mittelpunkt zu stellen und die eigenen Anteile der Konfliktbearbeitung zu benennen.

Durchführung der Technik

Mit einem Seil wird eine Konfliktkurve auf dem Boden ausgelegt (sieht aus wie ein großer Hügel). Dann werden die verschiedenen Phasen eines Konfliktverlaufes beschrieben und diese auf einzelne Moderationskarten (gelbe Farbe) notiert:

1) Konflikt ist spürbar, wahrnehmbar.
2) Konflikt steigert sich, ist heiß.
3) Konflikt eskaliert/Höhepunkt.
4) Konflikt beruhigt sich/kühlt ab.
5) Konflikt ist beendet.

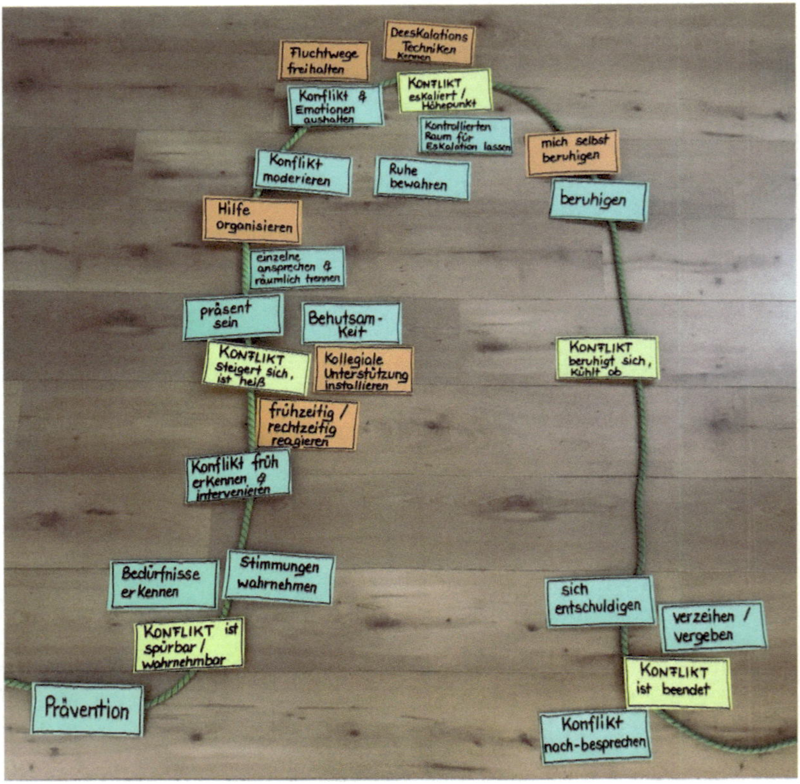

Abb. 23: Moderationskarten mit noch zu erwerbenden Konfliktkompetenzen

Anschließend werden die Kompetenzen benannt, die in den jeweiligen Phasen hilfreich sein können: beschwichtigen, einlenken, vermeiden, beruhigen, schnelle Lösungen anbieten, Kompromisse anbieten, sich stark positionieren, streiten, sich durchsetzen, deeskalieren, Konflikt abkühlen, versöhnen, verzeihen, entschuldigen, ...

Jede zu beratende Person soll sich anschließend auf die Stelle der Konfliktkurve am Seil stellen, wo sie ihre eigenen Kompetenzen sieht, und diese benennen. Dann wird diese Kompetenz auf eine grüne Moderationskarte geschrieben und an der entsprechenden Stelle am Seil abgelegt. Man kann auch nacheinander mehrere Positionen einnehmen und definieren.

Bei einem Mehrpersonen-Setting beschriftet jeder zunächst in Einzelarbeit Moderationskarten mit bereits vorhandenen Konfliktkompetenzen (grüne Farbe). Anschließend werden die Karten nacheinander vorgestellt und auf der Kurve platziert.

Danach schreiben die Teilnehmer:innen erneut auf Moderationskarten (orange Farbe), in welchen Phasen des Konflikts sie noch welche zusätzlichen Kompetenzen erwerben möchten. Auch diese Karten werden vorgetragen und ausgelegt.

Kontraindikationen

Wenn Feindseligkeit herrscht, hat dieses Tool keine Chance. Dann ist es angezeigt, an Haltung, Werten und Einstellungen zu arbeiten.

Tipp

Nach der Sammlung und dem Visualisieren der vorhandenen und zu erlernenden Kompetenzen lässt sich ein konkreter erlebter Konflikt bearbeiten. Zunächst wird der Konflikt anhand der o.g. 5 Phasen kurz beschrieben und definiert. Die beteiligten Personen stellen sich dann auf die Stelle der Konfliktkurve, an welcher die Hilflosigkeit am größten empfunden wurde und mehr Handlungskompetenz gewünscht wird.

Am Ende der Übung ist es hilfreich, Fotos zu machen, um sie den Klient:innen zur weiteren Nutzung mitzugeben. Der Einsatz dieses Tools ist auch in einer Intervision möglich.

Intervention 38: Die Lob-Brücke

David Grade

Ziel der Intervention

Bei als schwierig empfundenen Themen, Anamnesen und Systemen, die zum Problematisieren neigen, wird eine Lob-Brücke vom Anfang bis zum Ende der Therapieeinheit errichtet, die Positives mitschwingen lässt und ein positives Ende setzen soll. Zudem können Therapierende beobachten, wie ein System mit Lob umgeht.

Dauer der Intervention

5 Minuten

Zielgruppe, Alter und Setting

Für alle Lebensalter geeignet und ab einem Zweipersonensystem in jeder Therapiephase möglich; in der Anfangsphase ist erfahrungsgemäß der Benefit am größten und kann ein wiederkehrendes Element der Therapie werden.

Therapiephase

Alle

Anlass, Themen und Symptome

Universell, insbesondere bei als schwierig empfundenen Themen, Anamnesen und Systemen, die zum Problematisieren neigen; besonders hilfreich bei Sozialverhaltensstörungen, ADHS, emotionalen Störung des Kindesalters und depressiven Störungen

Spezifische Hinweise für Therapierende

Wenn die Lob-Brücke wider Erwarten nicht tragen sollte, sollten sich Therapierende gut überlegen, ob sie wirklich als letzter Brückenpfeiler einspringen. Denn dadurch könnten sie insbesondere in Rollenkonflikte mit Eltern kommen. Je nach Zusammenstellung des Systems sollte das Wording angepasst werden (Näheres dazu siehe unten bei der Durchführung der Technik).

Was es sonst noch zu bedenken gibt

Manchmal sind noch andere Dinge zu beachten, die bisher nicht benannt wurden, wie z. B. Auswirkungen auf das Mehrpersonen-Setting oder Erschwernisse ab einer bestimmten Gruppengröße etc.

Durchführung der Technik

Das Intro erfolgt zu Beginn der Einheit, vielleicht nach einem kurzen Warming-up. Die/der Therapierende erklärt:

> »Heute geht es vielleicht um ein paar schwere Themen oder etwas, worum sich deine Eltern Sorgen machen, oder um Probleme. Wenn ich daran denke, frage ich sie zum Ende der Stunde, welche drei Dinge sie besonders an dir lieben. Ist das für alle in Ordnung?«

Dieser Satz sollte auf die Systeme angepasst werden – in einer Paartherapie könnte er so lauten:

> »Vermutlich wird es heute um schwere Themen gehen, ist das für Sie in Ordnung, wenn ich Sie jeweils am Ende der Stunde frage, welche drei Dinge Sie besonders an dem/der anderen lieben?«

In einer Situation, in der ein Kind mit den Betreuenden einer Wohngruppe gekommen ist, könnte ein Versatzstück so klingen:

> »... frage ich zum Ende der Stunde, welche drei Dinge sie bei dir sehen, die richtig gut sind.«

Hinweise zu einzelnen Elementen: »Vielleicht geht es um schwere Themen«, ganz sicher kann da noch niemand sein, und Therapierende wollen mit einer zu starken Setzung möglicherweise keinen schweren, emotionalen Verlauf der Einheit primen. »Wenn ich daran denke«, eröffnet uns als Therapierenden die Möglichkeit, mitzubekommen, ob das System (und wenn ja, wer) zum Ende der Stunde noch an das Lob denkt. Denkt niemand daran, können Therapierende sich an ihr Versprechen erinnern nachzufragen. »Lieben« ist ein starkes Wort, sodass es in manchen Kontexten angemessen sein kann, von »mögen«, »gefallen« oder »loben« zu sprechen bzw. davon, was Gutes gesehen wird.

Das Outro wird am geeignetsten vor der Verabschiedung gesetzt. Jemand erinnert sich an das Lobversprechen, und die Beteiligten sprechen aus, was sie am anderen mögen, gut finden etc. Therapierende können, wenn es passt, das System für seine Lobäußerungen loben:

- »Das ist ein sehr schönes Lob.«
- »Das ist sehr fein beobachtet.«
- »Schön, dass Sie auch die kleinen Dinge sehen, Sie haben ein sehr genaues Auge für das, was Ihr Kind gut macht.«
- »Ich habe den Eindruck, Sie gehen sehr liebevoll miteinander um.«

Oft ist es am angemessensten, das Lob einfach für sich dastehen zu lassen.

Was passieren kann: Manchmal beginnt das System, an der Brücke mitzubauen, und tritt in Verhandlungen. »Ich will aber 100 Sachen wissen, die meine Eltern gut finden«, »Ich weiß gar nicht, ob ich drei Sachen finde«, »Meine Frau soll anfangen«. Meist bietet es sich an, die Thematik kurz zu halten, da das Loben als Brücke eingesetzt wird und nicht Thema der Stunde werden soll. Dafür hilfreiche Sätze:

»Ich bin mir sicher, dass deinen Eltern/Betreuern noch mehr gute Dinge an dir auffallen, drei reichen für heute.«

Wenn dann doch mehr kommen, ist das okay, aber der Hinweis nimmt Lobenden den Druck, zwanghaft noch mehr suchen zu müssen.

Wenn Eltern/Betreuende Sorge haben, keine drei Sachen zu finden, können Therapierende den Raum öffnen:

- »Natürlich dürfen Sie auch Dinge sagen, wo Sie besonders stolz auf Ihr/das Kind waren oder wo Sie sich besonders über oder mit dem Kind gefreut haben. Das müssen keine großen Lobe sein, ganz kleine Lobe sind auch in Ordnung.«
- »Es ist auch in Ordnung, wenn es nur ein Lob ist, dann kommt es besser an und bleibt besser im Gedächtnis, als wenn es drei sind.«

Bei Eltern-/Betreuer-Kind-Konstellationen bietet es sich an, nur vorzugeben, dass die Elternebene die Kinderebene lobt, um die Ebenen nicht zu vermischen. Im Zweifel können Therapierende mit dem

System klären, ob Abweichungen in Ordnung sind. Je älter die Kinder sind oder wenn sie im Jugendlichenalter sind, steigt erfahrungsgemäß der Benefit, wenn auch die Kinderebene loben darf.

In einigen Fällen kann die Brücke zum Thema werden, wenn sich herausstellt, dass es a) sehr unterschiedliche Erziehungshaltungen zum Thema gibt (»Zu viel loben entwertet, ist nicht gut für das Kind« versus »Es kann nicht genug gelobt werden«), b) oft vergiftetes Lob genutzt wird oder c) deutlich wird, dass jemand ein Lob nur schwer annehmen kann. Hier gilt es, mit dem System zu besprechen, ob und wann dies zum Thema werden darf.

Manchmal kommt es zu einem Brückenrennen, wenn Personen versuchen, sich im Loben zu übertrumpfen, was diagnostisch wertvoll sein kann, um die Dyade oder Triade besser zu verstehen. In jedem Fall bietet es sich an, eine solche Situation direkt oder zu einem späteren Zeitpunkt anzusprechen. Am besten hat es bisher funktioniert, die Beobachtung möglichst wertfrei mitzuteilen, um das Wissen des Systems über sich selbst zu erweitern und zu sehen, wie wer im System darauf reagiert.

Manchmal wird die Brücke steinig oder bricht ein, manchmal wird sie gar nicht gebaut, weil Eltern/Betreuende ablehnen, das Kind zu loben, weil z. B. die Beziehung zu belastet ist. Abgesehen davon, dass eine solche Situation von diagnostischem Wert ist, können Therapierende die Situation normalisieren und eine Zielperspektive anbieten:

> »Das ist häufig so, wenn es in einer Familie so schwierig ist, dass Menschen sich gar nicht mehr loben können. Ist das eins der Dinge, die anders werden sollen? Oder ist es wichtig, dass es so bleibt?«

Wenn Eltern/Betreuende im Verlauf in Stress geraten, weil ihnen nichts einfällt, hilft es oft, die Lobe kleiner zu halten oder Beispiele zu geben. Oder Sie leiten dazu an, ein großes Lob aufzusplitten und zu konkretisieren. Zum Beispiel wird aus »Ich fand es richtig toll, wie gut dein Geburtstag gelaufen ist« dann »Es hat mich gefreut, wie sehr du dich über den Kuchen gefreut hast. Ich fand es toll, dass du jeden Gast einzeln begrüßt hast. Das war super, dass du bei Alyia nachgefragt hast, ob sie noch was zu trinken will.«

Im Zweifel sollten Therapierende Beispiele eher an den von Eltern/Betreuenden beschriebenen Situationen vermitteln, um nicht in einen Rollenkonflikt zu geraten. Wenn die Beziehung schon tragfähig ist und zumindest die implizite Erlaubnis der Eltern/Betreuenden für so ein beispielgebendes Vorgehen da ist, ist das Beispiel an der aktuellen Situation meist hilfreicher:

- »Ihre Tochter hat sich hier prima an die Regeln gehalten und die ganze Zeit die Coronamaske aufgelassen, klasse!«
- »Ich habe vorhin ihren Sohn gebeten, das Fenster zuzumachen, und er hat es sofort gemacht, er ist sehr hilfsbereit. Irgendwer hat den richtig gut erzogen«
- »Ich finde es toll, dass Mehmed so begeistert von seinem Handyspiel erzählen kann, offenbar weiß er eine Menge darüber.«

Kontraindikationen

Systeme, in denen es einer oder mehrere Personen aus verschiedenen Gründen nicht möglich ist, ein Lob auszusprechen; damit lässt sich zwar weiterarbeiten, der eigentliche Zweck der Intervention ist jedoch verfehlt.

Weitere Bemerkungen

Zum Abschluss zwei Fallbeispiele:

Frau Ingolf und ihre Tochter SASKIA, 10 Jahre, führen ein Erstgespräch, beide haben die Ansage des Therapeuten, zum Ende hin nach drei Dingen zu fragen, die Frau Ingolf an ihrer Tochter gut gefallen oder stolz machen, kommentarlos hingenommen. Zum Ende erinnert sich die Tochter: »Mama soll mir noch sagen, was sie an mir mag.«

Frau Ingolf sitzt da und schnauft. »Das geht nicht, das würde sich falsch anfühlen, im Moment bin ich nur sauer.« »Das verstehe ich«, sagt der Therapeut, »wenn mensch so sauer ist, ist sowas oft schwer rüberzubringen.« Der Therapeut beendet die Einheit.

Familie Tewak hat sich anfangs darauf geeinigt, dass auch der 15-jährige JONAS am Ende der Sitzung seinen Eltern sagt, was ihm an ihnen gefällt. Er druckst herum und sagt, ihm sei nur eine Sache eingefallen, die sei aber blöd. Die Eltern sagen, dass sie es trotzdem gerne hören wollen. »Ich finde es schon gut, dass ich merke, dass die mich liebhaben. Das finde ich schön.« Jonas starrt auf den Boden. Frau

Tewak hat Tränen in den Augen. Alle schweigen eine Weile. Mit dem Ziel, die Situation besprechbar zu machen, fragt der Therapeut.

»Merkst du, wie es deiner Mutter geht?« »Ja, die weint.« Herr Tewak schaut zu seiner Frau, greift zu ihr herüber und drückt ihren Arm. »Nein, das ist nicht schlimm«, sagt Frau Tewak, »ich freue mich einfach nur so, dass er es merkt.« Der Therapeut lässt das so stehen und verabschiedet sich leise von der Familie, um die entstehende Stimmung nicht zu stören, und nimmt sich vor, beim nächsten Mal nachzufragen, wie es wem in der Familie mit dem Loben ging.

Intervention 39: Die Lob-Ninjas

David Grade

Ziel der Intervention

In Systemen, in denen explizites Lob für Einzelne oder alle schwierig ist, ein Reframing anzubieten, um die Wahrnehmung für implizites Lob zu stärken

Dauer der Intervention

Zwei Therapieeinheiten je 20–50 Minuten mit einer Aufgabe zwischen den Therapieeinheiten

Variante: Doppelstunde bis 90 Minuten

Zielgruppe, Alter und Setting

Ab 6 Jahren

Therapiephase

Vertiefung

Anlass, Themen und Symptome

Generell in Systemen, in denen explizites Lob schwerfällt und/oder selten ist

Benötigtes Material

Systemmitglieder, die nicht anwesend sind, können im Prozess durch z. B. Spielzeugtiere, Bauklötze, Stühle, Stiefel repräsentiert werden; evtl. Marker wie Geldstücke, Papierschnipsel, Pokerchips, Kinder-Schoko-Bons, Büroklammern

Durchführung der Technik

In irgendeiner Form sollte das Thema Lob etabliert sein, z. B. durch Intervention 37, »Die Lob-Brücke«. Therapierende kündigen an, zum Thema Lob eine kleine Geschichte zu erzählen.

Intro

»In manchen Familien gibt es Lob-Ninjas, die auf eine Art und Weise loben, dass keiner es merkt. Manchmal verstecken sie ihr Lob in einem Brummen oder in einem Schulterklopfer oder einem Blick oder sogar, indem sie schimpfen. Vielleicht ist ein Lob besonders wertvoll für sie, und deswegen halten sie es so versteckt. Aber kein Lob-Ninja ist perfekt, und wenn die anderen in der Familie ganz genau darauf achten, können sie das Lob entdecken. Kennst du auch so jemanden?«

Vertiefung

Je nachdem, wie die Antwort der Systemanwesenden ausfällt, können Beispiele gesammelt und diese Beispiele nachgestellt werden; entweder in persona oder mit Repräsentanten (Spielzeugtiere etc.). Wenn die Anwesenden gut verstehen, nach was sie suchen oder wie sie Lob in Situationen hineininterpretieren, erfolgt die Aufgabe für die Zeit zwischen den Therapieeinheiten.

»Beobachtet eure:n Lob-Ninja in den nächsten Wochen ganz genau, und immer, wenn ihr glaubt, ihr habt ein Lob entdeckt, ...« (soll eine vorher abgesprochene Handlung durchgeführt werden).

Anwendung

Die Handlung hängt u. a. davon ab, ob das System oder die einzelne Klient:in es besser findet, dem oder der Lob-Ninja zu offenbaren, dass das Lob enttarnt wurde. Handlungen können z. B. sein:

a) Danke sagen
b) in den Arm nehmen
c) so laut zu brüllen, wie mensch kann: *Ich hab dich entdeckt!*
d) eine Murmel in ein Glas legen
e) einen Strich auf eine Liste setzen.

Outro

In der nächsten Stunde werden die Entdeckungen und Nichtentdeckungen besprochen – mit dem Fokus darauf, ob und was sich für wen wie verändert hat im Gefühlsleben, in der Wahrnehmung oder auf der Verhaltensebene. Dabei können nach Belieben systemische Fragetechniken zur Anwendung kommen.

Variante für die Vertiefung

Nach der Etablierung des Begriffs Lob-Ninja wird mit Markern auf einer Systemrepräsentanz (auf einem Familienbrett, mit Schleich-Tieren aufgebaut, auf ein Blatt Papier gemalt, auf einem vorher erstellten Genogramm) gekennzeichnet, wer nach Meinung der einzelnen Systemmitglieder der oder die größte/beste Lob-Ninja ist. Es sollte eine Vielzahl an Markern zur Verfügung stehen. Möglich ist auch, Fragen zu stellen wie:

»Was glaubst du, wer ist nach Meinung deiner Mama der oder die beste Lob-Ninja in der Familie?«

Aus dieser Variante entspinnen sich oft Abstimmungen in Systemen darüber, wie die Lob- und damit die Anerkennungsprozesse in Systemen (bei Familien meist auch in den Herkunftsfamilien der Eltern) konstruiert sind, an welchen Attraktoren sie sich orientieren und wie es den einzelnen Systemmitgliedern damit geht – normalerweise nicht in der hier verwendeten Fachsprache, die den Therapierenden zur Einordnung der Vorgänge dient, sondern in Alltagssprache.

Bei dieser Variante sollten Therapierende für die erste Einheit eine Doppelstunde einplanen.

Tipp

Jugendlichen kommt die Geschichte manchmal zu kindisch vor, hier können Therapierende entweder das Wording anpassen oder sich die Erlaubnis der Jugendlichen holen, ihnen eine Geschichte für kleinere Kinder zu erzählen.

»Darf ich dir die Geschichte so erzählen, wie ich sie jüngeren Kindern oft erzähle?«

Manchmal ist das Wort Ninja in einer Familie schon sehr mit Bedeutung gefärbt, dann kann es sinnvoll sein, stattdessen von Lob-Wächtern, Lob-Drachinnen (die ihren Lob-Hort bewachen und nur manchmal einen Blick darauf zulassen) oder Lob-Security zu sprechen.

Weitere Bemerkungen

Zum Abschluss ein Fallbeispiel:

Im Verlauf der Variante erzählen Herr und Frau Klimmt, dass alle Dinge, die der Therapierende anscheinend als lobenswert ansieht,

Selbstverständlichkeiten seien und solche nicht ausgesprochen werden müssten. In den jeweiligen Ursprungsfamilien sei das auch so gewesen. HORGE, 13 JAHRE, ihr ältester Sohn, der eine depressive Symptomatik zeigt, bekräftigt dies: »Selbstverständlichkeiten müssen nicht ausgesprochen werden.« Der Therapierende bekräftigt dies ebenfalls: »Stimmt: Selbstverständlichkeiten müssen nicht ausgesprochen werden«. Und fragt sich dann laut, ob das heiße, dass immer, wenn Familienmitglieder zu etwas schweigen oder es nicht tadeln, dies als Lob zu werten sei. Die Familie vereinbart jedes Mal, wenn etwas schweigend oder/und tadellos hingenommen wird, dies per Strichliste am Kühlschrank festzuhalten. Eine größere Reaktion aufeinander (Danke sagen, in den Arm nehmen) setzt sich nicht durch.

Intervention 40: Die Lobvergiftenden

David Grade

Ziel der Intervention

Eine paradoxe Übung, die im System deutlich machen soll, wie vergiftetes Lob funktioniert, und den Sinn dafür bzw. dagegen schärfen soll

Dauer der Intervention

20–50 Minuten

Zielgruppe, Alter und Setting

Ab 8 Jahren, in Mehrpersonen-Settings, Elternarbeit, Paartherapie

Therapiephase

Vertiefung

Anlass, Themen und Symptome

Wenn sich im System »vergiftetes Lob« etabliert hat

Benötigtes Material

Irgendeine Form von Tokens (beispielsweise kleine Giftplättchen wie in Abb. 22); die Bögen mit den aufgemalten Erlenmeyerkolben; in einer Variante ein beliebiges, eher einfaches Brett- oder Kartenspiel, das das System kennt oder das die Therapierenden schnell erklären können (z. B. Skip-Bo, Schwarzer Peter, Fantastische Königreiche, Love Letter, Loot Letter)

Arbeitspapiere für Klient:innen

Ein Papier mit aufgemalten Erlenmeyerkolben darauf

Durchführung der Technik

Die Therapeut:in fragt die Klient:innen, ob sie etwas mit dem Begriff »vergiftetes Lob« anfangen können. Falls das niemand kann, erzählt sie:

»Ein vergiftetes Lob ist eines, wo ein kleiner oder großer Giftstachel dran ist, der es zunichte macht oder der einen trotz Lob schlecht fühlen lässt. Zum Beispiel: ›Du hast dein Zimmer aber schön aufgeräumt, schade, dass du das nicht immer machst‹ oder ›Schön, dass du endlich auch mal an mich gedacht hast‹. Denn da hängt ein schweigendes ›Du machst das sonst nie‹ dran, oder ganz berühmt: ›Ein blindes Huhn findet auch mal ein Korn‹ – damit sagt man, dass ein Erfolg ja nur Zufall war.«

In den meisten Familien kommt ab und an ein vergiftetes Lob vor. Damit sie es gut erkennen und – wenn sie wollen – vermeiden können, empfehle ich ein Spiel: »Die Lob-Vergifter«.

Für dieses Spiel bekommt jeder ein Blatt Papier mit Erlenmeyerkolben und eine große Anzahl von Giftchips. Dann dürfen sich die Familien- oder Gruppenmitglieder vergiftete Lobe füreinander ausdenken. Wenn die Gelobten das Gift im Lob benennen, geben sie dem oder der Lobenden einen Giftchip, der in den Erlenmeyerkolben auf das Blatt vor ihnen gelegt wird. Wer nach 5 Minuten die meisten Giftchips im eigenen Erlenmeyerkolben hat, hat gewonnen.

Alternative 1

Familien, denen es schwerfällt, ein vergiftetes Lob aus dem Nichts zu generieren, bietet sich ein kurzes Brett- oder Kartenspiel an, bei dem dann jede:r die anderen möglichst viel vergiftet loben soll. Dies sollte nicht kooperativ, sondern kompetitiv sein, um möglichst viel Anlass zum vergifteten Loben zu geben.

Alternative 2

Therapierende können mit der Familie eine »vergiftete Woche« verabreden. Das heißt, zu Hause versucht jede:r, eine Woche lang den anderen möglichst oft vergiftet zu loben. Jede:r bekommt Giftchips einer bestimmten Farbe, die er für vergiftete Lobe an andere weitergeben kann, und abends (oder zu einem anderen vereinbarten Zeitpunkt) zählt die Familie gemeinsam, wer die meisten Giftchips von den anderen bekommen hat.

Kontraindikationen

In Systemen, in denen es sehr unsichere Erwachsene gibt oder in denen die Denkmuster sehr starr sind, sind erfahrungsgemäß direkte Interventionen (Lobsäckchen, in denen die Kinder Lobmurmeln der Eltern sammeln, die sie abends mit ihnen zählen) hilfreicher als die Methode der Lobvergiftenden.

Tipp
In Familien, in denen Lob oder Aussagen übereinander häufig ironisiert werden, sollte man offen besprechen, ob ein ironisches Lob als vergiftetes Lob gilt oder nicht.

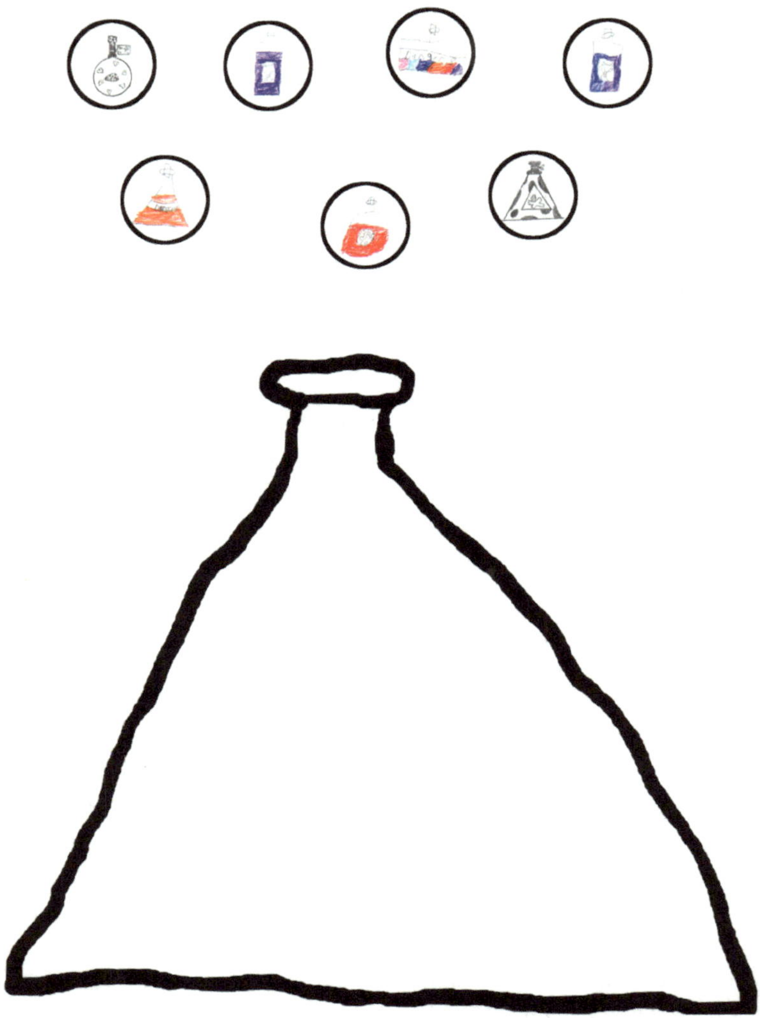

Abb. 24: Giftchips und Kolben von Samuel und Liam Schlünder

Weitere Bemerkungen

Zum Abschluss ein Fallbeispiel:

Hier ein Fallbeispiel: Frau Schulze-Kompass lacht schallend als sie von vergiftenden Loben hört. »Meine Güte, dass mache ich ständig.« In der nächsten Stunde berichtet sie, dass sie ihrer Familie von vergiftenden Loben erzählt hat und die Kinder und ihr Mann großen Spaß daran haben Lobe mit Giftstacheln zu erfinden. Die Kleinere hat Spaß daran, möglichst große Giftstachellobs zu finden, die Älteren und ihr Mann versuchen möglichst subtile zu finden. Die Familie hat sich (ganz ohne Chips) in den vergangenen Wochen darauf hingewiesen, wenn sie vergiftet gelobt haben und den Eltern fällt es oft schon beim Sagen auf, wenn sich etwas Gift eingeschlichen hat.

Intervention 41: Skalierungen

Julia Stempel

Ziel der Intervention

a) Konkretisieren von »abstraktem« Erleben der Klient:in, z. B. Motivation, Selbstvertrauen, Stand des Therapiefortschritts
b) Ziele konkretisieren
c) (kleine) Veränderungen bzw. Unterschiede sichtbar machen

Dauer der Intervention

Im Familien-Setting bis zu 20 Minuten, im Einzel-Setting abhängig vom Thema 10–20 Minuten

Zielgruppe, Alter und Setting

Ab 5 bis 6 Jahren durchführbar – je nachdem, auf welche Weise man die Skalierungen erlebbar macht; Mehrpersonen-Setting

Therapiephase

Skalierungen kann man sowohl im Erstgespräch als auch in Verlaufs- und Abschlussgesprächen vornehmen, da sie sowohl eine diagnostische als auch eine prozessunterstützende Funktion haben können.

Anlass, Themen und Symptome

Zu Beginn eines Beratungs- bzw. Therapieprozesses nutzbar, unabhängig von Symptomatik

Benötigtes Material

Allgemeinhin bekannt ist das Nutzen von Zahlen bei Skalierungen. Bei Menschen mit Vorliebe für einen visuellen Input, bei Kindern und Menschen jeglichen Alters mit Intelligenzminderung eignen sich Gegenstände oder Zeichnungen, die eine Veränderung sichtbar machen: fröhliche Gesichter, die sich in der Größe unterscheiden, Farbenabfolgen von Rot bis Grün (das Erstrebenswerte), Steine, die sich in der Größe unterscheiden, vom Grashalm bis zum dicken Ast etc.

Spezifische Hinweise für Therapierende

Bei kleinen Kindern hat es sich auch bewährt, Skalierungen mithilfe von Größeneinschätzungen zu »visualisieren«, z. B.:

> »Wenn du morgens zur Schule gehen sollst und du dich nicht recht traust, wie groß ist der Mut dann …?«

Und man zeigt mit der Hand einen kleinen Abstand zum Boden, der langsam größer wird, bis das Kind »Stopp« sagt. So kann der Mut auch mal über einen hinauswachsen und bis zur Decke reichen.

Ein anderer wichtiger Aspekt ist die Formulierung der Fragen. Menschen fällt es schwer, auf die folgende Frage zu antworten:

> »Und was machst du, um auf eine 6 zu kommen (auf der Skala von 1–10)?«

Viel leichter ist es für Menschen, sich vorzustellen, man sei schon bei 6 und was sich dann geändert habe. Mit anderen Worten (im Sinne von Konstruktionsfragen):

> »Stell dir vor, du bist bei 6, was wäre dann anders?«

Beim Ausarbeiten der Unterschiede anhand von Skalierungen ist es lohnend, sich die Veränderungen möglichst konkret und spezifisch beschreiben zu lassen – nach Verhalten, Affekt, körperlichem Erleben und Gedanken.

Spezifische Instruktionen für Klient:innen

Wichtig ist es, den Menschen Zeit zu lassen, sich die einzelnen Schritte (= Veränderungsfantasien oder Erleben) vorzustellen und erlebbar zu machen.

Durchführung der Technik

Die Einleitung einer Skalierung kann so aussehen:

> »Sie sagten, dass Sie sich mehr Zuversicht und Lebensfreude wünschen. Auf einer Skala von 1 bis 10 – wenn 1 sehr niedrig bedeutet und 10 das absolute Maximum an Lebensfreude: Wo sollte sich Ihrer Meinung nach die Lebensfreude befinden? Und wo befindet sich diese jetzt? Angenommen,

Sie machen einen kleinen Schritt in Richtung mehr Lebensfreude und befinden sich auf der 6: Was wäre dann anders?«

Wenn sich Menschen ganze Schritte auf dieser Skala schwer vorstellen können, bietet es sich an, die Schritte zu verkleinern oder, wenn auch dies schwer vorstellbar ist:

»Was trägt dazu bei, dass Sie sich heute bei 4 befinden, und nicht, was auch sein könnte, bei 3?«

Es hat sich als hilfreich erwiesen, die beschriebenen Veränderungen/ Unterschiede mitzuschreiben und den Klient:innen mitzugeben – oder ihnen den Auftrag zu geben, sich ein entsprechendes Symbol zu suchen.

Bei Kindern:

»Du hast deiner Mama und mir erzählt, dass du gerne fröhlicher sein möchtest. Und du hast auch erzählt, dass du dich eigentlich bis vor Kurzem auch oft fröhlich gefühlt hast. Wenn du jetzt überlegst: Wie groß sollte die Fröhlichkeit denn sein, damit es dir wieder besser geht?«

Intervention 42: Strukturelle Intervention

Maria Behr

Ziel der Intervention

- geschwisterliches und elterliches Subsystem (Grenzen und Aufgaben) stärken
- dysfunktionale Kommunikationsmuster (z. B. Eltern antworten für ihre Kinder etc.) unterbrechen
- Raum für kindliche Sichtweisen und Perspektiven schaffen

Dauer der Intervention

30–60 Minuten

Zielgruppe, Alter und Setting

Ab dem 6. Lebensjahr; beliebige Personenanzahl

Therapiephase

Anfang, Zielklärung; Vertiefung

Anlass, Themen und Symptome

Verstrickte Familiensysteme; Kommunikationsprobleme zwischen Eltern und Kindern; elterliche Hilflosigkeit; kindliche Ängste

Benötigtes Material

Ein ausreichend großer Raum

Spezifische Instruktionen für Klient:innen

»Im ersten Schritt spreche ich mit Ihren Kindern über … und Sie als Eltern dürfen zuhören.«

Durchführung der Technik

Die beiden Subsysteme – Eltern und Geschwister – werden im Raum getrennt, indem die Eltern den Kindern und der Therapeut:in den Rücken zudrehen, gleichzeitig auf Abstand sitzen und zuhören. Somit sind alle darüber informiert, dass mit einem Subsystem im Beisein des anderen Subsystems einzeln über ein bestimmtes Thema gesprochen wird.

Im nächsten Schritt spricht die Therapeut:in mit den Kindern/dem Kind über ein bestimmtes Thema, z. B.:

»Was soll sich in eurer Familie verändern«?

Mit ihrer respektvollen Neugier regt die Therapeut:in die Personen des geschwisterlichen Subsystems an, ihre verschiedenen Sichtweisen auszudrücken und sowohl auf der geschwisterlichen Ebene als auch mit der Therapeut:in darüber ins Gespräch zu kommen.

Im Anschluss an diese Gesprächssequenz mit den Kindern kommen die Eltern wieder dazu und sprechen darüber, wie es ihnen damit geht, was sie gehört haben:

»Was hat Sie überrascht? Haben Sie Neues erfahren? Wie hat sich Ihre Wahrnehmung und Betrachtungsweise verändert?«

Variante

Die Intervention lässt sich auch in folgender Weise durchführen. Mit beiden Subsystemen – mit den Kindern im Beisein der Eltern und mit den Eltern im Beisein der Kinder (s. o.) – wird dieselbe Frage besprochen, und im Anschluss daran gibt es im gesamten Familiensystem eine Aussprache und Nachfragen darüber, was sie gehört haben etc.

Kontraindikationen

Eine Kontraindikation wäre, ohne einen Auftrag zu arbeiten.

Tipp

Achten Sie darauf, dass Sie an die Sprache und das Entwicklungsniveau der Kinder ankoppeln.

Intervention 43: Raum nehmen

Klaus Rader

Ziel der Intervention

Die Intervention evoziert die persönlichen Muster der einzelnen Systemmitglieder (Familie, Gruppe etc.), mit denen sie sich in ihrem System positionieren. Dabei zeigt sich auch, welche Veränderungen den Systemmitgliedern wichtig sind hinsichtlich der Systemstruktur (Grenzen, Regeln, Werte etc.) und der Kommunikationskultur im System. Darüber hinaus ergibt sich für die Therapeut:in reichhaltiges Beobachtungsmaterial für die Hypothesenbildung.

Dauer der Intervention

50 Minuten, bei einem größeren System auch länger; mehrfach im therapeutischen Prozess einsetzbar

Zielgruppe, Alter und Setting

Für die Arbeit mit Familien (oder Gruppen) mit Personen ab dem 6. Lebensjahr

Therapiephase

Sowohl in der Phase der Auftragsklärung als auch später im Prozess und auch zur Prozessauswertung einsetzbar

Anlass, Themen und Symptome

Einsetzbar für vielfältige Themen; diese Technik ermöglicht – ähnlich wie die Skulptur – die Aktivierung von Gefühlen, Bedürfnissen, Gedanken, Erwartungen und Regeln, die verbal schwierig zu vermitteln sind und unter Umständen bei einer kognitiv-verbalen Fokussierung der Systemmitglieder wenig zugänglich sind.

Benötigtes Material

Mehrere Rollen Kreppband (etwas weniger Rollen als Systemmitglieder, um die Interaktion zu fördern)

Spezifische Hinweise für Therapierende

Während der Intervention kann es erforderlich werden, an die Einhaltung der Übungsregeln (»nicht sprechen«) zu erinnern.

Spezifische Instruktionen für Klient:innen

Während der Übung soll nicht gesprochen werden. Aber das, was man gerne sagen würde, lässt sich nachher besprechen. Ebenso sollten Sie ankündigen, dass in der Auswertung die Gelegenheit bestehen wird, darüber zu sprechen, wie es den Einzelnen während der Übung ergangen ist.

Durchführung der Technik

Auf dem Boden wird mit Kreppband ein Raum abgesteckt (ein Viereck so groß, dass darin alle Teilnehmer:innen stehend oder sitzend Platz haben können), der dem System zur Verfügung steht.

Mehrere Rollen Kreppband liegen bereit.

Anweisung an die Systemmitglieder:

»Nehmt euch Raum innerhalb der vorgegebenen Außengrenzen und markiert eure Wände mit Kreppband. Dies soll nonverbal geschehen!«

Anregung: Grenzen können durchgehend, doppelt oder durchbrochen sein.

Auswertungsaspekte

- »Wie geht es dir an deinem Platz?«
- »Was gefällt dir, was nicht?«
- »Wie erlebst du in deinem Raum Individualität? Wie erlebst du Kontaktmöglichkeit und Zugehörigkeit?«
- »Wie ging es dir damit, Raum zu nehmen, zu finden, abzugrenzen?«
- »Ist dir die Art, wie du es getan hast, was du dabei erlebt hast, vertraut?«
- »Oder was war hier für dich eher neu?«
- »Möchtest du mit jemandem den Raum tauschen? Mit wem? Mit wem auf keinen Fall?«

Wie spiegeln das entstandene Gesamtbild und die Dynamik des Raumnehmens die Systemsituation wider (Werte, Regeln, Struktur)?

Bieten Sie auch Veränderungsmöglichkeiten an – möglichst so lange, bis alle zufriedener sind.

Kontraindikationen

Diese Übung sollte bei Systemen, in denen gewalttätige Konfliktlösungen vorkommen, mit Bedacht eingesetzt werden.

Tipp

Bei der Auswertung sollten die Systemmitglieder in dem von ihnen abgesteckten Raum bleiben (sitzend oder stehend).

Intervention 44: Aufstellungen mit Schuhen und Stiefeln

Björn Enno Hermans

Ziel der Intervention

Wie generell bei der Skulptur- und Aufstellungsarbeit ist es das Ziel, innere Empfindungen von Beziehungen äußerlich darstellen und dann damit arbeiten zu können. So werden nicht selten wahrgenommene Beziehungsmuster den Klient:innen selbst noch einmal bewusst und erweitern den Raum der Möglichkeiten, wie man damit umgehen kann.

Dauer der Intervention

15–70 Minuten – je nach Fragestellung, Intensität und Anzahl der beteiligten Personen

Zielgruppe, Alter und Setting

Die Intervention ist im Einzel-, Mehrpersonen- und Gruppen-Setting gut durchführbar. Sie eignet sich auch ganz besonders in der aufsuchenden Arbeit, da dort ohnehin genügend »Material« vorhanden ist.

Therapiephase

Die Intervention eignet sich sowohl bereits für die Zielklärung als auch in späteren Phasen zur hypothesengeleiteten Arbeit im Therapieprozess.

Anlass, Themen und Symptome

Wenn aktuelle Beziehungen und Interaktionen eine große Rolle spielen, wenn es darum geht, dies auch ohne Sprache einmal zu betrachten und nach neuen Möglichkeiten zu suchen, wenn ein möglicher Zusammenhang zwischen Beziehungsgestaltung, Kommunikation und Symptomatik fokussiert werden soll, dann eignet sich diese Intervention. Besonders empfehlenswert ist auch die mögliche Kombination mit der Externalisierung eines Symptoms oder Problems. Eine Besonderheit im Unterschied zum Systembrett ist die Möglichkeit,

Positionen im Raum einzunehmen und nachzuempfinden. Daher bietet sich die Intervention insbesondere auch dann an, wenn es darum geht, eine emotionale Perspektivübernahme zu fördern.

Die Kombination mit der Externalisierung des Symptoms eignet sich bei psychosomatischen Störungen, beispielsweise Ess- oder Schmerzstörungen in besonderer Weise.

Benötigtes Material

Als Material wird für die Intervention eine Auswahl an Schuhen und/oder Stiefeln benötigt. Bei einem Mehrpersonen-Setting können Sie die Systemmitglieder beim vorherigen Termin bitten, jeweils ein zweites Paar Schuhe/Stiefel mitzubringen. Man kann die Nachfrage, wozu das denn nötig sei, eventuell auch unkommentiert lassen und so nicht nur die Spannung etwas steigern, sondern auch schon zur Spekulation und zum Nachdenken anregen. Ansonsten benötigt man in der Praxis ebenfalls eine selbst zusammengestellte Auswahl von Schuhen und Stiefeln. Hier kann man entweder auf eher wenig Unterschiede Wert legen – also beispielsweise nur Gummistiefel, die sich lediglich farblich unterscheiden. Alternativ können es unterschiedliche Schuhe und Stiefel sein, die in Größe, Form und Farbe variieren. Das bietet der aufstellenden Klient:in mehr Wahl- und Zuordnungsmöglichkeit zu einzelnen Personen, wohingegen weniger Unterschiede den Fokus manchmal etwas mehr auf Distanz und Blick- bzw. Schrittrichtung legen.

Spezifische Hinweise für Therapierende

Das Material sollte gut zugänglich und verfügbar sein, der Raum so gestaltet, dass es genügend freie Fläche gibt.

Spezifische Instruktionen für Klient:innen

Die Einführung kann wie bei anderen Formen der Aufstellungsarbeit gut etwa so erfolgen:

> »Angenommen, Sie würden jemandem, der nicht Ihre Sprache spricht oder mit dem Sie sich nicht sprachlich verständigen könnten, Ihre aktuellen Beziehungen zu den Ihnen näherstehenden Menschen zeigen wollen. Zur Verfügung haben Sie dafür jetzt diese Schuhe und Stiefel, wobei ein Paar jeweils für eine Person stehen kann, und Sie haben den Raum als Darstellungsfläche zur Verfügung. Bitte positionieren Sie die Schuhe einmal so im

Raum, wie es für Sie die aktuelle Situation/die aktuellen Beziehungen am besten darstellt.«

Was es sonst noch zu bedenken gibt

Einzel- und Mehrpersonen-Setting unterscheiden sich bei der Durchführung dieser Intervention deutlich. Im Mehrpersonen-Setting – evtl. auch mit selbst mitgebrachten Schuhen – stellt sich ja unmittelbar die Frage, wer beginnt, wer dann weitermacht etc. Sollte Sie die Absicht haben, Aufstellungen zeitgleich unabhängig voneinander stellen zu lassen, eignen sich kleine Holzfiguren und Systembretter deutlich besser. Mit den mitgebrachten Schuhen kann hingegen die Simultantechnik Anwendung finden, in der also alle Anwesenden zeitgleich ein gemeinsames Bild stellen. Da es unwahrscheinlich ist, dass es hier wirklich ein gleiches Bild aller gibt, liegt der Fokus der Beobachtung dann häufig auf dem Prozess.

Durchführung der Technik

Grundsätzlich funktioniert diese Technik, wie wir es von der Aufstellungsarbeit generell kennen. Nach einer Einleitung, die sich am oben beschriebenen Beispiel orientieren kann, erfolgt die Aufstellung selbst. Neben den üblichen Hinweis auf Nähe und Distanz sowie Blickrichtung können Sie schon hier auf die besonderen Möglichkeiten der Darstellung mit Schuhen und Stiefeln hinweisen. Durch die Tatsache, dass es sich jeweils um ein Paar Schuhe handelt, lassen sich eine Bewegung, eine innere Ambivalenz und später auch teils sehr kleine Veränderungen eines Blick- oder Schrittwinkels durch veränderte Ausrichtung eines Schuhs darstellen.

Im zweiten Schritt geht es dann um ebensolche gewünschten Veränderungen. Es bietet sich an, einmal die Zufriedenheit mit dem aktuellen Bild skalieren zu lassen und auch einen Zielwert zu erfragen. Bedeutsam ist, dann nicht gleich ein Wunsch- oder Lösungsbild stellen zu lassen, sondern zunächst eine erste mögliche kleine Veränderung der Person selbst bzw. ihres Stellvertreter-Schuhpaares zu erfragen und auch erproben zu lassen.

Genau wie bei menschlichen Stellvertreter:innen können Sie die Klient:in aber auch zuvor und immer wieder im Prozess bitten, die eigene und wahlweise auch die Positionen anderer selbst einzunehmen, indem sie sich dorthin stellt, wo die entsprechenden Schuhe stehen. Spannend ist hierbei, dass häufig allein durch die Position der Schuhe und dann der Person (z. B. Schuhspitzen in entgegengesetzte Richtung) viele körperliche Empfindungen rückgemeldet werden.

Bevor ein Wunschbild gestellt werden kann, bietet sich noch folgende Frage an:

»Angenommen Sie könnten nun doch die Position einer anderen Person verändern, aber nur einer – welche Person wäre das, und welche Veränderung würden Sie vornehmen?«

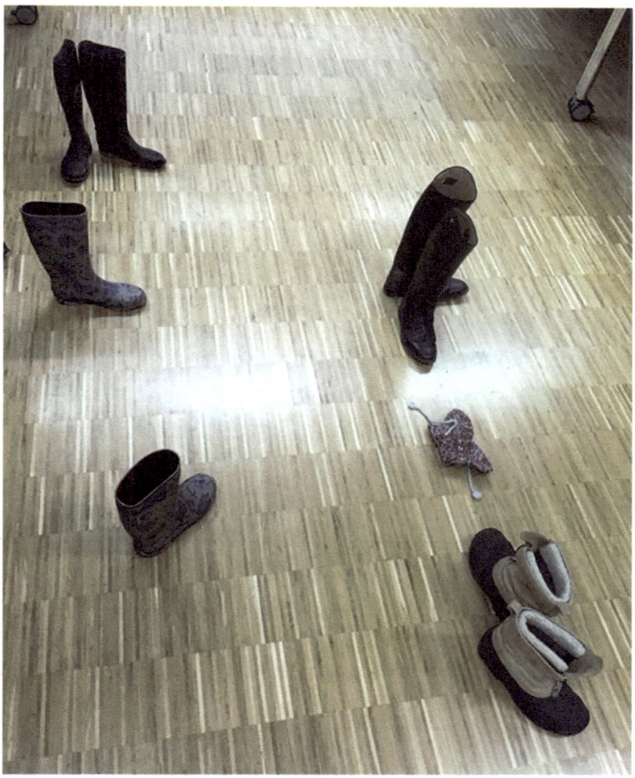

Abb. 25: Aufstellung mit Schuhen und Stiefeln

Hier ergeben sich häufig zusätzliche Informationen für den Prozess, wen außer sich selbst die Klient:in für besonders veränderungsrelevant und im Hinblick auf das Problem für bedeutsam hält.

Nach einem möglichen Wunschbild – mit der Möglichkeit, unterschiedliche Positionen einzunehmen – sollte abschließend noch einmal das Ausgangsbild und die erste kleine von der Klient:in selbst vorgenommene Veränderung gestellt werden. Als Abschluss bietet sich an, sich danach zu erkundigen, welche kleine Veränderung das nun sein könnte, die die Klient:in bis zur nächsten Sitzung ausprobiert.

Grundsätzlich könnte zu den Personen auch ein externalisiertes Symptom oder Problem mit aufgestellt werden und damit aktiv exploriert werden, wie es am Beziehungsspiel des Systems teilnimmt.

Wie insgesamt in der Aufstellungsarbeit gibt es potenziell viele weitere Möglichkeiten der Ausgestaltung und Variation, auf die hier aus Platzgründen aber nicht näher eingegangen werden soll.

Kontraindikationen

Kontraindikationen im engeren Sinn sind kaum bekannt. Grundsätzlich sollten die Personen in der Lage sein, die Aufgabenstellung nachzuvollziehen und sich auf eine solche Art der Darstellung einzulassen. Die Aufstellung mit Schuhen und Stiefeln im Raum ruft häufig eine höhere emotionale Beteiligung und mehr körperliche Reaktionen hervor als beispielsweise die Arbeit mit einem Systembrett. Wenn das gewünscht ist und für den Prozess sinnvoll erscheint, eignet sich die Methode also besonders. Ist genau das nicht intendiert und braucht es einfachere und bessere Möglichkeiten der (auch räumlichen) Distanzierung, dann ist die Arbeit mit kleinen Figuren oder einem Systembrett besser geeignet.

Tipp

Die zunächst häufig wahrgenommene Ungewöhnlichkeit der Intervention, die mögliche humorvolle Betrachtung und der gewisse Überraschungseffekt lassen sich gut für die Beziehungsgestaltung im Prozess – gerade auch im Mehrpersonen-Setting – nutzen.

Literatur

Hermans, B. E. (2019): Zeigt her eure Schuh … – Systemaufstellungen mit Schuhen und Stiefeln. In: H. Lindemann (Hrsg.): Heldinnen, Ufos und Straßenschuhe – Die Arbeit mit Metaphern und der Systemischen Heldenreise in der Praxis. Göttingen (Vandenhoeck & Ruprecht), S. 96–102.

Intervention 45: Eingangsfragen in Therapie, Beratung und Supervision

Björn Enno Hermans

Ziel der Intervention

Systemisch betrachtet ist der Beginn einer jeden Kommunikation »doppelt kontingent« – es ist zunächst nicht vorbestimmt, wer zuerst mit der Kommunikation beginnt und etwas sagt. So ist es auch zu Beginn von Therapiestunden oder Beratungs- und Supervisionseinheiten. Natürlich wird der Auftakt häufig vom Therapeuten, der Beraterin oder Supervisorin erwartet. Um nicht unbedingt mit der »Tür ins Haus zu fallen« oder durch eine problem- oder symptomorientierte Frage vielleicht eher zu einer Problemtrance einzuladen, bieten sich bestimmte Eingangsfragen an. Neben den üblichen Joining-Fragen – wie beispielsweise nach dem Weg zur Therapie – können Sie Eingangsfragen aber auch gezielt einsetzen, um eine bestimmte Aufmerksamkeitsfokussierung zu erzielen.

Dauer der Intervention

In der Regel nur 5 bis maximal 10 Minuten – je nach Fragestellung, Intensität und Anzahl der beteiligten Personen

Zielgruppe, Alter und Setting

Die Intervention ist im Einzel-, Mehrpersonen- und Gruppen-Setting sehr gut durchführbar. Grundsätzlich ist sie auch für ein breites Altersspektrum geeignet, da die Fragen entsprechend angepasst werden können.

Therapiephase

Die Intervention eignet sich bereits in der ersten Sitzung, vor allem aber zu Beginn von Folgesitzungen. Es kann sich auch um ein Ritual handeln, das immer wiederkehrt. Nicht selten melden Klient:innen dann auch zurück, schon gespannt auf die heutige Frage gewesen zu sein.

Anlass, Themen und Symptome

Prinzipiell sind keine besonderen symptom- oder störungsspezifischen Aspekte zu berücksichtigen – außer, dass Personen nicht überfordert werden sollten und grundsätzlich in der Lage sein müssen, die Fragen zu verstehen. Ein Anlass kann sein, dass Klient:innen besonders schnell thematisch in das Problemgeschehen einsteigen und sich schnell eine problem- oder defizitorientierte Fokussierung ergibt. Hier wirken solche Eingangsfragen auch schon als Musterunterbrechung und laden zur Fokusverschiebung ein.

Benötigtes Material

Für die Durchführung der Intervention ist kein spezifisches Material nötig. Wohl braucht es vorher seitens der Therapeut:in eine kurze Beschäftigung damit, welche Eingangsfrage sich für die Klient:in oder das Mehrpersonensystem wohl gerade besonders eignen würde. Hierbei spielen aktuelle Hypothesen möglicherweise ebenso eine Rolle wie die Frage der angenommenen Passung und Anschlussfähigkeit der Fragestellung.

Spezifische Hinweise für Therapierende

Eventuell entstehen Ideen für geeignete Eingangsfragen auch schon in vorangegangenen Sitzungen – diese könnten Sie sich dann schon kurz notieren.

Spezifische Instruktionen für Klient:innen

Die Intervention lebt wie bereits beschrieben von einer gewissen Zentrierung und Fokussierung der Aufmerksamkeit. Daher ist es bedeutsam, nach einer allgemeinen Begrüßung und dem Joining entsprechend einzuleiten. Beispielhaft könnte eine solche Einleitung lauten:

> »Ich möchte Sie (auch heute wieder) zunächst einladen, kurz über eine Frage nachzudenken, die ich Ihnen mitgebracht habe. Vielleicht nehmen Sie sich kurz Zeit dafür, und dann bin ich gespannt, von Ihnen zu hören, was Ihnen so eingefallen und durch den Kopf gegangen ist.«

Was es sonst noch zu bedenken gibt

Einzel- und Mehrpersonen- bzw. Gruppen-Setting unterscheiden sich bei der Durchführung dieser Intervention etwas. Beim Mehrpersonen- und Gruppen-Setting braucht es etwas mehr Zeit und zusätzlich die Bitte, zunächst noch nicht in den Austausch miteinander zu gehen. In diesen Settings ist es dann auch möglich, zu zirkulären Spekulationen einzuladen: z. B., was angenommen wird, wie jemand anderes aus der Runde die Frage wohl derzeit für sich beantwortet. Häufig ergibt sich hieraus auch eine passende Überleitung in die nächste Phase der Therapiestunde.

Durchführung der Technik

Da die mögliche Einführung einer solchen Frage bereits beschrieben wurde, werden nachfolgend einige beispielhafte Fragen aufgeführt.

Fragen zu Ressourcen, Ausnahmen, Überraschungen

»Richten Sie Ihre Aufmerksamkeit bitte einmal auf die Zeit seit unserem letzten Termin: Welche Ihrer Ressourcen war zwischenzeitlich besonders nützlich? Was gab es Überraschendes in dieser Zeit?«

Metaphorische/bildhafte Fragen

»Wenn Ihre aktuelle Situation eine Landschaft wäre, wie würden Sie diese beschreiben? Wenn Ihr Weg in der Therapie hier eine Reise wäre, wo sind Sie gerade auf dieser Reise? Was hatten Sie ursprünglich geplant, wo wollten Sie hin, wie ist die Reise bisher verlaufen? Angenommen, Ihre aktuelle Stimmung wäre eine Wetterlage: Wie würden Sie sich dafür kleiden? Was würden Sie als Erstes gerne an dieser Kleidung verändern?«

Zukunftsgerichtete/hypothetische Fragen

»Angenommen, Sie hätten einen Veränderungswunsch frei – welche Veränderung würden Sie sich wünschen? Wenn Sie in drei Jahren auf die Zeit heute zurückblicken: Was würden Sie dann gerne darüber sagen? Weihnachten steht vor der Tür – welchen immateriellen Weihnachtswunsch haben Sie? Was würden Sie (im Mehrpersonen-Setting) den anderen in der Runde gerne Immaterielles schenken?«

Ich habe hier nur einige wenige Beispiele formuliert, um die Möglichkeiten der Intervention zu beschreiben. Der Kreativität sind hier aber kaum Grenzen gesetzt. Gerade bei metaphorischen Fragen können Sie Bilder der Klientensysteme aufgreifen oder eine besondere Passung herstellen. Situativ können bestimmte Fragen im Prozess besonders anschlussfähig sein. Erfahrungsgemäß macht es Spaß, sich solche Fragen spezifisch für ein jeweiliges System auszudenken.

Kontraindikationen

Kontraindikationen im engeren Sinn sind nicht bekannt. Die Fragen sollten so formuliert sein, dass sie für alle Beteiligten gut verständlich sind. Wenn es große Unterschiede bei der Verbalisierungsfähigkeit der Beteiligten gibt, ist die Intervention nicht unbedingt geeignet.

> **Tipp**
>
> Eingangsfragen kann man einerseits als abgeschlossene Intervention zu Beginn einer Therapiestunde betrachten, die auch die Funktion eines erweiterten Joinings erfüllt und von der aus man dann mit einer anderen Frage in den eigentlichen Therapieteil einer Stunde überleitet. Oft ergeben sich aber aus den Antworten und der Beschäftigung mit der Eingangsfrage direkte thematische Überleitungsmöglichkeiten, um an den bisherigen Prozess anzuschließen. Eine weitere Möglichkeit ist, dass zwar kein direkter Anschluss möglich ist, aber dennoch interessante Aspekte genannt wurden, die als Merkposten fungieren und die Sie später im Verlauf der Therapieeinheit noch einmal aufgreifen können.

Literatur

Beilfuß, C. (2021): Fragen können wie Küsse schmecken. Systemische Fragetechniken für Anfänger und Fortgeschrittene. Heidelberg (Carl-Auer), 10. Aufl.

Intervention 46: Medienkreise

Joachim Wenzel

Ziel der Intervention

Wenn es in einer Familie einen sehr strittigen Umgang mit dem Thema Medien gibt, (wie z. B. Reglementierung von Smartphonenutzung bzw. Internet), kann die Intervention helfen, einen neuen Zugang zur Thematik zu eröffnen: weg von Konflikthaftem hin zu positiven Erlebnissen, Ressourcen und differenzierten Erfahrungen. So kann es wieder möglich werden, von einem zu engen Fokus auf die Medien zu den dahinterliegenden Themen zu gelangen. Dabei wird es möglich, auch die Perspektiven der anderen Familienmitglieder wahrzunehmen, ohne sie gleich abzuwerten. So bewegen sich die Personen heraus aus der Engführung auf Ärger, indem auch weitere Gefühle und Erlebensweisen wie Freude, Traurigkeit, Hoffnung, Liebe usw. ins Spiel gebracht werden, damit die Familienmitglieder aus dem Kreislauf emotionalen Stresses im Miteinander herauskommen. Bei einem bereits eskalierten und chronifizierten Streit um ein Thema wie die Mediennutzung gibt es kaum noch einen emotional unbeschwerten Zugang zum Thema, von Leichtigkeit gar nicht zu sprechen. Umso wichtiger ist es, die Thematik auch wieder auf eine andere und unbeschwertere Weise besprechen zu können. So ist es wichtig, bei dieser Intervention als ein zentrales Ziel gerade auch Humor und Heiterkeit zuzulassen und zu fördern.

Dauer der Intervention

75 Minuten im Mehrpersonen-Setting und Paar-Setting; im Einzel-Setting genügen bereits 50 Minuten, um einen anderen Blick auf die Thematik zu bekommen.

Zielgruppe, Alter und Setting

Ab ca. 6 Jahren; vor allem mit Pubertierenden ist die Übung sinnvoll, um in einen anderen Kontakt mit den Eltern zu dem Thema zu gelangen. Geeignete Settings: Mehrpersonen-Setting, Paar-Setting, Einzel-Setting

Therapiephase
Anfang, Beziehungsaufbau, Zielklärung

Anlass, Themen und Symptome
Hilfreich ist die Intervention vor allem in Familien, wenn ältere Kinder/Jugendliche beteiligt sind und es hochstrittig um Fragen wie Smartphone- und Internetnutzung geht. Wenn Eltern sich dabei in der Erziehung nicht einig sind, kann die Intervention helfen, eine gemeinsame Haltung zu entwickeln und die Zielearbeit vorzubereiten.

Benötigtes Material
Kugelschreiber für alle, DIN-A4-Arbeitsblatt (alternativ: leeres Blatt)

Spezifische Hinweise für Therapierende
Die Übung soll in Mehrpersonen-Settings vor allem dazu führen, einen Weg raus aus den Streitigkeiten, hin zu einem neuen emotionalen Zugang bei der Thematik »Medien« zu kommen. Während die ersten beiden Phasen der Intervention dazu führen sollen, sich auf sich selbst zu fokussieren, wird in der dritten Phase vor allem eine neue Interaktion des Systems angestrebt. Wenn die Familie/das Paar dabei humorvoll im Kontakt ist und sich von der eigenen Mediengeschichte erzählt, sollte es der/die Therapeut:in in der letzten Phase längere Zeit laufen lassen, ohne zu sehr einzugreifen und zu moderieren. Hier gilt es vor allem, das Gespräch miteinander anzuregen und den Austausch unterschiedlicher Perspektiven/Erlebnisse anzuregen. Lediglich bei Abwertungen oder einem normativen Diskurs bzw. anfangenden Streit, sollte gegengesteuert werden.

Spezifische Instruktionen für Klient:innen
Sprechen Sie zu Beginn eine Einladung aus, sich auf etwas Neues einzulassen und eine kleine Reise in die eigene mediale Vergangenheit zu unternehmen.

Arbeitspapiere für Klient:innen
DIN-A4-Arbeitspapier »Medienkreise« (s. Abb. 26)

Durchführung der Technik

Die Intervention hat drei Phasen:

1) Kurze Reise in die eigene Mediengeschichte (Trance)
2) Ausfüllen des Arbeitsblattes »Medienkreise« (Beispiel s. Abb. 26)
3) Gespräch/Austausch über die verschiedenen Mediengeschichten.

Kurze Reise in die eigene Mediengeschichte (Trance)

Einladung zu einer Trance, mit offenen oder geschlossenen Augen.

Ggf. kurzer Einstieg zur Trance (Sitzposition/Atmung etc.):

- »Ich lade Sie/euch dazu ein, eine kurze Reise in die Vergangenheit vorzunehmen.«
- »Welche Medien erinnere ich zuerst in meinem Leben? Was genau ich alles unter ›Medien‹ verstehe, entscheide ich selbst. Das Wort kann eine weitgehende Bedeutung haben.«
- »Wie sah das erste Medium aus, an das ich mich erinnere? Wie hat es sich angefühlt? Gab es damit verbundene Töne? Verbinde ich damit vielleicht sogar Gerüche?«
- »Welche Personen waren außer mir noch alles beteiligt, wenn es um dieses Medium ging?«
- »Welche Medien gab es in meiner frühen Kindheit?«
- »Was nehme ich mit allen Sinnen wahr, wenn ich mir eine Situation mit einem Medium vorstelle?« (»Sehen, hören, tasten usw.«)
- »Welche Medien gab es in meiner späteren Kindheit?«
- »Was nehme ich mit allen Sinnen wahr, wenn ich mir eine Situation mit einem Medium vorstelle?« (»Sehen, hören, tasten usw.«)
- »Welche Medien gab es in meiner Jugendzeit?«
- »Was nehme ich mit allen Sinnen wahr, wenn ich mir eine Situation mit einem Medium vorstelle?« (»Sehen, hören, tasten usw.«)

(Passen Sie die Auswahl der Fragen dem Alter der Beteiligten an.)

- »Welches Medium habe ich in meinem Leben zuletzt kennengelernt?«
- »Welche Medien sind für mich heute bedeutsam?«
- »Auf welche Medien würde ich keinesfalls verzichten wollen?«
- »Welche Medien sind für mich heute bedeutsam?«
- »Auf welche Medien würde ich heute gerne verzichten?«

- »Gibt es eine interessante oder gar witzige Geschichte in Bezug auf Medien?«
- »Nun lade ich Sie/euch ein, wieder zurückzukommen in die heutige Zeit und an den Ort hier«
- »Schaut euch um, alle sind noch hier.«
- »Nun bitte ich, eine kurze Zeit noch nicht zu reden.«

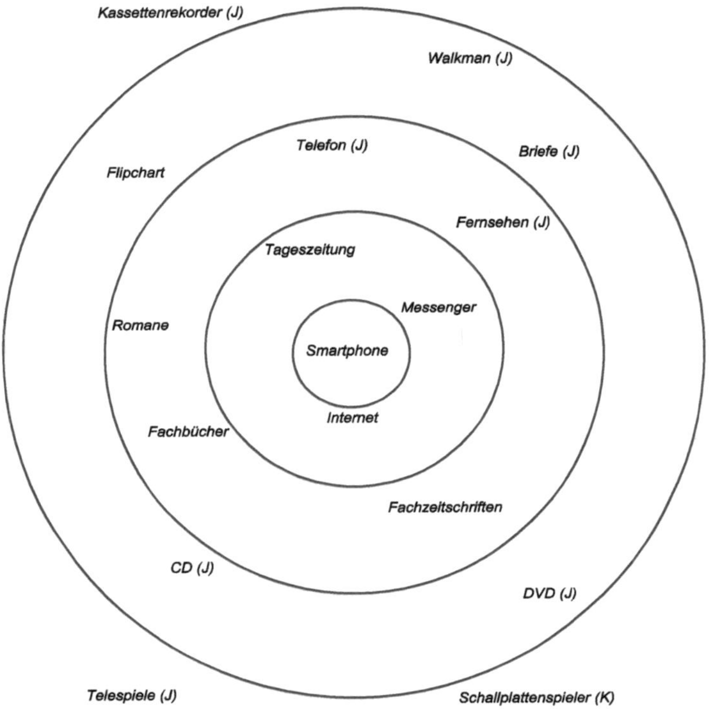

Abb. 26: Beispiel eines ausgefüllten Arbeitsblattes »Medienkreise«

Ausfüllen des Arbeitsblattes »Medienkreise«

Die Klient:innen bekommen das Arbeitsblatt mit den Medienkreisen ausgeteilt, ebenso einen Stift. Und sie werden gebeten:

»Füllen Sie bitte das Blatt aus, indem Sie die Medien, die heute für Sie bedeutsam sind, eintragen – in der Mitte die Medien, die heute am bedeutsamsten/am wichtigsten für Sie sind. Gerne so viele Medien eintragen wie möglich.«

(Pause)

»Und nun kennzeichnen Sie bitte die Medien, die in Ihrer Kindheit bedeutsam waren, dahinter mit einem ›K‹ in Klammern: (K)

Kennzeichnen Sie bitte die Medien, die in Ihrer Jugend bedeutsam waren, dahinter mit einem ›J‹ in Klammern: (J) – die Jüngeren brauchen da natürlich nichts einzutragen.

Und nun kennzeichnen Sie bitte das Medium, an das Sie sich als frühestes erinnern können, dahinter mit einem ›F‹ in Klammern: (F)

Und danach kennzeichnen Sie bitte das Medium, das Sie als letztes kennengelernt haben, dahinter mit einem ›Z‹ in Klammern: (Z)

Und nun kreisen Sie ein Medium ein, wenn Sie damit eine Geschichte verbinden, die Sie vielleicht gleich erzählen mögen.«

Gespräch/Austausch über die eigene Mediengeschichte

Nun werden die Klient:innen eingeladen, sich die ausgefüllten Arbeitsblätter »Medienkreise« gegenseitig vorzustellen. Es empfiehlt sich, mit der Person anzufangen, die direkt etwas erzählen möchte. Das kann dann reihum gehen. Dabei ist es die Aufgabe der Therapeut:in, die Klient:innen miteinander ins Gespräch zu bringen und den Austausch unterschiedlicher Perspektiven/Erlebnisse in Gang zu bringen. Gegenseitige Fragen sind erwünscht und werden ermöglicht, falls das nicht von allein geschieht. Lediglich bei einem Abwerten oder einem normativen Diskurs bzw. anfangenden Streit sollte die Therapeut:in gegensteuern. Wenn ein konstruktiver Austausch stattfindet und die Klienten:innen in ein wohlwollendes Gespräch miteinander kommen, sollten Sie nicht weiter intervenieren – es sei denn, es gilt, auf die Zeit zu achten.

Am Ende wird in der Runde abgefragt, was es Neues gab und ob sich etwas im Umgang mit dem Thema verändert hat.

Tipp

Auch bei anderen hochstrittigen Themen kann die Übung angepasst genutzt werden. Vor allem die Kreise lassen sich dazu verwenden, sich darüber auszutauschen, wie bedeutsam bestimmte Aspekte eines anderen Themas sind, um darüber in eine distanziertere und differenziertere Kommunikation zu gelangen.

Literatur

Wenzel, J. (2018): Familien im Medienzeitalter. Digitalisierung in der Beratungspraxis. Göttingen (Vandenhoeck & Ruprecht).

Intervention 47: Kompetenzbaum aus Tauen/Seilen

Irene Hochstrat

Ziel der Intervention

Verbesserung der innerfamiliären Beziehungen, Perspektivenwechsel, Aktivierung, Einbeziehung der Kinder, Stärkung der Elternebene und der Subsysteme, Ressourcenaktivierung

Dauer der Intervention

Mind. 90 Minuten, je nach Anzahl der beteiligten Familienmitglieder kann sich die Arbeit auch über mehrere Sitzungen erstrecken.

Zielgruppe, Alter und Setting

Familien mit Kindern ab dem 6. Lebensjahr; auch für die aufsuchende Familienberatung und -therapie geeignet

Therapiephase

In der Vertiefungsphase, wenn bereits eine stabile Therapeut-Klienten-Beziehung zustande gekommen ist

Anlass, Themen und Symptome

Kindgerechte Einbeziehung in den Familienberatungs- und Therapieprozess zur Verbesserung der innerfamiliären Beziehungen; Stärkung der beteiligten Subsysteme Eltern-, Paar- und Kinderebene

Benötigtes Material

Unterschiedlich lange, verschieden dicke und verschiedenfarbige Seile, sodass es für jedes Familienmitglied ein Seil gibt; verschiedenfarbige Moderationskarten, die Personen oder Themen zugeordnet werden können, Filzstifte

Spezifische Hinweise für Therapierende

Die Arbeit findet im Stehen im Raum statt. Besonders Kinder lassen sich während dieser Metaphernarbeit sehr gut einbeziehen. In der Arbeit beginnt man mit den Eltern. Danach folgt die weitere Arbeit im Prozess mit allen Familienangehörigen.

Die Beteiligung aller und auch der Kinder ist besonders erwünscht und leicht durchzuführen.

Was es sonst noch zu bedenken gibt

Wenn wir die Kompetenzbaumarbeit aufsuchend durchführen, benötigen die Klient:innen den entsprechenden »Raum« dafür. Wenn wir mehrere Sitzungen daran arbeiten wollen, sollten wir nach jeder Sitzung ein Handyfoto von dem Ergebnis machen, damit die Fortsetzung gelingen kann. Für Stieffamilien empfehle ich das »Seilhaus der Beziehungen« als Metaphernarbeit, da die Komplexität mit drei oder mehr Herkunftsfamilien für die Kompetenzbaumarbeit überfordernd sein kann.

Durchführung der Technik

1) Bitten Sie die Eltern, jeweils für sich ein 5 Meter langes Seil auszusuchen und diese beiden Seile gemeinsam in der Form eines Baums auf den Boden zu legen: linke Seite des Baumes für die Mutter, rechte Seite des Baumes für den Vater (Stamm mit Krone). Diese Seile bilden das Äußere des Baumes. Die Wurzeln, der Anfang des Seiles, stehen für das jeweilige Herkunftsfamiliensystem der leiblichen Mutter und des leiblichen Vaters. Die Enden der Seile treffen sich oben und berühren sich in der Baumkrone.
2) Danach bitten Sie die Kinder dem Alter nach (zuerst das älteste Kind), ihre Seile so zu legen, dass sie innerhalb der elterlichen Seile vom Stamm Richtung Krone zeigen – sozusagen als dicke Äste, die im Baum wachsen (s. Abb. 27).
3) Wenn die Seile aller »Familienmitglieder« auf dem Boden innerhalb des Baumes/der Baumkrone platziert sind, werden sie anhand von Moderationskarten mit den Namen der Beteiligten versehen.
4) Nun können Ressourcen, Fähigkeiten, Kompetenzen, Besonderheiten der Familie, aller Familienmitglieder und auch aus den jeweiligen Herkunftsfamilien auf Moderationskarten geschrieben und in den Stamm sowie als Blätter in die Krone gelegt werden. Die Familie kann für jedes Familienmitglied oder für die entsprechenden Fähigkeiten, Ressourcen usw. verschiedenfarbige große, kleine, quadratische, rechteckige oder ovale Moderationskarten auswählen und beschriften.

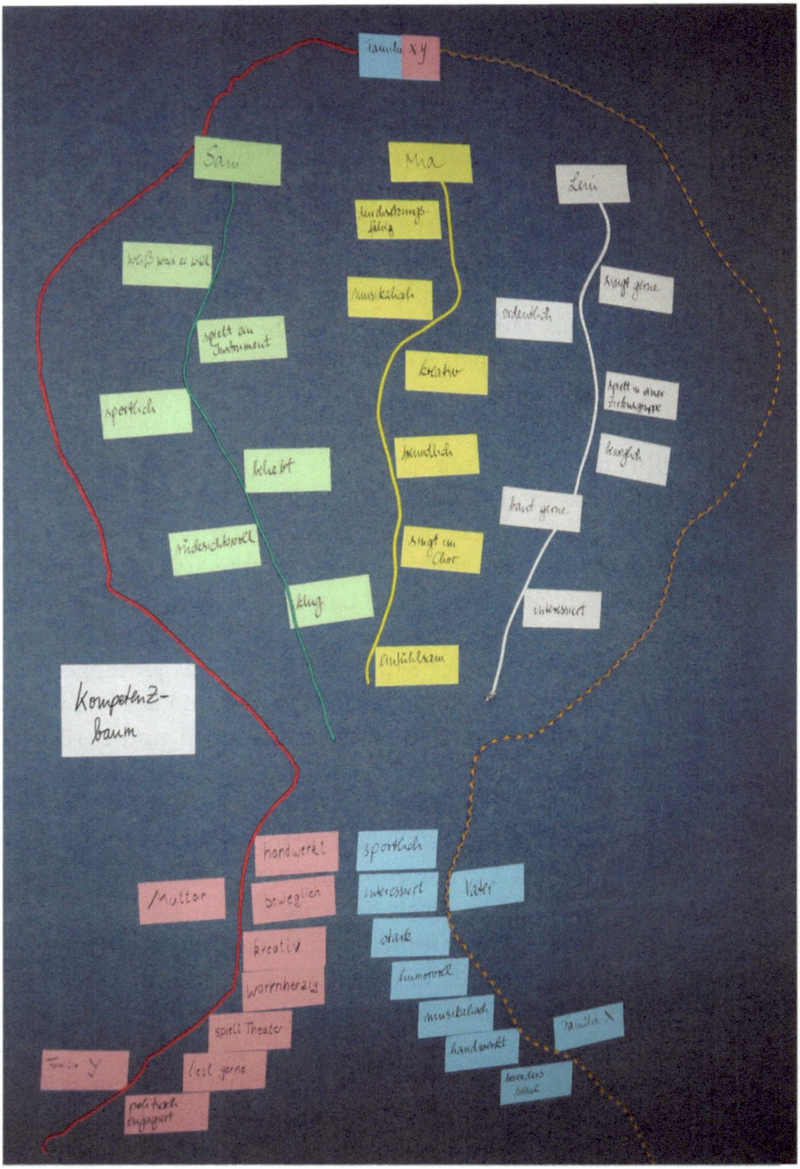

Abb. 27: Kompetenzbaum

5) Der Prozess des »Baumentstehens« wird mit lösungsorientierten und zirkulären Fragen durch die Therapeut:in begleitet/gerahmt.

6) Die Familienmitglieder können im Prozess immer wieder eingeladen werden, sich den Kompetenzbaum von unterschiedlichen Seiten und aus verschiedenen Perspektiven anzuschauen.
7) Die Erkenntnisse aus der Arbeit lassen sich in den anschließenden Prozess mit dem System einbeziehen.

Kontraindikationen

Hochstrittigkeit auf der Elternebene

> **Tipp**
>
> Falls sich die Arbeit über mehrere Sitzungen erstreckt, können Sie nach jedem Mal ein Handyfoto vom Kompetenzbaum machen, um beim nächsten Mal wieder schnell anschlussfähig zu sein.

Literatur

Bonney, H. (2003): Kinder und Jugendliche in der familientherapeutischen Praxis. Heidelberg (Carl-Auer).

Engelmann, B. (2010): Reiseziel Glück. Machen Sie sich auf den Weg! Heidelberg (Carl-Auer).

Retzlaff, R. (2008): Spiel-Räume. Lehrbuch der systemischen Therapie mit Kindern und Jugendlichen. Stuttgart (Klett-Cotta).

Steiner, T. u. I. K. Berg (2006): Handbuch Lösungsorientiertes Arbeiten mit Kindern. Heidelberg (Carl-Auer), 2. Aufl.

Intervention 48: Seilhaus der Beziehungen

Irene Hochstrat

Ziel der Intervention

Diagnostische Informationsgewinnung, Klärung von individuellen und familiären Grenzen und Möglichkeiten, Beziehungsverbesserung, Stärkung, Arbeit an Regeln, Ressourcenaktivierung, Perspektivenerweiterung, Musterunterbrechung

Dauer der Intervention

Je nachdem, wie viele Personen einer Familie anwesend sind, kann die Arbeit bis zu 90 Minuten oder auch mehrere Sitzungen dauern.

Zielgruppe, Alter und Setting

Familien mit Kindern ab dem 4. Lebensjahr, Stieffamilien, Einelternfamilien, auch aufsuchend in der Familienberatung und -therapie

Therapiephase

Diese Metaphernarbeit eignet für die Vertiefungsphase.

Anlass, Themen und Symptome

Klärung von Grenzen zwischen den einzelnen Familienmitgliedern, Zugehörigkeit bei Stieffamiliensystemen, Veränderungswünsche innerhalb des Familiensystems

Benötigtes Material

Ein Seil von 6–8 Metern Länge und mehrere gleich lange (mind. 2–3 Meter), verschiedenfarbige Seile (für jede Person ein Seil), Moderationskarten, außerdem weitere Materialien zum Bestücken der einzelnen »Räume« (Stofftiere, Bücher, Stifte, Schlüssel, Steine und andere Symbole, die die Klienten jeweils für »ihren Raum« aussuchen können)

Spezifische Hinweise für Therapierende

Die Therapeut:in leitet die Übung an und begleitet alle Familienmitglieder bei den einzelnen Schritten. Die Arbeit kann aufsuchend durchgeführt werden, wozu ein entsprechender Platz von ca. 12 qm benötigt wird. Die Methode eignet sich besonders gut, um Kinder zu beteiligen.

Die Seilhausarbeit wird auf den Boden gelegt, und die Arbeit findet aktiv im Raum statt.

Die einzelnen »Räume« der Familienmitglieder können Schnittmengen mit den »Räumen« der anderen haben. Darüber wird die Kommunikation miteinander angeregt und begleitet.

Die Therapeut:in stellt die entsprechenden Materialien der Reihe nach zur Verfügung.

Spezifische Instruktionen für Klient:innen

Die Familie wird eingeladen, ein »Familienhaus« aus dem langen Seil zu legen, in dem dann jede:r einen eigenen »Raum« bekommt.

1) »Legen Sie als Familie das lange Seil auf den Boden und wählen Sie eine Form, die zu Ihnen passt oder die Sie möchten (Haus, Kreis etc.).« Wir können die Familienangehörigen durch unsere Vorschläge unterstützen. Jeder sollte außerdem Symbole oder andere ihm/ihr wichtige Gegenstände, die vorher gesammelt wurden, bereithalten.
2) Jede:r sucht sich nun von den bereitgelegten Seilen eins aus.
3) Jede:r legt nun nacheinander sein/ihr Seil in das »Seilhaus« hinein, formt daraus einen »Raum« und bestückt ihn mit den eigenen Symbolen und Materialien, die ihm/ihr wichtig sind oder etwas über sie/ihn aussagen.

Was es sonst noch zu bedenken gibt

Wenn wir aufsuchend arbeiten, können wir die Familienmitglieder bitten, Materialien, Gegenstände/Symbole auszusuchen, mit denen sie ihren eigenen »Raum« bestücken möchten. Wenn wir in unseren Therapieräumen arbeiten, sollten wir eine Materialsammlung mit Symbolen, Stofftieren, Steinen, Sand, Postkarten, Bilderkarten, kleinen Püppchen, Stoffen, verschiedenen Tieren, Figuren, Mal- und Bastelutensilien etc. zum Aussuchen bereithalten.

Durchführung der Technik

1) Wir laden die Familie ein, ein langes Seil auf den Boden auszulegen – in der Form eines Hauses, Kreises, Rechtecks oder einer Form, die zu ihnen passt. Der Anfang und das Ende

sollten sich berühren. Alle können mithelfen. Wir können die Familienangehörigen in ihrem Findungsprozess durch Anregungen oder Fragestellungen unterstützen, zu einer passenden Form für ihr »Seilhaus« zu kommen.

2) Jede:r sucht sich nun von den bereitgelegten Seilen eins aus, womit er seinen individuellen »Raum« innerhalb des gelegten Seilhauses auf dem Boden legt.
3) Um die Hierarchie zu wahren, starten die Eltern, dann folgen die Kinder dem Alter nach.
4) Jetzt legt jede:r sein Seil auf den Boden in das »Seilhaus, Seilgebilde« und formt daraus seinen »Raum«. Die »Räume« dürfen Schnittstellen miteinander haben, wenn sich die jeweils Betroffenen entsprechend einigen. Falls es zu Uneinigkeiten bzgl. der »Raumgestaltung« und »Platzverteilung« kommt, können wir mit den Familienmitgliedern an Bewältigungsstrategien arbeiten.
5) Beim Legen begleitet Die Therapeut:in alle Beteiligten und unterstützt sie darin, durch die Kommunikation über den Prozess zu Lösungen zu kommen, dabei kann die Therapeut:in hypothetische Fragen, Ausnahmefragen, Bewältigungsfragen, Skalierungsfragen, Verschlimmerungsfragen oder zirkuläre Fragen anwenden.
6) Wenn alle Familienmitglieder ihren »Raum« innerhalb des Seilhauses gelegt haben, bitten wir sie, mit den ausgesuchten Materialien oder Symbolen ihren »Raum« zu bestücken. Während des gesamten Prozesses unterstützen wir alle – durch lösungsorientierte Fragen zu Familienmustern, Bewältigungsstrategien, Regeln, Traditionen, Ritualen, individuellen und familiären Perspektiven, Bedürfnissen, Ressourcen, Wünschen und Fähigkeiten –, miteinander ins Gespräch zu kommen.
7) Am Ende der Seilhausarbeit reflektieren alle gemeinsam und ziehen ein Fazit aus der Arbeit.
8) Am Schluss fertigen wir ein Handyfoto an.

Tipp
Achten Sie auf die passende Raumgröße!

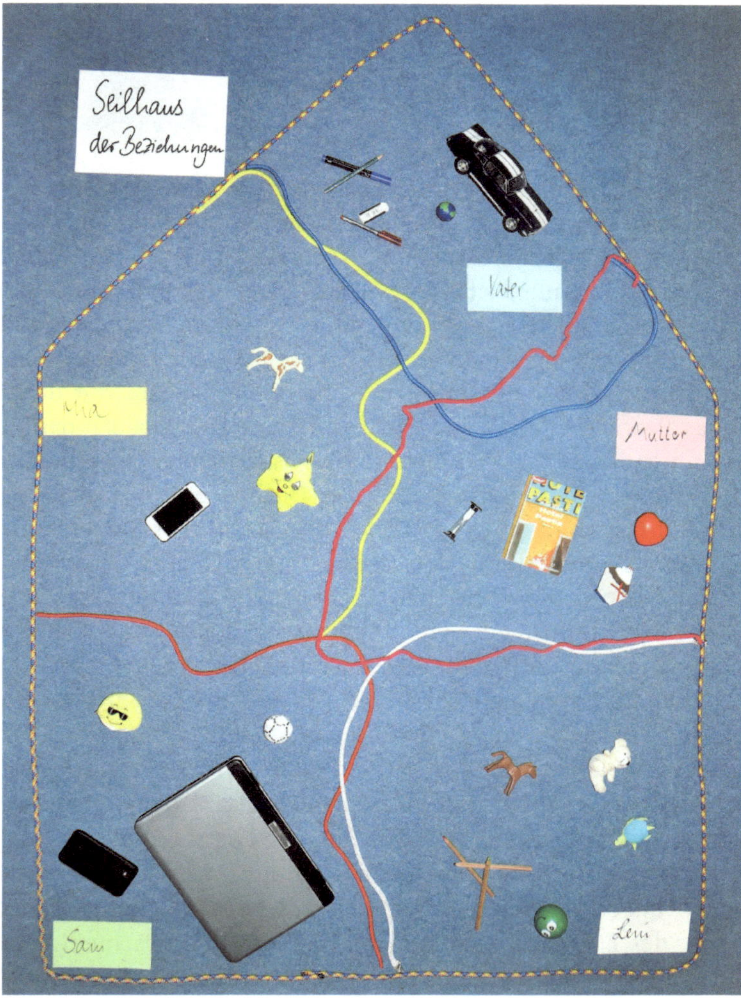

Abb. 28: Seilhaus

Literatur

Dießner, H. (2014): Familien Coaching: Soziales Lernen für Familien. Dortmund (Borgmann).

Eickhorst, A. u. A. Röhrbein (Hrsg.) (2019): Systemische Methoden in der Familienberatung und -therapie. Göttingen (Vandenhoeck & Ruprecht).

Lindemann, H. (2018): Systemisch-lösungsorientierte Gesprächsführung in Beratung, Coaching, Supervision und Therapie. Göttingen (Vandenhoeck & Ruprecht).

8 Interventionen für das Paar-Setting

Im Folgenden finden sich Interventionen, die Sie vorzugsweise im Paar-Setting anwenden können. Das Paar-Setting im Rahmen der Kinder- und Jugendlichentherapie ist in der systemischen Arbeitsweise ein gern genutztes Setting. Oft wird schon früh in einem Therapieverlauf deutlich, dass die Symptome der Kinder und Jugendlichen auch durch die Situation und das Agieren auf der Elternebene begründet sind. Dabei geht es dann bei Weitem nicht nur darum, wie das Paar als Eltern »agiert und funktioniert«, sondern häufiger darum, wie es als Paar – als Liebespaar – miteinander in Verbindung steht, kommuniziert, zufrieden ist etc. Die Paarebene ist das sensibelste Subsystem in einer Familie. Gibt es auf dieser Ebene Störungen, weil z. B. zentrale Bedürfnisse nicht gestillt sind, Hoffnungen unerfüllt bleiben, Konflikte schwelen oder die Kommunikation gestört ist? Diese Störungen werden sich direkt oder nur unterschwellig auf die Kinder auswirken und diese dazu einladen, entsprechend zu reagieren, indem sie auf Koalitionsangebote eingehen, sich als Konfliktumleitung anbieten, mit Symptomen die Eltern von ihrer Unzufriedenheit ablenken, in eine parentifizierte Position kommen oder Triangulationsangebote machen. Für viele Paare (die wegen einer Symptomatik ihrer Kinder in eine Therapie kommen) begannen die Schwierigkeiten bereits mit der Umstellung vom Paarleben hin zur Erweiterung des Familienlebens: Bedürfnisse müssen aufgeschoben werden, der Fokus verlagert sich auf das Kind, die Partner:in steht nicht mehr im Mittelpunkt, Sexualität kann nicht mehr so gelebt werden wie vor der Schwangerschaft etc. Bei anderen ist bereits die Schwangerschaft der Beginn ihrer Problematik, weil z. B. die eine Partner:in die Schwangerschaft nicht wollte und sich jetzt gedrängt sieht, als Paar zusammenzubleiben. An diesen kurzen Beispielen wird deutlich, wie wichtig in einer systemischen Kinder- und Jugendlichentherapie es ist, der Paarebene ausreichend Aufmerksamkeit zu schenken. Wir hoffen, mit den folgenden Interventionen einige Ideen zu vermitteln, wie man mit der Paarebene arbeiten kann.

Intervention 49: Wunderfrage in Bewegung

Reinert B. Hanswille

Ziel der Intervention

Erleben eines angestrebten Ziels (Zustands) ohne Symptome, Probleme, Konflikte; Aktivierung von Lösungsideen, -bildern, -bewegungen etc.

Dauer der Intervention

Im Einzel-Setting bis 50 Minuten; bei einem Paar oder einer Familie mit 3 Personen sollte man mit mindestens 50–60 Minuten einplanen.

Zielgruppe, Alter und Setting

Die Technik ist ab 8 Jahren durchführbar und gut im Einzel-, Paar- und Familien-Setting zu nutzen; je mehr Personen, desto sorgfältiger müssen die Veränderungsschritte erarbeitet werden.

Therapiephase

Gut einsetzbar in der Vertiefung der Zielklärung und anderen Phasen, in denen eine Zukunftsvision entwickelt werden soll

Anlass, Themen und Symptome

Vielfältig einsetzbar; bei schon lang anhaltenden Problemen und Symptomen besonders hilfreich, um wieder einen anderen Fokus zu gewinnen, die Lösungsseite zu betonen und die verfestigten Attraktoren zu verflüssigen

Spezifische Hinweise für Therapierende

Die Therapeut:in sollte darauf achten, dass die Klient:innen in der Wunderwelt bleiben und diese Perspektive beibehalten (sie versucht also, dafür zu sorgen, dass sie nicht zwischen Gegenwart und Wunderzukunft hin und her pendeln). Andere Themen nach Möglichkeit auf die kommende Sitzung lenken. Bei der Erarbeitung der Wunderrealität geht es darum, zirkuläre Wechselwirkungen ständig zu befragen, z. B.:

- »Welche Auswirkung wird das auf Ihren Mann haben, wenn Sie sich so und so verhalten?«
- »Was denken Sie, welche Gefühle das bei Ihrer Frau aktivieren wird?«
- »Wie werden Sie dann anders auf Ihren Mann reagieren, wenn er sich so und so verhalten wird?«

Außerdem ist es sinnvoll, mit möglichst vielen Bewegungen die Veränderungen zu verstärken:

- »Wie stehen Sie anders aus dem Bett auf?«
- »Wie gehen Sie nach dem Wunder anders ins Bad?«
- »Wie schließen Sie anders die Tür?«
- »Wie sitzen Sie nach dem Wunder anders beim Frühstück [bei der Arbeit etc.]? Nehmen sie jetzt diese Körperhaltung ein.«
- »Wie sieht dann Ihr Gesicht anders aus?«
- »Wie klingt Ihr Lachen anders?«
- »Wie wird Ihr Gang [Ihre Körperhaltung, Ihr Gesicht, Ihre Stimme etc.] nach dem Wunder anders sein?«

Spezifische Instruktionen für Klient:innen

»Bleiben Sie bitte in der Geschichte, die ich Ihnen jetzt erzähle. Versuchen Sie, alle Bedenken und Probleme, die Sie im Moment bedrücken, in den Hintergrund treten zu lassen. Wir werden uns in der kommenden Sitzung Zeit nehmen, um diese Themen zu besprechen.«

Was es sonst noch zu bedenken gibt

Die Einführung in die Wunderfrage ist eine »hypnotherapeutische Intervention«, sie will den Fokus der Klient:innen auf das Wunder und die Zeit nach dem Wunder lenken.

Durchführung der Technik

»Stellen Sie sich vor, heute Nacht, während Sie schlafen, kommt eine Fee in Ihr Schlafzimmer und zaubert alle Probleme weg, weswegen Sie in die Therapie gekommen sind. An was werden Sie morgen früh, vielleicht noch, bevor Sie die Augen öffnen, merken, dass ein Wunder geschehen ist?

(…)

Wie werden Sie dann Ihrem Mann anders guten Morgen sagen? Und wie wird Ihr Mann dann darauf reagieren? Wie werden Sie dann auf diese Reaktion reagieren? Welche anderen Gefühle werden Sie dann haben?

Schauen Sie Ihren Mann jetzt so an und sagen Sie ihm guten Morgen.

(Frau Müller: ›Ich würde ihn anlachen und ihm einen Kuss geben.‹)

Tun Sie das jetzt. Und Herr Müller, wie reagieren Sie dann? (Etc.)

Herr Müller, wie werden Sie nach dem Wunder anders aus dem Bett aufstehen? Zeigen Sie mir das doch bitte. Ich werde die Bewegung mitmachen (Klienten bitten, so vom Stuhl aufzustehen, wie sie denken, wie sie aus dem Bett aufstehen). Lassen Sie uns diese Bewegung wiederholen. Frau Müller, welche Gefühle hätten Sie, wenn Sie das sehen, wie Ihr Mann aus dem Bett aufsteht? Und was werden Sie dann tun?

(...)

Und wie werden Sie nach dem Wunder anders aus dem Bett aufstehen?

(...)

Zeigen Sie mir das auch bitte? Ich mache auch Ihre Aufstehbewegung mit.«

In dieser Form geht die Therapeut:in mit den Klient:innen durch den Tag.

»Wie werden Sie anders ins Bad gehen? Wie werden Sie den Kaffee anders machen? Welche andere Musik werden Sie hören? Wie werden Sie die Tür anders schließen, wenn Sie das Haus verlassen (mit der Tür zum Therapiezimmer nachahmen und das Geräusch erzeugen)? Wie werden Sie anders das Büro betreten? An was werden Ihre Kollegen als Erstes bemerken, dass ein Wunder geschehen ist (etc.)?«

In dieser Struktur gehen Sie durch den gesamten Tag der Klient:innen, bis diese am Abend wieder ins Bett gehen. Sorgen Sie dabei für viele sinnliche (auditive, kinästhetische, olfaktorische) Erfahrungen, damit sich viele Anker für den Alltag bilden können.

Die Sitzung kann z. B. mit dieser Intervention schließen:

»Beobachten Sie doch bitte bis zur nächsten Sitzung, wann schon ganz wie von selbst Teile des Wunders geschehen. Tauschen Sie sich einen Tag vor unserer nächsten Sitzung aus, wann sie bereits Teile des Wunders beobachtet haben. Wenn Sie Lust haben, können Sie auch einfach einen Teil des Wunders in die Realität umsetzen und gespannt beobachten, wie Ihre Partnerin/Ihr Partner auf das kleine Wunder reagiert.«

Oder Sie schlagen dem Paar vor, sich in den nächsten Tagen für 10 Minuten so zu verhalten, als sei das Wunder bereits geschehen.

Tipp

Wenn Sie bei der Erarbeitung des Wunders »aus dem Bett aufgestanden sind«, bleiben Sie mit der Klient:in stehen, dann ist es leichter, Bewegungen zu finden und anzuregen. Nutzen Sie bei der Erarbeitung der Wunderrealität das BASK-Konzept (s. Kap. 5).

Literatur

de Jong, P. u. I. K. Berg (2014): Lösungen (er)finden. Das Werkstattbuch der lösungsorientierten Kurztherapie. Dortmund (modernes lernen), 7. Aufl.

de Shazer, S. (1989): Wege der erfolgreichen Kurztherapie. Stuttgart (Klett-Cotta).

Intervention 50: Klagemauer

Reinert B. Hanswille

Ziel der Intervention

Die aufgebauten Klagen symbolisieren und Ressourcen zur Veränderung erkennen

Dauer der Intervention

50 Minuten bei 2 Personen, bei mehr Personen besser eine Doppelsitzung

Zielgruppe, Alter und Setting

Ab 10 Jahren, Paar-Setting, Familien-Setting (s. unter »Was es sonst noch zu bedenken gibt«)

Therapiephase

Vertiefungsphase

Anlass, Themen und Symptome

Bei Systemen von Klagenden, die in ihren Vorwürfen und im Beklagen der anderen Familienmitglieder verharren

Benötigtes Material

Pappkartons/Bauklötze, Lego-Duplo-Steine oder anderes Material, mit dem sich eine Mauer erstellen lässt; idealerweise sollten die »Bausteine« unterschiedliche Größen besitzen.

Spezifische Hinweise für Therapierende

Sorgen Sie dafür, dass die Klient:innen nicht bei einzelnen Klagen verweilen, sondern sie nur benennen und jeweils einem Baustein zuweisen (z. B. auf Tesafilm schreiben und auf einen Holzbaustein kleben), sodass langsam eine Mauer entsteht. Eindrucksvoller ist es, wenn man kleine und große Pappkartons benutzt, die so aufeinandergestapelt werden, dass dann unter Umständen die andere Person (Ehepartner oder Kind) nicht mehr sichtbar ist. Danach beginnt die eigentliche Arbeit, nach Ressourcen und Handlungen zu suchen, mit denen der »Abbau der Klagemauer« beginnen kann. Klagesteine, die nicht aufgelöst werden können, legen sie an die Seite, um sie in späteren Sitzungen zu bearbeiten.

Spezifische Instruktionen für Klient:innen

»Bleiben Sie bitte bei der Aufgabe, wir werden uns später mit allen Klagen ausführlich beschäftigen.«

Was es sonst noch zu bedenken gibt

Wenn die Übung im Mehrpersonen-Setting gemacht wird – also mit mehr als 2 Personen –, dann sollten Sie darauf achten, dass jedes Familienmitglied zu jedem anderen Familienmitglied eine Klagemauer aufbaut. Bündnisse – wie z. B. die Eltern zusammen und auf der anderen Seite das Kind – sind nicht hilfreich. Ab 4 Personen wird die Technik zu kompliziert.

Durchführung der Technik

Die Therapeut:in (hier als Beispiel in einer Paartherapie) bittet das Paar, Klagen/Beschweren zu sammeln, die sie über den anderen im Munde/Herzen führen. Sie sollen jede Klage einzeln auf einen Stein schreiben: je bedeutungsvoller die Klage, umso größer der Stein der Klagemauer (auf den »Klage-Steinen« steht dann z. B.: »Du bist unaufmerksam, unzuverlässig, bevormundest mich, du ziehst dich zurück, du willst keinen Sex, du hintergehst mich, in deinen Augen mache ich nie etwas richtig, du verachtest mich, du bist unordentlich, du akzeptierst meine Eltern nicht, du sprichst nicht mit mir, du unternimmst nichts mit mir, du kümmerst dich nicht um die Kinder, du bist zu streng mit den Kindern, achte mehr darauf, dass die Schulaufgaben besser gemacht sind etc.«).

Beim Bau der Klagemauer sollten die Partner nicht über die Vorwürfe sprechen, sondern bei ihren Vorwürfen bleiben und die Bausteine erstellen. Beim Bau der Klagemauer soll die beschriftete Seite zur Erbauer:in zeigen, damit sie die Beschriftung lesen kann.

Nach einer Befragung, wie es sich anfühlt, so »eingemauert« zu sein, und welche Möglichkeiten die Klient:innen sehen, mit der Partner:in in Kontakt zu kommen, wendet sich die Therapeut:in den beiden Mauern zu, die nun abwechselnd abgetragen werden.

Wenn die Klagemauer errichtet ist, geht es an die Arbeit, die Mauer abzutragen. Dabei gilt der systemische Grundsatz: »Du kannst keine anderen Menschen verändern, nur andere Einladungen geben, die bei dem anderen vielleicht zu einer Veränderung führen.« Außerdem werden Ausnahmen und Ressourcen gesucht, die helfen, einzelne Bausteine aus der Mauer zu lösen. Hat z. B. der Mann eine Idee, was er anderes tun könnte (Verhalten, Gefühle, Worte), um eine seiner Klagen zu vergessen und abzulegen, wird zirkulär die Frau befragt, welche Auswirkungen das auf sie hätte, zu welchen Veränderungen das bei ihr führen könnte und welche Veränderungsimpulse das wiederum beim Mann auslösen kann.

In der Regel finden die Paare einige »Steine«, die sie leicht lösen können, und andere, mit denen sie sich schwertun.

Wenn die Sitzungszeit abgelaufen ist, können Sie die Übung an jeder Stelle unterbrechen, um sie bei der nächsten Sitzung wieder aufzunehmen. Ein Foto – von der »Baustelle« – hilft. Es folgt eine Abschlussintervention wie z. B.:

> »Beobachten Sie bitte bis zur nächsten Sitzung, wie sich die Klagemauer verändert und sich vielleicht schon ohne Ihr bewusstes Dazutun verkleinert.«

Mit den »Klagesteinen«, die nicht gelöst werden, sollte der Therapieprozess weitergeführt werden. Ein Perspektivwechsel – Mann geht an den Platz der Frau und umgekehrt – gibt manchmal interessante Impulse. Manchmal finden sich alte Verletzungen und Kränkungen, die erst geheilt und verziehen werden müssen, oder man entdeckt Muster aus der Herkunftsfamilie, die mit der Partner:in nicht verbunden sind, und mit denen sich die Therapeut:in beschäftigen muss. Auch geht es nicht zwanghaft darum, alle Klagesteine zu beseitigen, manche gehören auch zum Fundament des Zusammenbleibens.

Tipp

Die Technik eignet sich für die Paartherapie, aber auch für Subsysteme – z. B. Mutter und Kind. Sammeln sie unterschiedlich große Pappkartons, beschriften Sie diese mit Tesafilm oder Post-its, damit sie die »Klagesteine« mehrmals verwenden können. Eine Alternative sind »Holzbauklötze« oder anderes Baumaterial in unterschiedlichen Größen. Werden Holzbauklötze oder Legosteine genutzt, ist es ratsam, eine kleine Stellvertreterpuppe zu suchen, die später hinter der Mauer sitzt. Diese sollte nach Möglichkeit so klein sein, dass sie die Mauer nicht überragt.

Intervention 51: Zeit für mich – Zeit für dich

Monika Detscher

Ziel der Intervention

Das Paar wieder in den Kontakt bringen, ins Gespräch kommen, zuhören lernen

Dauer der Intervention

Die 5-Minuten-Übung (insgesamt hat das Paar 10 Minuten Zeit, jeder hat seine 5 Minuten)

Zielgruppe, Alter und Setting

Paarberatung

Therapiephase

Gut einsetzbar nach der ersten Sitzung; einmal in der Woche soll das Paar in Kontakt kommen.

Anlass, Themen und Symptome

Nach dem Erstgespräch erhält das Paar die Aufgabe, einmal die Woche diese Übung durchzuführen.

Spezifische Hinweise für Therapierende

Stellen Sie die Übung am Ende der Sitzung vor – mit dem Hinweis, diese Übung konsequent ein halbes Jahr lang einmal die Woche durchzuführen. Das Paar hat hier die Verantwortung für den eigenen Prozess.

Spezifische Instruktionen für Klient:innen

»Jede:r hat 5 Minuten Redezeit und Zuhörzeit.

Diese kleine Übung soll bewirken, dass Sie (wieder) miteinander ins Gespräch kommen.

Bleiben Sie 5 Minuten ganz bei sich bzw. schenken Sie Ihrem Partner 5 Minuten Ihre volle Aufmerksamkeit.

Ohne Vorwürfe und Anschuldigungen, ohne Unterbrechungen und Ablenkungen – nur Sie beide.«

Arbeitspapiere für Klient:innen

Klient:innen erhalten eine kleine Karte mit folgender Anleitung:

Wenn Sie Redezeit haben:
- Ich bleibe ganz bei mir.
- Ich spreche über die letzte Woche.
- Ich sage, was mich bewegt hat.
- Ich spreche über meine Gefühle und Empfindungen.
- Ich sage, was schön war mit dir.

Wenn Sie Zuhörzeit haben:
- Ich höre dir zu, ohne dich zu unterbrechen.
- Ich höre genau hin und lasse mich nicht ablenken.
- Ich lasse dich ausreden und hake nicht ein.
- Ich denke über alles nach, was du gesagt hast.

Was es sonst noch zu bedenken gibt

Ein wichtiger Hinweis an die Klient:innen ist, nach der Übung nicht über das Gehörte zu sprechen, sondern eher in die Beobachtung zu gehen und in die eigene Reflexion.

Durchführung der Technik

Das Paar sollte eine Woche nach dem ersten Gespräch die Übung das erste Mal machen und dann ein halbes Jahr lang wiederholen – immer mit dem Abstand von 7 Tagen.

Weitere Bemerkungen

Klient:innen, die diese Übung von Beginn an machen, sind sehr schnell wieder im Kontakt miteinander, und die Paarberatung ist eher kurzweilig. Klient:innen, die diese Übung nicht machen oder nur sehr unregelmäßig, sind häufig länger im Prozess. Dies kann man den Paaren gut vermitteln:

»Sie haben die Steuerung selbst in der Hand.«

Intervention 52: Auswirkungen von Veränderungen erleben

Asiye Balıkçı-Schmidt

Ziel der Intervention
Die Auswirkungen von Veränderungen bei Systemen symbolisieren

Dauer der Intervention
45 Minuten bei 2 Personen, bei mehr Personen besser eine Doppelsitzung

Zielgruppe, Alter und Setting
Mindestens 2 Personen erforderlich, Paar- und Familien-Setting möglich

Therapiephase
Vertiefungsphase

Anlass, Themen und Symptome
Bei Systemen (mindestens 2 Personen), bei denen das Thema Veränderung im Raum steht und die Folgen für das gesamte System aufgezeigt werden sollen

Benötigtes Material
Ein langes Seil, um das Band zwischen den Systemen zu verdeutlichen; Moderationskarten für die verschiedenen Phasen und Veränderungspole

Spezifische Hinweise für Therapierende
Fragen Sie zunächst die Karten mit dem Status quo und der Veränderung ab und lassen sie positionieren, dann legen Sie allen Systemteilen Seile in die Hände.

Spezifische Instruktionen für Klient:innen

> »Spüren Sie nach, welche Impulse Sie in Bezug auf die Veränderungskarte haben. Wollen Sie sich ihr nähern oder in Distanz gehen? Wollen Sie einen Schritt nach vorne oder zurück, nach rechts oder links machen?«

Was es sonst noch zu bedenken gibt

Wenn die Intervention im Mehrpersonen-Setting gemacht wird, also mit mehr als 2 Personen, dann sollten Sie bedenken, dass jedes Systemmitglied seinen Impuls in Bezug auf die Veränderungskarte einzeln macht. Ab 6 Personen wird die Technik zu kompliziert.

Durchführung der Technik

Die Therapeut:in schreibt zwei Karten, eine Karte gilt dem Hier und Jetzt und eine der Veränderung, die ansteht bzw. von einer der beiden Personen oder von beiden angestrebt wird. Diese wird von der Person auf dem Boden positioniert. Die Klient:innen stellen sich dann auf die Hier-und-jetzt-Karte und bekommen ein Seil in die Hand, das sie beide verbindet. Das Seil hat die Aufgabe, die Verbindung deutlich zum Ausdruck zu bringen, die unterschiedliche Bewegungen der Systeme mit sich bringen können. Das Seil kann halten und stärken, aber auch stören, also ein Hindernis sein.

Nun fordert die Therapeut:in die Personen auf, sich in Bezug auf die Veränderungskarte zu positionieren.

Folgende Interventionsfragen wären möglich:

- »Wer fühlt sich von der Veränderung angezogen?«
- »Wer fühlt sich davon abgestoßen?«
- »Wer spürt eine Nähe dorthin?«
- »Wer spürt eine Distanz dazu?«
- »Wer möchte einen oder mehrere Schritte dorthin machen?«
- »Wer möchte stehenbleiben?«

Während die Klient:innen ihren Impulse bezüglich der Veränderung folgen, sollen sie schweigen und noch nicht miteinander sprechen. Die Impulse können einzeln oder auch gleichzeitig erfolgen.

Wenn es keinen Impuls mehr gibt, werden die Gefühle aller befragt.

- »Wie geht es Ihnen hier?«
- »Wie fühlt es sich an, hier zu stehen?«
- »Wie leicht/schwer ist Ihnen der Weg in die Veränderung gefallen?«
- »Wo war Ihre Aufmerksamkeit auf dem Weg?«
- »Hatten Sie den/die andere Person im Fokus?«
- »Haben Sie etwas von der anderen Person mitbekommen?«

- »Wie fühlt es sich an, dass Ihre Partner:in/Kolleg:in/Freund:in/Chef:in dort steht, wo sie/er steht?«

Hier können auch zirkuläre Fragen gestellt werden.

- »Stellen Sie sich vor, Ihre Partner:in/Chef:in/beste/r Freund:in würde Sie hier sehen: Was würde sie/er dazu sagen?«
- »Was glauben Sie, würde jemand, der Sie kennt und von außen den Prozess beobachtet hat, dazu sagen?«

Es geht darum, die aktuelle Ist-Situation zu spiegeln, die Auswirkungen von Veränderungen in dem System deutlich zu machen und einen möglichen Umgang damit zu finden, wenn es dazu unterschiedliche Impulse gibt.

Außerdem lassen sich Wege für einen Umgang suchen, wenn unterschiedliche Impulse zu den Veränderungen vorhanden sind. Geht z. B. eine Person auf die Veränderung zu, und die andere Person bleibt stehen, so gibt es ein Hindernis, da sich das gemeinsame Seil durch die veränderten Positionen strafft und be-»hindert«.

Bewegt sich eine Person nicht, wird die bewegende Person zirkulär befragt, welche Auswirkungen die eigene Bewegung in Richtung Veränderung auf die andere Person hätte und zu welchen Veränderungen das bei ihr führen könnte, und welche Veränderungsimpulse das wiederum bei der anderen Person auslösen kann.

In der Regel wird durch das Seil deutlich, wer wo in Richtung Veränderung steht und wie »verstrickt« die Situation ist.

Intervention 53: Mein Herkunftshaus

Kerstin Kurzius

Ziel der Intervention

Ziel ist sowohl eine Einführung als auch eine Vertiefung der Genogrammarbeit. Es ist ein sanfter Einstieg für Klient:innen, die wenig über einzelne Beziehungen in ihren Herkunftsfamilien berichten können. Es werden allgemeine Beobachtungen über das Zusammenleben in der Familie gesammelt und die Ressourcen der Einzelnen in den Fokus genommen, die sich durch die Familienstrukturen entwickelt haben.

Dauer der Intervention

Im Einzel-Setting bis 50 Minuten; bei einem Paar oder einer Familie mit 3 Personen sollte man mit mind. 50–60 Minuten rechnen.

Zielgruppe, Alter und Setting

Diese Übung kann unabhängig von Alter und Setting eingesetzt werden. In der Einzelarbeit ist ein Alter ab 14 Jahren hilfreich. Diese Intervention hat sich in der Einzelarbeit, Paarberatung und Familientherapie bewährt.

Therapiephase

Gut anwendbar als Einstieg und Vertiefung in eine Genogrammarbeit unabhängig von der Therapiephase

Anlass, Themen und Symptome

Das Herkunftshaus kann der Familie helfen, das Symptom zu verstehen.

Benötigtes Material

Papier in allen Formaten – je größer, desto hilfreicher

Spezifische Hinweise für Therapierende

Malen Sie zunächst das Herkunftshaus auf ein Blatt Papier (Abb. 29). In einem nächsten Schritt fügen Sie den Wintergarten hinzu

(Abb. 30). Die voneinander getrennten Schritte machen die Übung für den Klienten überschaubarer.

Was es sonst noch zu bedenken gibt

In der Abbildung 31 gebe ich anhand eines Beispiels zu jedem Bauelement des Hauses einen Impuls.

Durchführung der Technik

Mit einfachen Strichen malt der Therapeut die Umrandung eines Hauses auf ein Blatt Papier (s. Abb. 29).

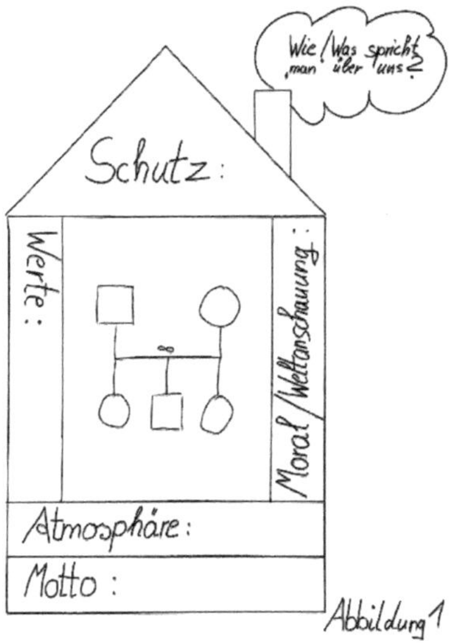

Abb. 29: Herkunftshaus

Das Herkunftshaus erhält ein doppeltes Fundament, dicke Seitenwände und ein Dach mit einem Schornstein. Das Fundament steht für die erlebte Atmosphäre in der Familie und für das gefühlte Motto des Zusammenlebens: Die Seitenwände stehen für die Werte/die gelebte Weltanschauung und die vermittelten Moralvorstellungen in der Familie. Das Dach deutet an, unter welchem Schutz eine Familie lebt. Ein Schornstein, aus dem es qualmt, symbolisiert, »wie und was die Nachbarschaft über die Familie vermutlich erzählt«.

Die Therapeut:in unterstützt die Klient:in, Ideen zu jedem Bauelement zu entwickeln. Wenn dieser Prozess abgeschlossen ist, fügt die Therapeut:in einen Anbau hinzu. Sie zeichnet einen Wintergarten, der für die Charakterstärken, Persönlichkeitsmerkmale und Ressourcen derjenigen Person steht, die in diesem Herkunftshaus aufgewachsen ist. Das Fundament des Wintergartens steht für die Überlebensstrategien, die hilfreich für die Bewältigung des Alltags sind (s. Abb. 30).

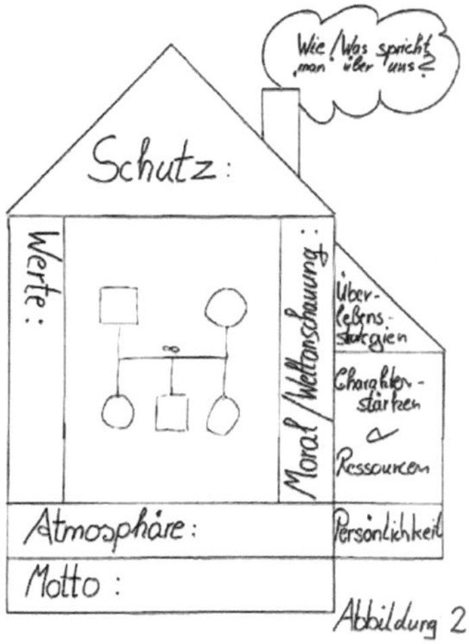

Abb. 30: Herkunftshaus mit Wintergarten

Dazu ein Beispiel: Ein Paar kommt in die Beratung, weil es immer wieder in der Erziehung der Kinder zu Streitigkeiten auf der Elternebene kommt. In diesen Auseinandersetzungen wird deutlich, dass beide aus sehr unterschiedlich geprägten Elternhäusern kommen.

Das Herkunftshaus (s. Abb. 31) gehört zur Familie des Mannes und ist seine derzeitige persönliche Sichtweise auf seine Herkunftsfamilie:

- Atmosphäre: meist sonnig
- Motto: Wir gehören zusammen! Wir halten zusammen! Einer für alle, alle für einen!
- Werte: Gemeinschaft/zusammen musizieren/Bildung
- Moral: Rücksichtnahme/eine Frau ist das schwächere Geschlecht
- Weltanschauung: Alle sind katholisch geprägt.
- Schutz: Zusammenhalt/Gott
- Wie spricht man über uns? Nur Gutes!

Entwickelte Ressourcen des Klienten für den Wintergarten:

- Charakterstärken: kommunikativ/angepasst/reflektiert/lösungsorientiert

- Persönlichkeitsmerkmale: musikalisch/intelligent/freundlich/zurückhaltend
- Ressourcen: ausgleichen können/beschwichtigen/Feste feiern/auf viele Menschen zugehen können
- Überlebensstrategien: Konfliktvermeidung/Harmoniesucht/Schwierigkeiten aus dem Weg gehen

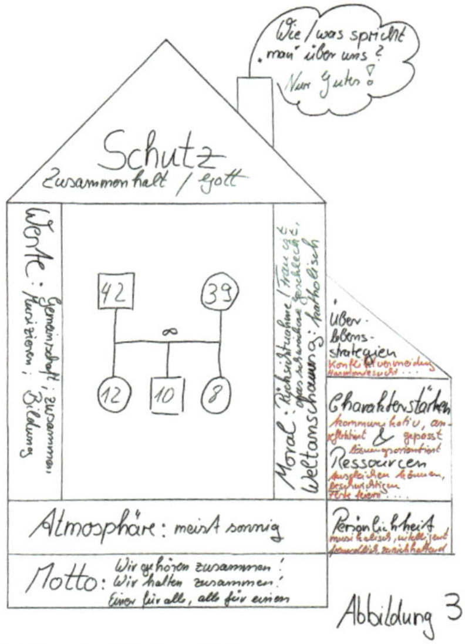

Abb. 31: Beispiel für ein Herkunftshaus

In dem Zusammenhang wird die Prägung des Herkunftshauses deutlich, und die Unterschiede zum Herkunftshaus der Partner:in werden sichtbar gemacht. Einerseits weckt es Verständnis füreinander, andererseits zeigen die Unterschiede der Herkunftsfamilie die andersartigen Bedürfnisse in der jetzigen gemeinsamen Familie.

Tipp

Das Herkunftshaus ist ebenfalls in der Erziehungsberatung gut einsetzbar. Jedes Elternteil erstellt das eigene Herkunftshaus, und die Partner:in hört zu. In den folgenden Stunden leitet die Therapeut:in ein Gespräch an, wie sich aus beiden Herkunftshäusern durch die Begegnung im Wintergarten ein neues Zuhause für ihre Kinder entwerfen lässt. Die Ressourcen beider Herkunftsfamilien werden in den Blick genommen.

Intervention 54: Mein Land – dein Land

Sylvia Legenbauer

Ziel der Intervention
Kommunikation über Unterschiedlichkeiten ermöglichen, ohne Angriff in den Austausch über die Unterschiede gehen und den anderen besser verstehen

Dauer der Intervention
20–30 Minuten bei 2 Personen, bei mehr Personen 40 Minuten

Zielgruppe, Alter und Setting
Ab 10 Jahren, Paar-Setting, Familien-Setting; die Intervention ist insbesondere in der Paarberatung (aber auch in der Familien- oder Einzeltherapie hilfreich).

Therapiephase
Anfangsphase

Anlass, Themen und Symptome
Bei Personen, die auf ihrer eigenen Position verharren und für sich die Wahrheit beanspruchen, wenig/kein Verständnis für die andere Person aufbringen; bei Paaren und Familien, die im Streit »verhaftet« sind

Benötigtes Material
- bei Paaren: 2 Seile (je mind. 3 Meter)
- beim Mehrpersonen-Setting: 1 Seil pro Person
- Stühle für alle Personen

Spezifische Hinweise für Therapierende
Die Seile können während der gesamten Sitzung liegen bleiben und auch wieder in einer der folgenden Sitzungen gelegt werden. Das kann insbesondere dann eine hilfreiche Intervention sein, wenn das Paar bzw. eine der Personen wieder in »alte« destruktive Kommunikationsmuster zurückfällt und die Beteiligten sich ums Rechthaben streiten.

- Achten Sie als Therapeut:in bei der Durchführung darauf, dass Sie nicht zu lange bei einer Person verweilen und in die Einzelarbeit einsteigen, bevor nicht alle Personen ihr »Land« bekommen haben.
- Nach der Einführung der »Länder« sollte man mit einem »Streit-Thema« beginnen, das nicht hoch emotional ist, um zunächst die Anwendung der neuen Kommunikation zu üben.
- Die Therapeut:in unterbricht sofort, wenn eine Person aggressiv, drohend, beleidigend oder abwertend zum Gegenüber spricht. Eventuell wird dann noch mal die Technik erläutert und betont, dass die Beachtung der Grenzen Voraussetzung für eine gelingende Kommunikation ist.

Spezifische Instruktionen für Klient:innen

»Ich bitte eine Person anzufangen, und die/der andere beobachtet zunächst und hört zu. Dann werden die Rollen getauscht. Ich bitte die beobachtende Person, nicht zu unterbrechen. Jede:r hat zu gegebener Zeit die Möglichkeit, sich zu äußern.«

Wenn die Klient:innen den Dialog über ein Streitthema führen:

»Bitte sprechen Sie miteinander und nicht übereinander. Also sprechen. Sie nicht zu mir, sondern sprechen Sie die betreffende Person direkt an.«

Was es sonst noch zu bedenken gibt

Wenn Sie die Intervention im Mehrpersonen-Setting (mit mehr als 2 Personen) machen, sollten Sie bedenken, dass jede:r Anwesende des Systems ein Seil um seinen Stuhl legt und zu jedem zumindest kurz »sein XY-Land« benannt wird. Ausführlich arbeiten kann man dann mit den Personen, die auf ihrer eigenen Position verharren oder anderen ihre Meinung absprechen.

Durchführung der Technik

Jede der zu beratenden Personen legt um ihren Stuhl herum ein Seil auf dem Boden ab, sodass die Personen jeweils in einem Seilkreis sitzen. Diese Kreise dienen dazu, das eigene »Land« eines jeden zu verdeutlichen. Anschließend wird beschrieben:

»Das ist XY (Name der Person)-Land. In diesem Land bestimmt nur XY, was hier richtig und falsch ist, welche Gefühle und Werte es gibt. In diesem Land gibt es ein dickes Buch, in welchem alle Erlebnisse und Erfahrungen von XY drinstehen. Nur XY kennt all diese Geschichten, und diese Erlebnisse haben XY zu dem Menschen gemacht, der er heute ist, mit all seinen Gefühlen, Vorstellungen, Bewertungen. Kein anderer darf sagen, dass das nicht stimmt, wie es XY geht, oder dass es falsch sei, was er oder sie denkt ... Und keiner darf in das Land eintreten, wenn XY das nicht möchte ...«

Diese Einführung wird für beide Personen gemacht.

Anschließend beschreiben beide nacheinander, was sie *aus ihrem Land heraus* zum aktuellen Thema in der Beratung sagen möchten, welche Meinung, Wahrnehmung, Gefühle sie haben. Der/die andere hört zu.

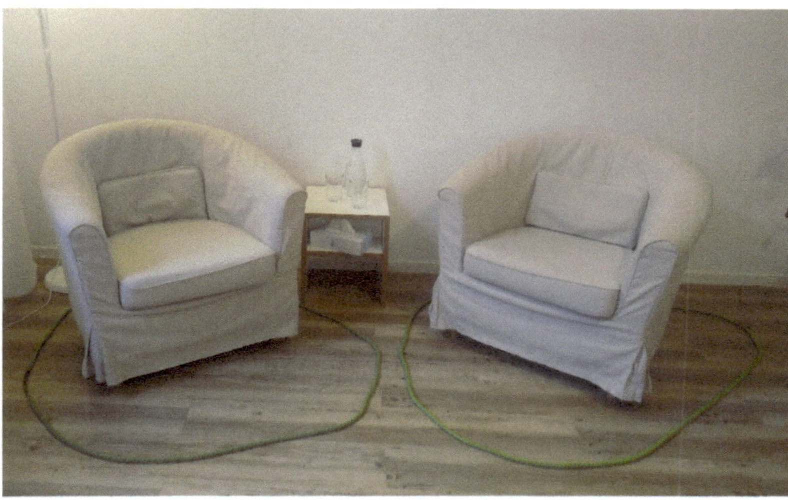

Abb. 32: Seilkreise

Kontraindikationen

Maximal 4 Personen, sonst wird der Zeitaufwand zu groß.

Die Methode eignet sich nicht, wenn körperliche Gewalt zwischen den Konfliktpartner:innen besteht. Dann muss man die Grenzen deutlicher abstecken und den Schutz vor Verletzungen gewährleisten.

Tipp

Um die Grenzen des »eigenen Landes« noch intensiver spürbar zu machen, können Sie auch anleiten, dass eine Person die andere in »ihr Land« einlädt und eine tatsächliche Begegnung innerhalb des Seilkreises der einladenden Person stattfindet. Beide Personen können reflektieren und darüber sprechen, wie sich diese Begegnung anfühlt und was dabei wichtig ist.

Dann werden die Rollen getauscht, und die andere Person lädt ein, in ihr Land einzutreten. Wieder werden beide in der Situation durch die Therapeut:in in der achtsamen Kommunikation angeleitet.

Zur Verankerung des hilfreichen Erlebens können die Personen ein Foto vom Seilkreis um den Stuhl machen und sich zu Hause ausgedruckt aufhängen.

Intervention 55: Skulptur: Verbindung von Emotion und Körpergefühl

Julia Stempel

Ziel der Intervention

Das Ziel dieser Intervention besteht darin, innere – emotionale – Zustände erlebbar zu machen und diese mit körperlichen Wahrnehmungen zu verbinden. Dadurch ergibt sich die Möglichkeit der inneren Distanzierung und Perspektivänderung, Erhöhung der Achtsamkeit und Bewusstseinsförderung von inneren emotionalen Zuständen in Verbindung mit dem Körpergefühl sowie emotionale Entlastung.

Dauer der Intervention

10–20 Minuten – je nachdem, ob im Einzel- oder Paar-Setting

Zielgruppe, Alter und Setting

Ab dem Jugendlichenalter im Einzel- oder Paar-Setting

Therapiephase

Nach der Zielklärung, im Prozessverlauf

Anlass, Themen und Symptome

Hilfreich in Situationen, in denen eine hohe emotionale Belastung erlebt wird bzw. spürbar ist, die die Klient:in selbst nur schlecht bewältigen kann

Spezifische Hinweise für Therapierende

Versuchen Sie, die körperliche Wahrnehmung genügend lange erlebbar zu machen. Es kostet manchmal Zeit, sich einzufühlen und darauf einzulassen. Geben Sie Zeit, sodass sowohl das als unangenehm als auch das etwas angenehmere Gefühl auf Körperebene spürbar wird.

Planen Sie bei der Variante zur Darstellung von Veränderungsprozessen genügend Zeit ein und arbeiten Sie bei jedem Schritt die Kopplung zwischen Gefühl und Körperwahrnehmung heraus.

Spezifische Instruktionen für Klient:innen

»Manchmal dauert es etwas, bevor man die Verbindung zwischen dem Gefühl und der Körperwahrnehmung erlebt, lassen Sie sich Zeit.«

Was es sonst noch zu bedenken gibt

Für diese Technik sind ein stabiles Arbeitsbündnis und genügend Vertrauen notwendig, da diese Übung gerade für Klient:innen, die Emotionen als sehr bedrohlich erleben oder denen die Verbindung zur Körperwahrnehmung schwerfällt, sehr intensiv sein kann.

Durchführung der Technik

Fragen Sie die Klient:in, welche Emotion gerade vorherrschend ist und wo diese sich körperlich verortet – z. B. bei Anspannung in den Schultern, Druck in der Bauchregion etc. Bitten Sie sie, sich auf die Körperwahrnehmungen zu konzentrieren, diese anzunehmen und wie eine Skulptur kurz in dieser Haltung zu verharren. Dann bitten Sie die Klient:in, sich vorzustellen, dass diese Anspannung sich ein klein bisschen verändert und kleiner wird, und wie sich das in ihrer Körperhaltung zeigen würde. Lassen Sie hierbei Zeit und beobachten Sie gut, wann die Körperhaltung stimmig zu sein scheint. Wenn von außen kaum körperliche Veränderungen wahrnehmbar sind, ermutigen Sie noch mal mit:

»Stellen Sie sich vor, es fühlt sich ein kleines bisschen weniger angespannt an: Wie sitzen/stehen/halten Sie sich dann?«

Abschließend fragen Sie, ob dies sich als stimmig anfühlt, und ermutigen, dies auch noch weiter zu üben, im Sinne von:

»Wenn Sie das nächste Mal solch eine Anspannung erleben, nehmen Sie sich einen Moment Zeit und geben Sie sich Raum, die Anspannung kleiner werden zu lassen, indem Sie eine Körperhaltung einnehmen, die ein bisschen mehr Raum gibt etc.«

Variante für die Darstellung von Veränderungsprozessen:

1) Fokus auf die als stressig erlebte Situation
2) Fokus auf eine kleine positive Veränderung

3) Fokus auf das Ziel (»Stellen Sie sich vor, Sie kommen in diese Situation und diese läuft genauso positiv/entspannt/gut, wie Sie es sich vorstellen.«).

Tipp

Variante in Paar-Settings: Paare kann man ermutigen, dies in emotional beladenen Gesprächen zu nutzen, sozusagen als Time-out zur inneren Distanzierung als auch zur emotionalen Entlastung – das sollten Sie aber mit dem Paar erst gemeinsam in einer Sitzung »üben«.

Intervention 56: WERTvolle Paarzeit

Stephanie Jaschke

Ziel der Intervention

Die Beschäftigung mit Werten und Wertvorstellungen in der Paarbeziehung. Die gemeinsame Auseinandersetzung kann Entwicklungs- und Konfliktpotenzial aufdecken und dem Paar dazu dienen, die Beziehung durch gemeinsame wertegeleitete Priorisierung von Entscheidungen und Handlungen sowie das Verständnis füreinander zu stärken.

Dauer der Intervention

Für die Intervention sollten Sie ungefähr 60 Minuten ansetzen. Bei Bedarf können Sie die Zeit auch durch Verwendung weiterer inhaltlicher Fragestellungen auf 90 Minuten ausweiten.

Zielgruppe, Alter und Setting

Die Intervention ist für das Setting Paarberatung/Paartherapie hilfreich nutzbar. Etwas modifiziert kann sie auch in der Einzelarbeit mit adoleszenten/erwachsenen Klient:innen zur Arbeit am eigenen Wertesystem verwendet werden sowie in der Arbeit mit Familien oder Subsystemen.

Therapiephase

Es ist sinnvoll, die Intervention in der Vertiefungsphase einzubauen, wenn bereits eine tragfähige Arbeitsbeziehung zur Therapeut:in gelungen ist. Zudem ist es hilfreich, wenn die Intervention an einem Punkt eingebracht wird, an dem die Partner in der Lage sind, sich selbst und das Gegenüber (besser) in den Blick zu nehmen.

Anlass, Themen und Symptome

Dies ist eine basale Intervention in der Paarberatung, zudem bietet sie sich insbesondere bei Paaren an, bei denen sich Streit häufig über grundlegende Einstellungen entzündet.

Benötigtes Material

- Ca. 6 Seile/Taue/Bänder unterschiedlicher Farben (mind. 2 Meter), unterschiedlicher Längen und Materialien
- Metaplan-Karten unterschiedlicher Farben
- Faserschreiber unterschiedlicher Farben

Spezifische Hinweise für Therapierende

Einladung an die Partner:innen, sich insbesondere bei der Einzelarbeit Zeit zu nehmen, um »bei sich zu sein«, im weiteren Verlauf wertschätzenden Austausch anregen und gleichzeitig Fokus und Zeit im Blick halten.

Spezifische Instruktionen für Klient:innen

Es ist hilfreich, den Klienten zur Einleitung in die Intervention eine kurze Einführung in das Thema »Werte« zu ermöglichen.

Arbeitspapiere für Klient:innen

Arbeitsblätter, die, wie in Abbildung 33 beschrieben, Beispiele für Werte in einer Paarbeziehung und Anregungen zu Fragestellungen im Rahmen der Intervention beinhalten.

Was es sonst noch zu bedenken gibt

Zu beachten ist das Zeitmanagement. Die Intervention beinhaltet viel an Chancen und Möglichkeiten und lädt dadurch ein, sie zeitlich auszudehnen. Die Therapeut:in sollte daher den Fokus auf den Auftrag/die Ziele der Klient:innen richten und die Zeit im Blick behalten.

Durchführung der Technik

Zunächst ist es hilfreich, die Klient:innen nach dem Joining kurz in die Wertethematik einzuführen und zu einer »WERTvollen Paarzeit«, einem »Experiment« oder einer »Übung« (je nach Passung) einzuladen. Die Partner:innen werden dann gebeten, sich Zeit für eine Einzelarbeit zu nehmen und ihre 5 (alternativ 3) wichtigsten Werte in Bezug auf ihre eigene Paarbeziehung aufzuschreiben – je eine auf eine Metaplan-Karte. Dazu kann jede:r eine Farbe für die Karten sowie für die Schrift wählen. Sollten die Beteiligten keine Ideen zu Wertbeschreibungen haben, können Sie Beispiele nennen und erläutern oder das Arbeitsblatt als Unterstützung verwenden. Im Anschluss dürfen sich die Partner:innen jeweils ein Seil/Tau aussuchen und daraus eine abgegrenzte Fläche im Raum legen (z. B Kreis, Wolke, Dreieck ...).

Im folgenden Schritt legen Sie die eigenen Wertekarten hinein, und zwar hierarchisch angeordnet. Dazu werden die Klient:innen ermutigt, sich Zeit zu nehmen, die Anordnung mit Abstand zu betrachten, auf Stimmigkeit zu überprüfen und ggf. noch mal neu zu sortieren. Wenn das Auslegen abgeschlossen ist, werden die Klient:innen eingeladen, die Wertekarten mit den Zahlen der Hierarchisierung (1–5) zu beschriften. Nun fordert die Therapeut:in die Partner:innen auf, zu dem gelegten Bild der Partner:in zu gehen und sich dieses – ohne Gesprächsaustausch – anzuschauen. Nach einer Weile der Betrachtung lädt die Therapeut:in das Paar dazu ein, sich gemeinsam einem Bild zu widmen (vorzugsweise der Person, die bisher zurückhaltender erscheint) und die andere Partner:in zu bitten, ihre Ideen/Gefühle/Irritationen in wertschätzender, ich-bezogener Weise zu formulieren. Im Anschluss wird das Gegenüber gefragt, wie es bei ihr/ihm angekommen ist und was ihre eigenen Ideen/Motivationen/Definitionen zu den gelegten Werten sind.

Nachdem ein Austausch darüber angeregt, begleitet und beendet worden ist, wechselt der Ablauf zu dem Bild der anderen Partner:in. Danach werden die Partner:innen gebeten, eine gemeinsame begrenzte Fläche im Raum mit einem Seil/Tau zu legen (ggf. Gespräch über Auswahl des Seils, der Fläche, des Ortes anregen). Diese soll ihre »WERTvolle« Paarfläche« darstellen. Dann folgt ein Austausch darüber, welche Werte sie gemeinsam für ihre Paarbeziehung vereinbaren wollen (Zeit einplanen und einrichten). Das kann – bei Übereinstimmungen – einfach sein, das kann eine Verabschiedung eigener Werte bedeuten, eine Anpassung oder gemeinsame Weiterentwicklung. Diese gemeinsamen Werte dürfen (wieder ein Wert pro Karte) mit gemeinsamer Karten- und Farbenwahl aufgeschrieben und in die »WERTvolle Paarfläche« gelegt werden. Sollte es Wertekarten gegen, über die keine Übereinstimmung getroffen werden kann, so dürfen diese auf ein »WERTvolles Hotelzimmer« gebucht werden. Allerdings ist die Buchung desselben in der Regel zeitlich begrenzt, sodass vereinbart werden sollte, den Behalt dieser Werte zeitnah, z. B. in der nächsten Sitzung, erneut zu betrachten. Am Ende der Zeit entstehen somit mindestens drei Flächen: zwei eigene Werteflächen und eine gemeinsame »WERTvolle Paarfläche«. Sollte noch Zeit sein, ist es sinnvoll, sowohl den individuellen als auch den gemeinsamen Prozess der Werteentscheidung, Verschriftlichung sowie Hierarchisierung fokussiert zu betrachten.

Tipp

Als Erweiterung/Variation der Intervention kann diese in verschiedene Themen/Aufträge und andere Interventionen eingebaut werden – z. B. im Rahmen von: der Genogrammarbeit, Genderfragen, Rollenvorbilder, Elternschaft, mein/dein eigenes Selbstwerterleben usw. Zudem können Sie die Entstehung, Aufrechterhaltung und Weiterentwicklung von Werten beleuchten. Hierzu können Sie auch die optionalen Fragestellungen aus Abbildung 33 genutzt werden.

Weitere Bemerkungen

Werte in einer Paarbeziehung (Beispiele)

- Anerkennung
- Angepasstheit
- Authentizität
- Beliebtheit
- Bescheidenheit
- Beständigkeit
- Bindung
- Diskretion
- Erfolg
- Familie
- Fleiß
- Fürsorge
- Freiheit
- Freundschaft
- Gesundheit
- Harmonie
- Heimat
- Humor
- Intelligenz
- Leidenschaft
- Liebe
- Leistung
- Loyalität
- Medienkonsum
- Ordnung
- Pflichterfüllung
- Pünktlichkeit
- Reichtum
- Respekt
- Schönheit
- Selbstständigkeit
- Selbstverwirklichung
- Spiritualität
- sinnliche Befriedigung
- Sicherheit
- Spaß
- Streitkultur
- Toleranz
- Treue
- Verbundenheit
- Verlässlichkeit
- Vertrauen
- Wertschätzung
- Zusammenhalt

Anregungen zu Fragestellungen im Rahmen der Intervention

- Wie leicht oder schwer fiel mir diese Übung? Was genau hat es ausgemacht?
- Was hat mich an mir selbst / an dir / am Prozess gewundert/irritiert?
- Was erlebe gerade an diesem Wert als so bedeutungsvoll?
- Wer oder was könnte dazu beigetragen haben, dass dieser Wert so bedeutsam für mich geworden sein?
- Was verbinde ich mit diesem Wert?
- Wie versuche ich diesen zu schützen?
- Wie verhalte ich mich, wenn ich den Eindruck habe, dass dieser Wert bedroht oder in Frage gestellt wird?
- Durch welches Verhalten erlebe ich diesen Wert als angegriffen? Durch wen erlebe ich das? Wie verhalte ich mich daraufhin?
- Wo sehe ich Zusammenhänge zu bestimmten Konflikten zwischen uns und diesem für mich / dich hochbedeutungsvollen Wert?
- Wo hat der Wert – und das, was ich gestützt durch ihn versuche zu leben und umzusetzen – aus meiner Sicht / deiner Sicht positiven und wo negativen Einfluss auf unsere Partnerschaft? Auf unser Familienleben?
- Wie wäre es, wenn es diesen Wert in meinem/unserem Leben nicht gäbe?
- Wie fühlt es sich an, wenn eine/r das Gegenteil dieses Wertes tut?
- Wie treffe ich/treffen wir Entscheidungen auf Grundlage meiner/unserer Werte?
- Welcher ist mein tiefst verwurzelter Wert und was denke ich, wie ist dieser entstanden?
- Welchen Wert hätte ich bei Dir als Priorität vermutet?
- Welche Werte kenne ich aus meiner Herkunftsfamilie und von wem am ehesten?
- Woran merke ich, dass ich bereit bin, mich von bestimmten Werten zu verabschieden oder diese zu verändern?

Abb. 33: Werte in einer Paarbeziehung (Beispiele)

Intervention 57: Gute Zeiten – schlechte Zeiten

Reinert B. Hanswille

Ziel der Intervention
Austausch und Erleben von guten und schlechten Erfahrungen in der Paarbeziehung

Dauer der Intervention
50 Minuten

Zielgruppe, Alter und Setting
Paare jeden Alters

Therapiephase
Vertiefung

Anlass, Themen und Symptome
Geeignet für Paare, um mit ihnen über ihre Paarerfahrungen ins Gespräch zu kommen, Unterschiede zu beschreiben, Wirklichkeitskonstrukte zu akzeptieren und über den Zustand der Beziehungen zu sprechen

Benötigtes Material
Gegenstände in zwei unterschiedlichen Farben oder Strukturen, z. B. eckige Gegenstände und runde Gegenstände, Tennisbälle in zwei unterschiedlichen Farben, Legosteine in zwei unterschiedlichen Farben, Apfelsinen und Äpfel etc.; die Gegenstände sollten zwei unterschiedliche Sorten beinhalten. Achten Sie auf ausreichende Gegenstände. Ich begrenze es auf 10 Gegenstände von jeder Farbe für jede Person – also insg. 40 Gegenstände (z. B. 20 grüne Steine und 20 rote Steine).

Spezifische Hinweise für Therapierende
Wichtig ist Neutralität zu den Ereignissen und Geschichten, ebenso eine gute Moderation, damit es nicht zu Eskalationen kommt.

Spezifische Instruktionen für Klient:innen

»Bitte suchen Sie aus den Gegenständen jeweils einen Gegenstand für ein Ereignis, eine Erfahrung. Insgesamt sollten Sie später maximal 10 Gegenstände in Ihrer Tasche haben. Für die guten, positiven Erfahrungen nehmen Sie die Gegenstände mit der Farbe Grün (oder andere Unterscheidungsmerkmale). Für die Erfahrungen, Ereignisse die für Sie schwierig, negativ waren/sind, nehmen Sie die Gegenstände mit der Farbe Rot – jeweils immer einen Gestand für eine Erfahrung. Legen Sie die Gegenstände in die bereitgestellte Tasche.«

Die Partner:innen sollten nicht sehen können, welche Gegenstände der/die andere einpackt, also z. B. Rücken an Rücken sitzen und die Auswahl treffen.

Was es sonst noch zu bedenken gibt

Es ist zentral, dass es beim Vorstellen der Gegenstände und beim Besprechen der Situationen zu keiner Eskalation kommt. Ziel ist es eher, emotionale Reaktionen mit Empathie zu erhalten.

Durchführung der Technik

Nachdem die Klient:innen ihre Taschen gepackt haben, beginnt eine Partner:in, ihre Tasche zu öffnen, und wird aufgefordert, die Hintergründe für die Gegenstände zu erzählen. Die Person holt immer einen Gegenstand aus der Tasche und erzählt, was damit verbindet, welche Gefühle auftauchen und welche Erinnerungen dies weckt. Danach wird die Partner:in befragt, wie es ihr damit geht, welche Gefühle sie hatte, als sie ihrem Partner zugehört hat (bitte darauf achten, dass es zu keinen Rechtfertigungen, Erklärungen etc. kommt – die Wirklichkeit der Partner:in soll akzeptiert werden). Berichtet werden sollen nur die Gefühle und Emotionen, die aufgetaucht sind.

Danach spricht die andere Person über den ersten Gegenstand aus ihrer Tasche. So wiederholt sich der Prozess, bis alle Gegenstände besprochen sind oder die Sitzung sich dem Ende nähert.

Tipp

Bei den Gegenständen können bereits interne Differenzierungen vorgenommen werden – z. B. durch unterschiedliche Größen bei Legosteinen: die kleinen für kleine, die großen für schwere, große Erfahrungen und Ereignisse. Dabei bleibt die Unterscheidung von guten/positiven und negativen/schweren Ereignissen bestehen.

Intervention 58: Let's talk about Sex

Reinert B. Hanswille

Ziel der Intervention
Paare lernen, über Sexualität und ihre Wünsche zu sprechen.

Dauer der Intervention
Bis zu 50 Minuten

Zielgruppe, Alter und Setting
Paare jeden Alters

Therapiephase
Eher im Rahmen der Vertiefung eines Therapieprozesses

Anlass, Themen und Symptome
Wenn Unzufriedenheit oder Probleme mit der Sexualität zum Thema werden; besonders, wenn zu beobachten ist, dass es dem Paar schwerfällt, über das Thema zu sprechen; unter Umständen auch im Familien-Setting, wenn es Themen zur Sexualität der Kinder gibt

Benötigtes Material
Karteikarten oder Zettel, Stifte für jede Partner:in

Spezifische Hinweise für Therapierende
Wenn das Paar keine Themen findet, kann sich unter Umständen die Therapeut:in beteiligen, Themen auf die Karten zu schreiben. Sie beteiligt sich aber nicht an dem anschließenden Gespräch. Ihre Aufgabe ist die Moderation des Prozesses.

Spezifische Instruktionen für Klient:innen

»Ich möchte Sie bitten, auf die Karten Themen oder Fragen an Ihre Partner:in zu schreiben, die mit dem Thema Sexualität zu tun haben. Sie können alle Fragen stellen, die sie möchten (z. B. ›An was denkst du, wenn wir miteinander Sex haben?‹, ›Was hat dir beim Sex mit deiner letzten Partner:in besonders gefallen?‹, ›Welche Fantasien hast du, wie für dich besonders geiler Sex aussähe?‹, ›An was denkst du, wenn du dich selbst befriedigst?‹, ›Wenn du die Frau wärest und ich der Mann (Geschlechtsumkehr): Was würdest du dann von mir erwarten, wie ich mich beim Sex verhalten soll?‹, ›Was war für dich der schönste sexuelle Moment mit mir?‹ etc.).«

Nachdem die Zettel geschrieben sind, werden sie gemischt, und anschließend zieht eine Partner:in den ersten Zettel, den er oder sie dann auch beantwortet – danach antwortet die oder der andere. Dabei sollte die Therapeut:in darauf achten, dass nur die Fragen beantwortet werden (keine vertiefenden Diskussionen – die können auf später verschoben werden).

Was es sonst noch zu bedenken gibt

Die Therapeut:in achtet darauf, dass die Regeln eingehalten werden und dass keine abwertenden Äußerungen gemacht werden. Neben den klassischen Regeln (aussprechen lassen, keine Diskussionen, nur zuhören) sollte sie die Regel einführen, dass es ein »Weiß nicht« nicht gibt, denn die Fragen betreffen uns ja immer als Person. Wenn es einleuchtende Gründe gibt, sollte man nach alternativen Antwortmöglichkeiten suchen, wie z. B. bei der Frage »Was hast du beim Sex mit anderen Partner:innen besonders genossen?« könnte eine Partner:in, die noch keine sexuellen Beziehungen hatte, nicht antworten. Dann könnte die Frage alternativ heißen: »Wie hast du dir vor unserer Beziehung immer besonders guten Sex vorgestellt?«

Wie schon erwähnt kann die Therapeut:in auch einige Karten beschreiben, wenn sich das Paar schwertut, Fragen zu formulieren. Sie könnte dann z. B. sagen:

»Aus meiner Erfahrung ist es für Paare wichtig, über einige Dinge zu sprechen, diese Fragen würde ich gerne mit dazu legen, wenn es für Sie okay ist?«

Durchführung der Technik

Erklären Sie die Übung and fordern Sie die Klient:innen auf, die Karten zu beschreiben. Danach mischen Sie die Karten (die meisten Paare denken vorher, sie könnten ihre Fragen der Partner:in vorlesen, die diese dann beantwortet. Jetzt erfahren sie, dass die Karten gemischt werden und es nicht klar ist, wer welche Fragen beantwortet). Danach erfolgt die Erläuterung, dass immer der Vorleser/die Vorleserin der Frage diese zuerst beantwortet und danach die Partnerin oder der Partner. So kann ein kurzer Dialog entstehen. Dieser Austausch sollte kurzgehalten werden, damit das Paar möglichst viele Karten besprechen kann.

Tipp

Durch Fragen, die die Therapeut:in beiträgt, können die Fragen sexueller, spezifischer etc. werden, was manchmal hilfreich ist.

Je höher das Tempo, desto mehr Spaß macht es. Die Therapeut:in achtet auf die Fragen, bei denen Emotionen auftauchen, und berücksichtigt sie.

Weitere Bemerkungen

Möglich ist es auch die Übung im Mehrpersonen-Setting zu machen, dann ist es eine Intervention zwischen Aufklärung und gegenseitigem Erzählen. Dadurch kann Vertrauen aufgebaut und die Beziehung in der Familie angeregt werden. Manchmal zieren sich die Eltern, der Prozess sollte dann genutzt werden.

Intervention 59: Von der Klage zur Lösung

Maria Behr

Ziel der Intervention

Unterschiedliche Interessen und Positionen kennenlernen; Interessen und Bedürfnisse der beiden Konfliktpartner:innen kennenlernen; Konfliktlösungsstrategien entwickeln

Dauer der Intervention

60 Minuten

Zielgruppe, Alter und Setting

Paarberatung; Paare; Konfliktberatung/Zwei-Personen-Setting

Therapiephase

Beziehungsaufbau; Zielklärung; Vertiefung

Anlass, Themen und Symptome

Konflikte auf der Paarebene; Beziehungskonflikte im professionellen Kontext

Benötigtes Material

Papier und Stifte

Spezifische Instruktionen für Klient:innen

»Im *ersten Schritt* möchte ich mit jedem einzeln über Ihre Klagen und Beschwerden sprechen, während der Partner/die Partnerin sich im Raum befindet und zuhört. Im *zweiten Schritt* möchte ich mit Ihnen beiden ein Einzelgespräch im Beisein des anderen über Wünsche an den anderen sprechen. Im *dritten Schritt* werde ich mit Ihnen darüber sprechen, welchen Wunsch Sie bereit sind, bis zum nächsten Termin Ihrem Partner/Ihrer Partnerin zu erfüllen.«

Durchführung der Technik

Beide Partner:innen sind im Gespräch anwesend.

1) **1. Schritt:** Die Therapeut:in spricht jeweils mit einer Gesprächspartner:in im Beisein der anderen über ihre Klagen und Beschwerden. Die zuhörende Person sitzt im Raum auf Abstand und dreht den beiden, die miteinander sprechen, den Rücken zu.
2) **2. Schritt:** In derselben Reihenfolge findet mit jeder anwesenden Person ein Gespräch statt zur Frage »Was wünsche ich mir von dem anderen in dieser Konfliktsituation?«. Es werden mindestens 3 konkrete Wünsche – möglichst genau und alltagstauglich – auf der Handlungsebene erarbeitet. Die zuhörende Partner:in hält die Wünsche schriftlich fest.
3) **3. Schritt:** Gesprächssequenz mit beiden Personen über die Frage »Welchen von den genannten Wünschen bin ich bereit, meinem Partner/meiner Partnerin bis zum nächsten Termin zu erfüllen?«

Kontraindikationen

Wenn es noch nicht genügend Bereitschaft gibt, gemeinsam an Lösungen zu arbeiten.

> **Tipp**
>
> Die Haltung der Neutralität, insbesondere die Konstrukt- und Lösungsneutralität, ist erforderlich.

Intervention 60: Paarkonflikte doppelt verdreifachen

Elke Frohn

Ziel der Intervention

In der Paartherapie sollen die Partner:innen Unterschiede und Gemeinsamkeiten erkennen; der Fokus des Paares soll sich auf die verbindenden und produktiven Ressourcen dieser Unterschiede richten, sodass etwas Drittes im Sinne neu zu vereinbarender Gemeinsamkeiten entstehen kann.

Dauer der Intervention

1–1,5 Std.

Zielgruppe, Alter und Setting

Paare

Therapiephase

Jederzeit, solange Auftrag und Kontrakt klar vereinbart sind und eine gute, vertrauensvolle Arbeitsbeziehung besteht

Anlass, Themen und Symptome

Insbesondere in der Beratung zerstrittener Paare, die in einem Muster beständiger Auseinandersetzungen gebunden erscheinen

Benötigtes Material

Notwendig ist eine breite Palette von Symbolgegenständen, aus denen die Partner:innen auswählen können.

Spezifische Hinweise für Therapierende

Diese Methode arbeitet mit einer Komplexitätserhöhung, was für manche Klient:innen ungewohnt und herausfordernd ist.

Durchführung der Technik

- Im Rahmen des Paarberatungs-Prozesses wird ein Thema fokussiert (z. B. regelmäßige Unstimmigkeiten in Erziehungsfragen, Alltagsstreitigkeiten).

- Die Berater:in fordert beide Partner:innen auf, jeweils drei innere Anteile oder Persönlichkeitsaspekte zu benennen, die bei jedem der beiden im Streitgeschehen von Bedeutung sind. Für jeden dieser drei persönlichen Aspekte im Konflikt suchen sich beide Partner:innen jeweils ein symbolisches Objekt aus (dies setzt voraus, dass im Beratungsraum eine größere Anzahl symbolischer Objekte vorhanden ist, aus denen die Klient:innen wählen können – z. B. Tier- oder andere Figuren, Ziergegenstände etc.).
- Jede der beiden Partner:innen stellt ihre drei Gegenstände in einer für sie passenden Konstellation auf dem Tisch auf und lässt dies auf sich wirken. Anschließend betrachten die Partner:innen die Konstellation der anderen und lassen auch diese auf sich wirken.
- Partner:in A schildert, welche Gedanken, Empfindungen und Wirkungen die beiden Konstellationen in ihr auslösen. Partner:in B hört zu.
- Anschließend schildert B die Wirkung der beiden Konstellationen auf sich, und A hört zu.
- Die Berater:in steht nun vor der Frage, ob sie (bei vorwiegend emotional argumentierenden Klient:innen) eher kognitiv vorgeht oder (bei vorwiegend rational argumentierenden Klient:innen) im Sinne einer psychodramatischen Tischinszenierung szenisch-erlebnisaktivierend arbeitet.

Bei einer kognitiven Arbeitsweise lässt sich die ganze Bandbreite systemischer Fragetechniken nutzen, wobei es dabei immer um die Beziehungen der Symbolobjekte untereinander geht.

Beispiel: Auf dem Tisch steht unter anderem die Figur eines Panthers und eines wilden Stieres. Skalierungsfrage:

> »Wie könnte der Panther den Stier reizen, sodass er in seiner Wildheit von 3 auf 8 oder 9 kommt?«

oder z. B.:

> »Was empfindet der Stier angesichts der drei Figuren, die ihm gegenüberstehen? Was könnte er ihnen Wertschätzendes zurufen?«

Die kognitive Exploration der Konstellation bewirkt eine affektive Beruhigung und ermöglicht es, sowohl die durch die Symbolobjekte repräsentierten Motive, Gefühle und Absichten als auch die dynamischen Wechselwirkungen zwischen ihnen genauer zu explorieren.

Die szenisch-erlebnisaktivierende Arbeitsweise mit den Mitteln des Psychodramas – also durch Rollenübernahme und Rollentausch – führt zu einer stärkeren Betonung emotionaler Aspekte.

Hierbei bittet die Berater:in die Partner:innen, einen Finger auf einen der Gegenstände zu setzen und sich aus der Rolle dieses Symbolobjektes heraus vorzustellen und/oder Aussagen an andere Elemente der Konstellation zu formulieren (»Ich finde dich ...«, »... meine Absicht ist ...« etc.) und dann im Rollenaustausch aus der Perspektive einer Figur von B zu antworten und umgekehrt.

Auch bei dieser Arbeitsweise muss die Berater:in auf Neutralität achten, also darauf, dass beide Partner:innen in etwa gleich oft aktiv sind. Häufig entwickeln die Klient:innen dabei Dialoge zwischen den Symbolobjekten, die zugleich metaphorische Verhandlungen zwischen den beiden sind.

- In beiden Vorgehensweisen sollte die Berater:in die Partner:innen dazu anregen, im Rahmen dieses Prozesses die Positionen ihrer Symbolobjekte zu verändern, sodass nach und nach eine gemeinsame Konstellation aus den 2×3 Objekten entsteht.
- Abschließend fokussiert die Berater:in auf die verbindenden bzw. beziehungs-stärkenden Aspekte, die bei der gemeinsamen Exploration in Bezug auf das vereinbarte Thema zutage getreten sind, und lässt sie sich auch anhand der Schlusskonstellation benennen.
- Zum Abschluss können Sie die beiden Partner:innen noch einmal bitten, aus der Position jeder ihrer drei eigenen Figuren eine Aussage (im Sinne eines Hinweises etc.) an sich selbst zu formulieren.
- Endgültig wird diese Arbeitsphase beendet, indem die beiden Klient:innen ihre Figuren wieder zurückräumen und alle im Gespräch ein gemeinsames Resümee ziehen.

Kontraindikationen

Voraussetzung für diese Arbeitseinheit ist allerdings, dass ein Interesse an einer Einigung besteht und die Partner:innen noch die Möglichkeit haben, sich zumindest zeitweise (mit Unterstützung der Moderation durch die Berater:in) aus dem Muster der gegenseitigen Schuldzuweisungen zu lösen.

Intervention 61: Beziehungs-TÜV

Reinert B. Hanswille

Ziel der Intervention
Bilanzierung und Reflexion über die Zufriedenheit in der Beziehung

Dauer der Intervention
60 Minuten

Zielgruppe, Alter und Setting
Ab 17 Jahren

Therapiephase
Vertiefung

Anlass, Themen und Symptome
Paare, die klären möchten, wie es um ihre Beziehung steht

Benötigtes Material
10 Briefumschlage, die mit den untenstehenden Titeln beschriftet werden; jeweils 5 für jede Person; kleine Zettel und Stifte für die Klienten

Spezifische Hinweise für Therapierende
Die Therapeut:in sollte darauf achten, dass es zu keinen Eskalationen kommt. Die Zettel werden nur vorgelesen, dann wird über die Gefühle, die sie auslösen, gesprochen.

Durchführung der Technik
Die Therapeut:in bittet das Paar, auf die bereitgelegten Zettel Erfahrungen, Erlebnisse etc. zu schreiben und diese dann in die beschrifteten Briefumschläge zu legen, die jeweils vor jeder Partner:in liegen. Dabei sollten die beiden nicht sprechen, sondern möglichst unbeeinflusst aufschreiben, was ihnen durch Herz und Kopf geht. Die Briefumschläge sind mit folgenden Themen beschriftet.

1) Das soll unbedingt so bleiben, weil es gut ist, wie es ist, und unserer Beziehung und mir guttut.
2) Das ist gut gewesen – aber wir haben es lange nicht mehr getan, und ich würde es gerne wieder aufleben lassen.
3) Das erleben/machen wir zwar – aber ich würde gerne überlegen, ob wir es für eine Zeit lang aussetzen und später noch einmal überprüfen.
4) Das soll nicht mehr geschehen – es tut mir oder uns nicht gut.
5) Das haben wir noch nie erlebt/getan – und ich würde es gerne machen, weil ich glaube, dass es auch uns guttun würde.

Wenn die Zettel beschrieben sind, entscheidet sich das Paar, mit welchem Umschlag sie sich zuerst beschäftigen möchten.

Dann beginnt einer der beiden Partner, öffnet seinen Umschlag und liest der Partnerin/dem Partner die Zettel vor. Gemeinsam diskutieren sie über die ausgelösten Gefühle, Erinnerungen und Vorstellungen.

So bearbeitet das Paar jeden Umschlag. Die Umschläge können sie, wenn nicht alles besprochen werden konnte, bei der Therapeut:in lassen oder mitnehmen.

Tipp

Wenn das Paar gut im Gespräch ist, kann es die Briefumschläge auch mit nach Hause nehmen, um sie dort weiter zu füllen und an einem ruhigen Abend darüber zu diskutieren.

Intervention 62: Friedensvertrag – Versöhnungsvertrag

Reinert B. Hanswille

Ziel der Intervention

Einladung zur Versöhnung zwischen den Partner:innen oder zwischen Eltern und Jugendlichen, damit die verletzenden Erfahrungen die Beziehungen in der Gegenwart nicht mehr beeinträchtigen

Dauer der Intervention

60–120 Minuten

Zielgruppe, Alter und Setting

Ab 15 Jahren möglich; Einsatz im Mehrpersonen-Setting oder in der Paartherapie möglich

Therapiephase

Eher in der Vertiefungsphase einsetzbar

Anlass, Themen und Symptome

Wenn die Partner:innen verhärtet sind und sich Vorwürfe machen, wenn gegenseitige Vorwürfe immer wieder die Beziehung stören; in Familien, wenn zwischen den Jugendlichen und den Eltern Konflikte immer wieder auflodern und das Familienleben stören

Benötigtes Material

Papier und Stifte, Vorlage eine »Friedensvertrags« als mögliches Beispiel

Spezifische Hinweise für Therapierende

Eine Vorbereitung ist manchmal hilfreich. Im Paar scheint es sinnvoll, die Kränkungen und Verletzungen, die geschehen sind, im Vorfeld zu benennen und zu bearbeiten. In Familien sind getrennte Sitzungen der Eltern und der Kinder/Jugendlichen ratsam, um diese auf die gemeinsame Sitzung vorzubereiten.

Spezifische Instruktionen für Klient:innen

»Bitte überprüfen Sie für sich, was Ihr Partner/Ihre Partnerin Ihnen vergeben müsste, wo es in der Beziehung bisher Kränkungen, Verletzungen gab. Bedenken Sie, welche Anregungen, Bedingungen Sie haben, um zu vergeben und vielleicht einen Friedensvertrag abzuschließen.«

Arbeitspapiere für Klient:innen

Möglicherweise ein Papier mit Ideen und Anregungen zur Gestaltung des Friedensvertrages

Was es sonst noch zu bedenken gibt

Die Intervention soll das Paar anregen, sich gegenseitige Verletzungen und Kränkungen zu vergeben, um nicht immer wieder die »alten Themen« nach oben zu holen und damit die Gegenwart zu beeinflussen. Dieser Prozess kann längere Zeit in Anspruch nehmen. Die Therapeut:in sollte neutral bleiben und beachten, dass sich keine Eskalationen einschleichen. In einem zweiten Schritt soll dann ein »Friedensvertrag« geschlossen und verhandelt werden. Wie bei einem realen Friedensvertrag geht es darum, auch Bedingungen zu diskutieren, Wünsche und Vorstellungen zu benennen und zu verhandeln. Idealerweise wird der Vertrag verschriftlicht und von den Partner:innen bzw. der Familie unterschrieben.

Durchführung der Technik

Die Partner:innen werden aufgefordert, zuerst jede:r für sich zu bedenken, welche Verletzungen er/sie dem Partner/der Partnerin zugefügt hat und was er oder sie der anderen Seite vergeben will. (das kann auch in einer separaten Sitzung geschehen oder als Hausaufgabe angeboten werden).

Dabei geht es darum, in einem ersten Schritt die Erfahrungen und Ereignisse zu sammeln, bei denen ich denke, meine Partner:in verletzt oder gekränkt zu haben und für die ich um Verzeihung bitte. Damit beschäftigen sich beide Partner:innen und gehen dann in ein gut begleitetes Gespräch durch die Therapeut:in. Dabei benennen die beiden die Ereignisse und Erfahrungen, mit denen sie ihre Partner:in verletzt haben. Die Therapeut:in versucht dabei, die Gefühle zu benennen und die Situation gut zu rahmen. Danach äußert sich die Partner:in, wie sie sich jetzt fühlt, welche Gedanken er/sie hat. Wenn er/sie das Gefühl hat, vergeben zu können, dann soll das jetzt geschehen. Wenn ihm/ihr noch etwas fehlt, um zu vergeben, dann wird verhandelt, was noch geschehen muss, damit Vergebung möglich wird. So werden alle Punkte behandelt, bis alle besprochen und verhandelt sind.

Im nächsten Schritt überlegt jede:r, für welche Erfahrung, Verletzung oder welches Ereignis er/sie eine Entschuldigung vom Partner/von der Partnerin erwartet. Auch das wird besprochen, diskutiert und verhandelt. Dabei steht immer im Mittelpunkt, die Gefühle und Emotionen zu benennen. Es sollen keine »Rechtfertigungsdebatten« stattfinden. Diese unterbricht die Therapeut:in und versucht, die dahinterliegenden Emotionen zu benennen.

Sind alle Erfahrungen und Erlebnisse, die aufgeführt wurden behandelt, und konnten sich die Partner:innen gegenseitig vergeben, beginnt die Verhandlung des Friedensvertrags. Wie bei politischen Friedensverträgen verhandeln die Partner:innen, was jetzt der Stand ist, was bei Verstößen geschehen soll und wann eine Revisionssitzung stattfinden soll, um zu überprüfen, ob der Vertrag seinen Zweck erfüllt und eingehalten wird. Auch wenn es ernst klingt, sollte es vor allem auch Spaß machen. Beispielhaft könnte ein Friedensvertrag Folgendes enthalten:

Die Eheleute ... verpflichten sich, sich in Zukunft nicht mehr folgende Verfehlungen, Verletzungen oder Erfahrungen vorzuwerfen. (Es folgt eine Auflistung der Erfahrungen, die sich die Partner:innen vorher vergeben haben.)

Wenn es doch noch einmal geschieht, dass ein Partner ein Thema, das sich die Partner in der Sitzung vergeben haben, im Gespräch nutzt, geben sich die Partner gegenseitig das Recht, das Gespräch sofort zu unterbrechen und das Gespräch an dieser Stelle zu beenden, um es zu einem anderen Zeitpunkt wieder aufzunehmen. Außerdem verpflichtet sich derjenige, der das »alte Thema« wieder benutzt hat, den Partner/die Partnerin zu einem kleinen Paar-Event (Essengehen, Kino, Konzert etc.) einzuladen.

Das Ehepaar wird in (z. B.) *sechs Wochen ein Revisionsgespräch führen, um zu überprüfen, ob der Friedensvertrag eingehalten wurde und ob eventuell weitere Themen in den Vertrag aufgenommen werden müssen.*

Ort ____________ *Unterschrift der Eheleute* ______________________

Der Vertrag sollte in der Wohnung an einer deutlich sichtbaren Stelle aufgehängt werden.

In der kommenden Sitzung sollte man mit den Beteiligten über den Vertrag sprechen, um eventuell Verbesserungen vornehmen zu können.

Abschließend wird das Paar gebeten, eine Skulptur zu bilden, wie sie sich angesichts der Versöhnung und des Friedensvertrages fühlen.

Tipp

Die Technik kann auch in Familien mit einem verletzten Jugendlichen eingesetzt werden.

Intervention 63: Wir sind aneinandergebunden

Reinert B. Hanswille

Ziel der Intervention
Die Verbindungen und Verwicklungen im Paar erleben, besonders bei verwickelten Paaren; Lösungsideen erspüren und Selbstwirksamkeit erhöhen

Dauer der Intervention
60 Minuten

Zielgruppe, Alter und Setting
Paare, die verwickelt sind und wenig Autonomie-Erleben haben

Therapiephase
Vertiefung

Anlass, Themen und Symptome
Bei Paaren mit wenig Autonomie, mit hoher Verwicklung zwischen den Partner:innen

Benötigtes Material
Unterschiedliche Seile und Bänder in unterschiedlicher Länge, Dicke, Farbe und aus unterschiedlichem Material

Spezifische Hinweise für Therapierende
Die Therapeut:in sollte auf ein gutes Tempo achten und einzelne Themen nicht zu ausführlich diskutieren.

Spezifische Instruktionen für Klient:innen

»Bitte stehen Sie auf, ich möchte Sie gerne zu einer kleinen Übung einladen.«

Was es sonst noch zu bedenken gibt
Die Verbindung mit den Seilen soll möglichst stramm gehalten werden, nicht locker.

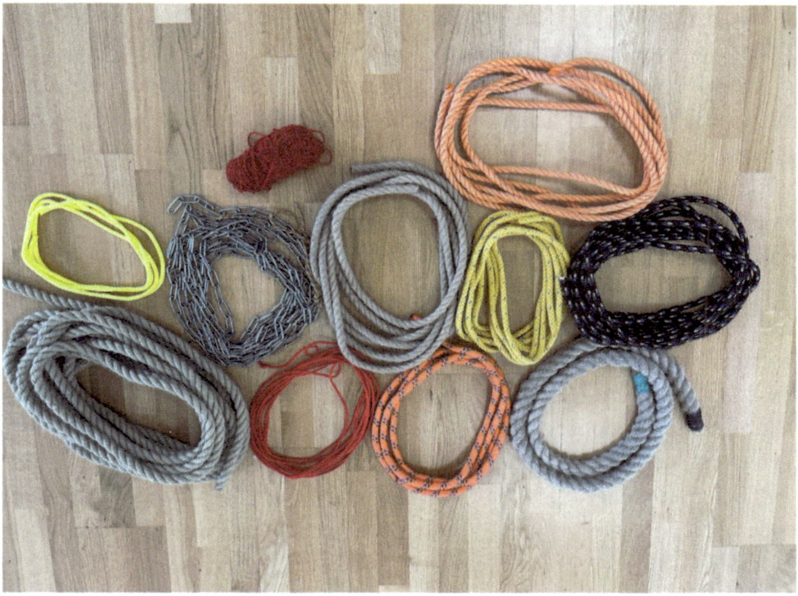

Abb. 34: Auswahl an unterschiedlichen Seilen

Durchführung der Technik

Die Partner:innen werden gebeten, darüber nachzudenken, durch was sie sich aneinandergebunden fühlen, wie z. B. die gemeinsamen Kinder, gemeinsame Urlaube, die Betreuung der alten Eltern, die gemeinsamen Schulden, die erste Verliebtheit, die Fürsorge des Mannes, die Abenteuerlust der Frau, die übertriebene Reinlichkeit, die starke Harmonisierung der Frau, die übertriebene Regeltreue des Mannes etc.

Danach beginnt eine der Partner:innen, sich ein Seil für diese Eigenschaft oder Erfahrung etc. auszusuchen, das symbolisch am ehesten passt. Dann bindet er das Seil an eine symbolische Stelle an seinem Körper. Das andere Seilende bindet er dann an eine symbolische Stelle am Körper der Partner:in. Das Seil zwischen den Partner:innen sollte straff bzw. angespannt sein. So wird mit allen Dingen verfahren, die die Partner:innen aufgeschrieben haben.

Wenn beide Partner:innen etwas Gemeinsames aufgeschrieben haben, z. B. »die gemeinsamen Schulden«, dann bringen trotzdem beide ihr eigenes Seil an, denn wahrscheinlich werden sie unterschiedliche Seile wählen und das Seil an unterschiedliche Stellen am Körper des anderen anbringen.

Sind alle Seile angebracht, werden die Partner:innen eng und auf vielfältige Weise aneinandergebunden sein und nur wenig Bewegungsfreiheit haben. Die Therapeut:in bittet nun die Partner:innen, sich zu bewegen, sich etwas voneinander zu entfernen und ihre Bewegungswünsche umzusetzen. Dabei merken die beiden, wie eingeschränkt ihre Bewegungsmöglichkeiten sind.

Danach bittet die Therapeut:in zu überlegen, von welchen Seilen bzw. Verbindungen sich eine Partner:in oder beide Partner:innen gerne lösen möchten und wie er oder sie das machen will. Wenn eine überzeugende Lösung oder ein guter Umgang mit den Dingen oder Erfahrungen gefunden wird, kann ein Seil gelöst oder auch nur gelockert werden.

Bei den Seilen, die die Partner:innen behalten wollen, können sie überlegen, wie es geschehen kann, dass die Flexibilität erhalten bleibt.

Tipp

Die Übung ist mit Anpassungen auch in Familien einsetzbar.

Intervention 64: Ich bin dir nah – ich bin dir fern

Reinert B. Hanswille

Ziel der Intervention
Reflexion der Bedürfnisse nach Nähe und Distanz in Paarbeziehung; Gespräche über unterschiedliche Bedürfnisse nach Nähe und Distanz in nahen Beziehungen

Dauer der Intervention
30 Minuten

Zielgruppe, Alter und Setting
Ab 17 Jahren, eher für Liebespaare, aber auch im Mehrpersonen-Setting möglich

Therapiephase
Eher in der Vertiefungsphase einer Therapie

Anlass, Themen und Symptome
Bei Paaren und Familien, bei denen ein Bestimmen von Nähe und Diastanzbedürfnissen hilfreich ist; wenn eine Partner:in viel Nähe sucht und der andere eher Distanz halten will

Spezifische Hinweise für Therapierende
Der Raum sollte groß genug sein.

Spezifische Instruktionen für Klient:innen

> »Ich möchte Sie gerne zu einem Experiment einladen, bei dem Sie die Distanz und Nähe, die Sie zueinander empfinden, ausdrücken können. Stehen Sie dazu bitte auf.«

Durchführung der Technik
1) Ein Paar stellt sich in großem Abstand (gerne 5–7 Meter) einander gegenüber.
2) Anweisung:

»Einer von Ihnen beginnt. Der/die andere bleibt an seinem/ihrem Platz stehen. Bewegen Sie sich langsam, Schritt für Schritt auf den anderen zu. Spüren Sie in sich hinein und nehmen Sie wahr, wie es Ihnen geht und welche Impulse Sie haben. Wo ist der Punkt, an dem Sie sich mit Distanz und/oder Nähe in dieser Beziehung wohlfühlen, der ungefähr dem entspricht, wie Sie die Beziehung zu Ihrem Partner erleben?«

3) Die Bewegung beginnt und wird begleitet. Die Therapeut:in beobachtet insbesondere körperliche Reaktionen und Impulse wie Atmung, Haltung, muskuläre Reaktionen, Gesichtsausdruck usw.
4) Die Klient:in geht bis zu dem Punkt auf den anderen zu, an dem sie sich wohlfühlt, der den Punkt beschreibt, wo diese Beziehung für sie heute steht.
5) Der Punkt ist fixiert. Was ist anders, wenn die Person einen weiteren Schritt nach vorne oder nach hinten geht, was verändert das in ihr selbst? Welche Auswirkungen hätte das in der Beziehung? Wie bewertet oder beurteilt sie selbst die Beziehung von diesem Punkt aus?
6) Die Therapeut:in beobachtet die Reaktionen der Klient:in, die an ihrem Platz stehen bleibt und zu der Nähe oder Distanz hergestellt wird.
7) Befragung der Klient:in, die an ihrem Platz steht:

»Wie geht es Ihnen bei der Distanz? Welche Bedeutung geben Sie der Distanz? Welche Impulse und Gefühle spüren Sie?«

8) Das Paar tauscht sich aus über seine Befindlichkeit bei dieser Konstellation, über die Bedeutung dieser Nähe/Distanz für die Beziehung und was vor und nach dem fixierten Punkt liegt und für die beiden bedeutet.
9) Wechsel der aktiven Position und erneute Durchführung der Punkte 1–7
10) Abschließend gibt es ein gemeinsames Gespräch. Was davon, was an Nähe/Distanz wahrgenommen wird, soll so bleiben, woran wollen beide etwas verändern?

Tipp

Alternativ können beide Partner:innen auch gleichzeitig aufeinander zugehen. Dieser Prozess wird beendet, wenn einer der beiden stehen bleibt. Es folgt ein Gespräch über die Distanz und Gefühle. Wie geht es der anderen Partner:in, nicht näher gehen zu können? Wie geht er/sie mit der Enttäuschung um? Wie nah würde er/sie gerne gehen? Was drückt diese Position anderes aus? Etc.

Intervention 65: Mein Land – dein Land – unser Land

Reinert B. Hanswille

Ziel der Intervention

Gemeinsamkeiten und Unterschiede kennenlernen; Seiten beschreiben, die die Partner:innen voneinander kennen, und Seiten sowie Eigenschaften, die die Partner:innen nicht voneinander kennen; Neugier wecken an der Partner:in – die man glaubt gut zu kennen

Dauer der Intervention

50 Minuten und mehr

Zielgruppe, Alter und Setting

Ab 20 Jahren; Paare; im Mehrpersonen-Setting muss mehr Zeit eingeplant werden.

Therapiephase

Vertiefung

Anlass, Themen und Symptome

Paardynamiken mit Verwicklungen; Autonomie der Partner:innen stärken; Aktivierung partnerschaftlicher Neugier

Benötigtes Material

Papier oder Seile, um die Landesgrenzen zu markieren – es werden 10 Seile benötigt (5 je Person), die im Durchschnitt 3–5 Meter lang sein sollten und sich farblich unterscheiden; Karten und Stifte; wenn der Raum nicht groß genug ist oder keine Seile zur Hand sind, kann auch eine großes Blatt Papier mit Stiften (unterschiedliche Farben) als Ersatz dienen.

Spezifische Hinweise für Therapierende

Beachten Sie bei der Arbeit, dass sich keine Eskalationen ereignen. Sie sollten den Prozess gut begleiten und auf die emotionale Eben heben.

Spezifische Instruktionen für Klient:innen

»Bitte nehmen Sie die Seile und legen Sie eine Art Landkarte/die Landesgrenzen auf den Boden. Es gibt fünf ›Landesteile‹. Das gemeinsame Land mit der Partner:in (in Abb. 35 das Naturseil), Ihr eigenes Land (im Bild das weiße Seil). Jede:r von Ihnen legt mit den Seilen die Grenzen des Landes, die sich auch überschneiden können – ganz so, wie Sie es erleben.«

Durchführung der Technik

Instruktion der Klienten:

»Bitte legen Sie mit den Seilen eine ›Landkarte‹ mit 5 unterschiedlichen Landesteilen.«

Landesteil 1 (Naturseil) beschreibt das gemeinsame Land der Beziehung, das die Klient:in als das gemeinsame Land bezeichnet. *Landesteil 2* (gelbes Seil) ist das »eigene Land«, der Raum der eigenen Person (meist der größte Landesteil, der die folgenden ganz umgrenzt). *Landesteil 3* (weißes Seil) zeigt das Land, dass die Beziehungspartner:in gut kennt. *Landesteil 4* (grünes Seil) zeigt das Land, was die Partner:in nicht so gut kennt oder wo sie nur Besucher sein darf. *Landesteil 5* (rotes Seil) beschreibt das Land, das die Partner:in nicht kennt bzw. zu dem er/sie keinen Zutritt hat. Nach der Instruktion legen die Klient:innen entsprechend ihre Seile, um ihre Länder zu beschreiben (s. Abb. 35).

Idealerweise legen die Klient:innen die Landkarte zur gleichen Zeit. Auf Karten kann man auch mit Stichworten Eigenschaften, Erfahrungen, Kontexte etc. beschreiben, damit die Landkarten lebendiger werden.

Anschließend beginnt die Befragung der Partner:innen. Beginnen Sie mit dem Landesteil:

1) **Landesteil 1 beschreibt das gemeinsame Land der Beziehung.** Den Partner:innen ist freigestellt, wie groß sie dieses Land for
2) **Landesteil 2 beschreibt »mein Land«.** Dieser Landesteil umgrenzt viele der untenstehenden Landesteile, außer den gesamten Landesteil 1. Die Person entscheidet sich, wie stark sie »ihr Land« in das gemeinsame Land hineinlegt. Ist es deckungsgleich oder beschreibt es nur einen kleinen Teil des »gemeinsamen Landes«? Wie viel Raum wird der Partner:in im gemeinsamen Land gelassen? Wie wird die Schnittmenge

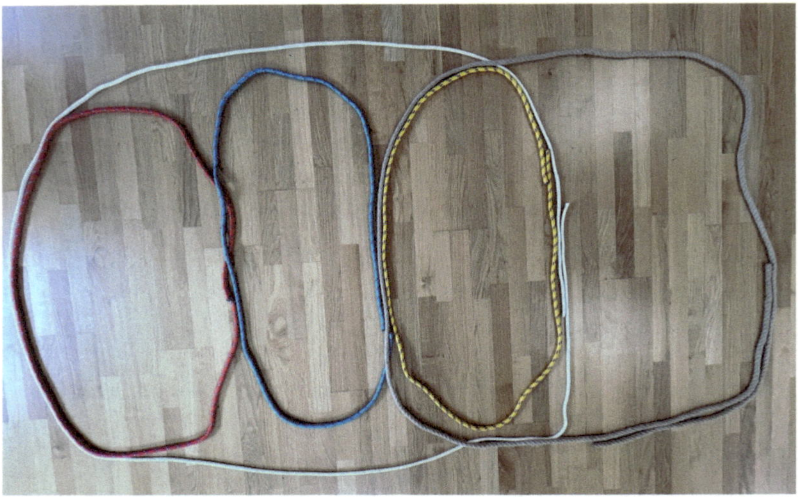

Abb. 35: Landesteile

beschrieben? Was liegt im gemeinsamen Land außerhalb des eigenen Landes? Was denkt die Partner:in dazu?

3) **Landesteil 3 ist beiden bekannt und oft gezeigt**. Welche Landschaft hat das Land, welche Gefühle, Gedanken etc. gibt es in diesem Landesteil? Durch was unterscheidet sich dieser Landesteil bei den beiden Partner:innen (z. B., wie er/sie sich in der Herkunftsfamilie zeigt, oder im gemeinsamen Freundeskreis etc.)? Gibt es Landschaften, die bei der einen Partner:in aufgenommen sind und die der andere nicht aufgenommen hat? Was sind die Gefühle und Gedanken dabei? In welchen Landschaften liegen die besonderen Ressourcen und Stärken für die Beziehung?
4) **Landesteil 4 kennen die Partner:innen etwas, aber nicht gut oder nur durch Zufall.** Fühlen sie sich dort als Besucher:innen? Welche Verhaltensweisen, Gefühle, Fantasien und Wünsche über die Zukunft, Gedanken etc. gibt es (z. B. im Zusammensein mit einigen Freund:innen, der Herkunftsfamilie, im Sportverein, wie sich die Partner:in dort zeigt und erlebt, über die Zukunft der Beziehungen [Wünsche und Träume])?
5) **Landesteil 5 kennt die Partner:in nicht bzw. hat dort keinen Zutritt.** Welche Fantasien, Gefühle, Gedanken etc. haben sich die Partner:innen noch nicht gezeigt? Was sind vielleicht sogar

beliebte Seiten, die aber in der Beziehung bisher noch keinen Platz gefunden haben – Seiten, die andere Freund:innen sehr schätzen, vielleicht auch Seiten, für die sich die Partner:in schämt, sog. Schattenseiten der Person etc.?

Bei der Befragung und dem Vorstellen der »eigenen« Länder erzählt immer zuerst die Partner:in über ihr Land. Die Präsentation des eigenen Landes wird durch Fragen der Therapeut:in begleitet. Eine Befragung durch die Partner:in kann erfolgen, allerdings sollte die Therapeut:in beachten, dass keine Angriffe oder Beschuldigungen etc. ausgesprochen werden. Es sollte eine neugierige interessierte Befragung sein, wie beim Besuch eines mir unbekannten Landes.

Besonders bedeutsam ist dei Befragung des fünften Landesteils. Dort geht es besonders darum, neutral zu bleiben und neugierig zu befragen, was diesen Landesteil ausmacht, was unentdeckt, geheim bleiben soll? Welche Landschaft darf entdeckt, neuentdeckt oder wiederentdeckt werden?

Die Intervention kann sich über mehrere Sitzungen erstrecken, wenn die Erkundung der Landschaften mehr Zeit benötigt und die Partner:innen sich viel zu erzählen haben bzw. neugierig aufeinander sind.

Tipp

Stellen Sie ausreichend Zeit zur Verfügung – gerade für die Besprechung der Landesteile, die die Partner:innen voneinander nicht kennen. Es ist zu bedenken, dass es nicht unbedingt darum geht, dass Partner:innen alles voneinander wissen sollten, aber dass es besprechbar bleibt, was geheimgehalten wird, und dass die Partner:innen bedenken, welche Auswirkungen das für sie hat.

Intervention 66: Du bist so süß – ich zeige dir meine Schokoladenseite

Reinert B. Hanswille

Ziel der Intervention

Stärkung der Autonomie, Stärkung der Kooperation, Beziehungs- und Bindungsvertiefung, Abgrenzung und Grenzen setzen, Ressourcenaktivierung

Dauer der Intervention

50 Minuten im Paar-Setting

Zielgruppe, Alter und Setting

Ab 18 Jahren; im Paar-Setting (auch für junge Paare); auch im Mehrpersonen-Setting möglich

Therapiephase

Eher in der Vertiefung, auch in der Zielklärung möglich

Anlass, Themen und Symptome

Paare, die klären möchten, wie sie ihre Beziehung intensivieren können, und neue Seiten an sich entdecken wollen

Benötigtes Material

Schokolade, je Partner:in 2 Riegel oder 3 Stücke und je Partner:in 2 eingepackte Schokoladenstücke

Spezifische Hinweise für Therapierende

Dies ist eine gute Moderation, um Eskalationen und Schuldvorwürfe zu vermeiden.

Was es sonst noch zu bedenken gibt

Im Mehrpersonen-Setting muss die Struktur etwas angepasst werden, der Fokus ist dann das Familienleben und die Paarbeziehung. Im Paar wie im Mehrpersonen-Setting muss man die Klient:innen ermuntern, offen die Themen anzusprechen.

Durchführung der Technik

Die Klient:innen erhalten je 6 Stücke Schokolade. Eine Person beginnt.

»Ich zeige dir eine ›Schokoladenseite‹ von mir, wenn ich ...«

Die Partner:in bezieht sich auf die Aussage, indem sie sie bestätigt und erzählt, wie es ihr dabei ergangen ist (dann erhält sie ein Stück Schokolade). Wenn sie die Aussage verneint (weil sie die Situation anders erlebt hat oder anders bewertet), bekommt sie kein Stück Schokolade. Diese erste Runde ist beendet, wenn der Partner/die Partnerin drei Stücke Schokolade erhalten hat. Danach wird gewechselt.

Die zweite Runde beschreibt die Schokoladenseite, die die Person an ihrer Partner:in besonders mag. Auch hier beginnt sie mit der Aussage:

»Ich liebe besonders deine Schokoladenseite, dass du ... (so aufmerksam bist, deine sexy Figur, dein immer offenes Ohr, deine Berührungen etc.).«

Die Partner:in bestätigt die Aussage, wenn sie denkt, dass es eine Schokoladenseite von ihr ist. Wenn sie die Aussage bejaht, erhält sie das Stück Schokolade. Verneint sie die Aussage, bekommt sie kein Stück Schokolade. Sind die drei Stücke Schokolade vergeben, wird gewechselt. Der Durchgang ist beendet, wenn alle Schokoladenstücke ihre Besitzer:in gewechselt haben.

Der folgende Durchgang beschäftigt sich mit der eingepackten Schokolade. Die eingepackte Schokolade steht für Verhaltensweisen, die man der Partner:in noch nicht gezeigt hat (solche gibt eigentlich immer, es dauert häufig nur länger, bis diese Seiten wieder bewusstwerden oder die Partner:innen sich trauen, diese Seite zu benennen. Deshalb ist es gut, dem Paar etwas mehr Zeit zu geben, um die »unbekannten Schokoladenseiten« benennen zu können). Eine Partner:in beginnt:

»Ich habe eine Schokoladenseite, die ich dir noch nicht gezeigt habe ... Ich habe diese Seite bisher noch nicht zeigen können, weil ... (mir der Mut fehlte, sich die Gelegenheit noch nicht ergeben hat, ich nicht wusste, ob du es magst etc.).«

Wenn die Partner:in neugierig ist, diese Seite kennenzulernen, bekommt sie das eingepackte Schokoladenstück. Danach überlegen die Partner:innen, wie es gelingen kann, diese Schokoladenseite im Alltag zu zeigen. Danach ist die andere Partner:in an der Reihe. Der Durchgang ist beendet, wenn alle eingepackten Schokoladenstücke ihre Besitzer gewechselt haben.

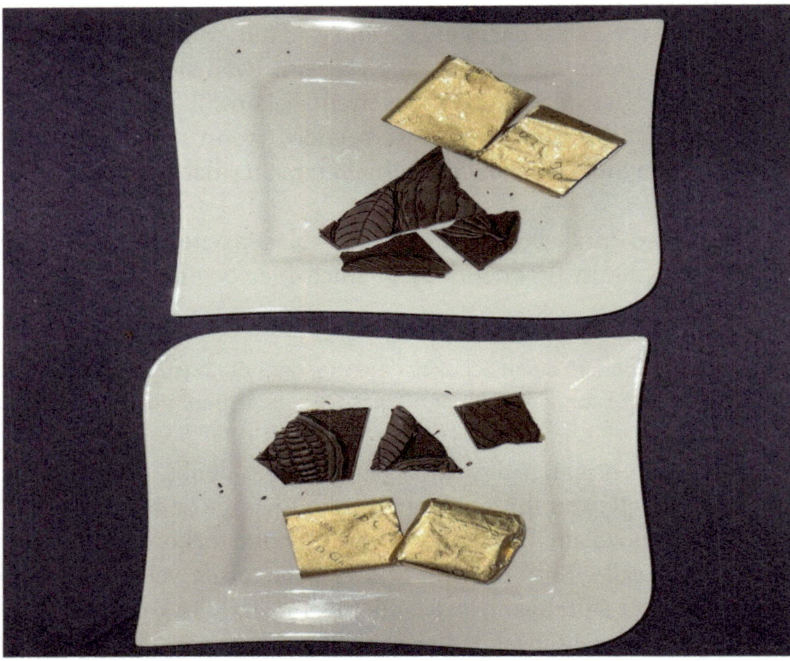

Abb. 36: Offene und versteckte Schokoladenseiten

Tipp

Diese Intervention ist auch im Mehrpersonen-Setting interessant, allerdings benötigt sie dann mehr Zeit.

Intervention 67: Ich will ein großes Stück vom Kuchen

Reinert B. Hanswille

Ziel der Intervention
Auseinandersetzung mit der Zeit des Paares und der Frage, wie viel Zeit gemeinsam genutzt werden soll; die Intervention ist autonomiestärkend und hilft bei der Grenzsetzung, um eine zufriedene Partnerschaft zu entwickeln.

Dauer der Intervention
50 Minuten und mehr

Zielgruppe, Alter und Setting
Ab 20 Jahren; Paare; im Mehrpersonen-Setting muss mehr Zeit eingeplant werden.

Therapiephase
Vertiefung, Zielklärung

Anlass, Themen und Symptome
Unzufriedenheit mit der Paar- oder Familienwirklichkeit, Klagen über Zeitmangel, eskalierende Systeme

Benötigtes Material
DIN-A3-Papier und Stifte, gerne unterschiedliche Farben

Spezifische Hinweise für Therapierende
Die Therapeut:in sollte in der Moderation darauf achten, beide Partner:innen zum Zuge kommen zu lassen, und ihre Neutralität beachten, damit sich beide Partner:innen akzeptiert und gesehen fühlen.

Spezifische Instruktionen für Klient:innen

> »Bitte malen Sie auf jedes Blatt einen großen Kreis, wie ein großer Kuchen. Insgesamt sollten Sie drei Blätter vor sich liegen haben.«

Durchführung der Technik

Die Therapeut:in bittet die Klient:innen, dass jede 3 Kreise/Kuchen auf ein DIN-A3-Blatt malt. Anschließend werden die Blätter beschriftet:

1) »Ist-Stand bei mir«
2) »spekulierter Ist-Stand bei meiner Partnerin/meinem Partner«
3) »Wunschvorstellung bei mir«.

Danach sollen die Klient:innen entsprechend den Überschriften ihre Kuchenstücke ausfüllen: Wie ist die Zeit verteilt?

Wenn beide ihre Kuchen ausgemalt und die Kuchenstücke beschriftet haben, beginnt das Gespräch.

Im ersten Durchgang erzählen sich die Partner:innen, wie sie ihren ersten Kuchen verstehen, wie ihre Zeit gegenwärtig verteilt ist. Das Gegenüber bestätigt die Sichtweise, oder beide diskutieren, wenn ihre Einschätzung unterschiedlich ist.

Im zweiten Durchgang stellen die Partner:innen sich den zweiten Kuchen »spekulierter Ist-Zustand bei der Partner:in« vor und erzählen, warum sie den Kuchen so gemalt haben – anhand von erzählten Beispielen.

Im dritten Durchgang präsentieren sich die Partner:innen gegenseitig ihre Wunschvorstellung und diskutieren darüber. Im weiteren Prozess sollen die Möglichkeiten besprochen werden, wie und unter welchen Bedingungen die Wunschvorstellungen umgesetzt werden. Ist das Paar bereit, die Konsequenzen zu tragen? Durch was unterscheiden sich die Wunschkuchen? Gibt es eine gegenseitige Zustimmung zu den »Wunschkuchen«? Gibt es Anpassungswünsche? Wie stellen sich die Partner:innen ihre Beziehung vor, wenn die Wunschvorstellungen realisiert werden? Etc.

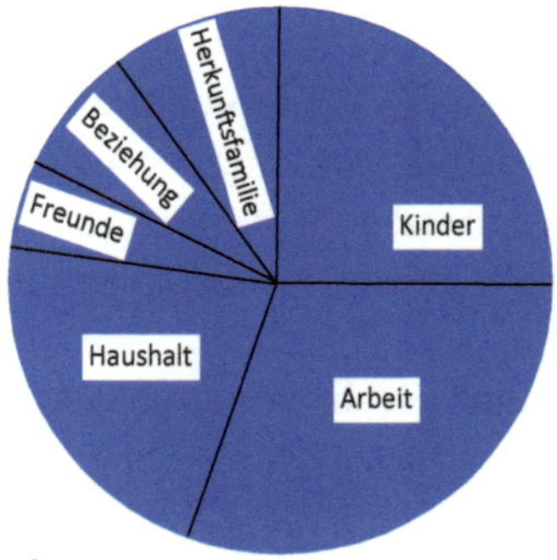

Abb. 37: Ist-Zustand

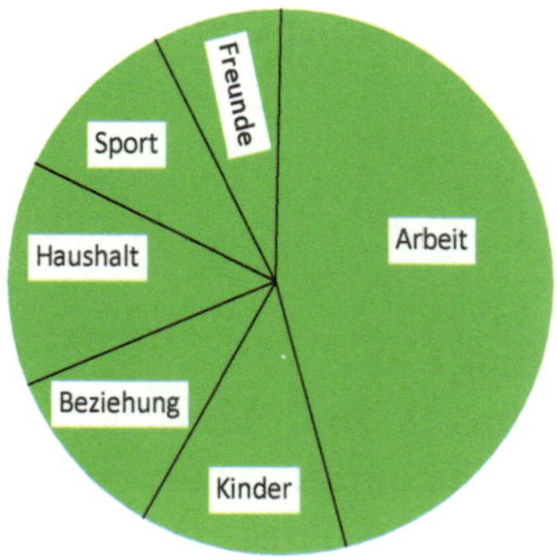

Abb. 38: Spekulierter Ist-Zustand bei der Partner:in

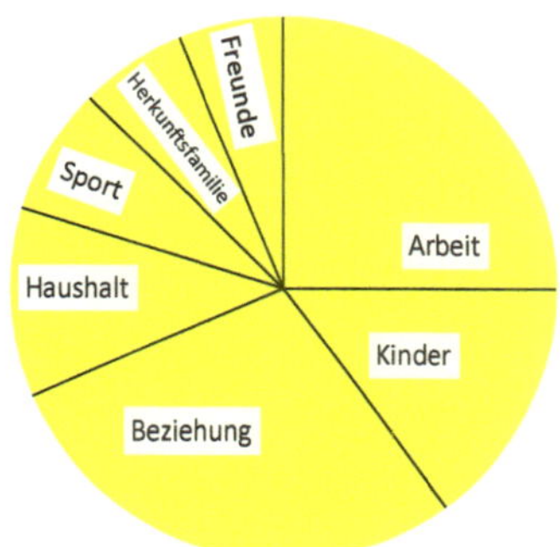

Abb. 39: Wunschvorstellung

Kontraindikationen

Für Paare, die sehr zerstritten sind und sich im Trennungsprozess befinden, ist die Übung nicht geeignet.

Tipp

Wenn die Übung im Mehrpersonen-Setting Anwendung findet, ist deutlich mehr Zeit einzuplanen. Dann kann es auch ausreichend sein, mit nur zwei Kuchen zu arbeiten »Ist-Zustand« und »Wunschvorstellung« – so bleibt es übersichtlicher.

Intervention 68: Leg dein Geld auf den Tisch

Reinert B. Hanswille

Ziel der Intervention

Austausch von Bedürfnissen und Wünschen, während man sich in einem alltäglichen Entscheidungsprozess erlebt; für die Therapeut:in die Möglichkeit, einen Diskussions- und Entscheidungsprozess des Paares zu beobachten und zu intervenieren

Dauer der Intervention

30 Minuten; im Mehrpersonen-Setting sollte mehr Zeit zur Verfügung gestellt werden.

Zielgruppe, Alter und Setting

Ab 10 Jahren; ideal im Paar-Setting und Mehrpersonen-Setting

Therapiephase

Zielklärung und Vertiefung

Anlass, Themen und Symptome

Wenn das Klientensystem in Handlung kommen soll und die Therapeut:in den Klient:innen in einem Entscheidungsprozess zusehen will

Spezifische Instruktionen für Klient:innen

»Ich möchte Sie zu einem kleinen Experiment einladen. Bitte legen Sie jetzt alles Bargeld, was Sie bei sich führen, auf den Tisch. Zuerst jeder vor sich.«

Durchführung der Technik

»Ich möchte Sie nun bitten, gemeinsam zu besprechen, was Sie mit dem Geld – gleich nach der Sitzung – machen wollen.

Sie können sich auf eine Unternehmung einigen, die Sie gleich nach der Sitzung machen wollen, z. B.:

- Sie könnten sich zum Essengehen verabreden.
- Sie können sich einigen, das gesamte Geld einem Familienmitglied zu schenken.

- Sie könnten sich einigen, das Geld dem Musiker:in unten auf der Straße zu geben.
- Sie könnten sich einigen, das Geld in den Opferstock der Kirche zu legen.
- Sie können sich einigen, das Geld zu spenden etc.

Die einzige Einschränkung, die es gibt: Sie müssen alle der Lösung zustimmen. Und denken Sie daran, es ist kein Spiel, Sie sollen das, was Sie entscheiden, nach der Sitzung auch umsetzen.

Beginnen Sie jetzt mit der Diskussion. Ich werde mich nicht in die Diskussion einmischen, sondern Ihren Diskussionsprozess beobachten. (Wenn eine Videokamera zur Verfügung steht, kann der Prozess auch aufgenommen werden.) Im Anschluss an die Diskussion werden wir über den Einigungsprozess sprechen.«

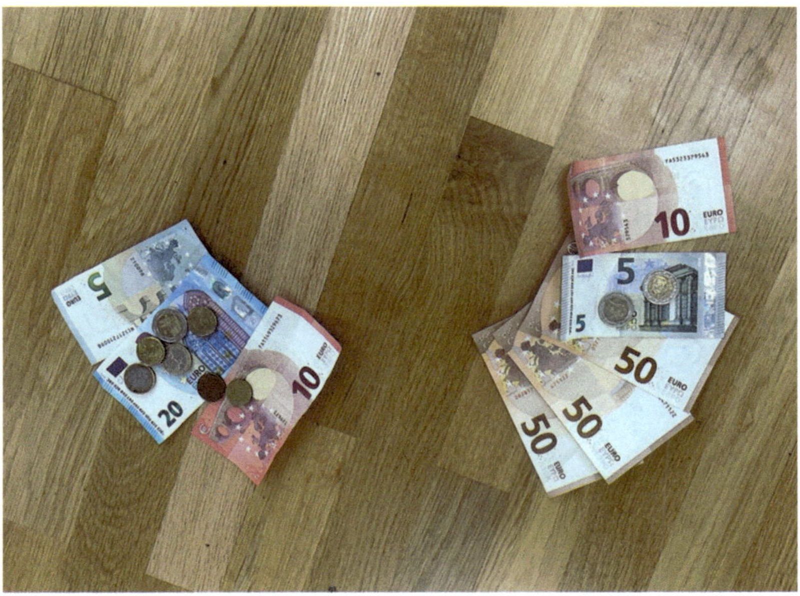

Abb. 40: Alles Geld auf den Tisch

Für die Therapeut:in bietet sich so die Gelegenheit, das Klientensystem zu beobachten, Musterbildungsprozesse zu sehen, Attraktoren zu identifizieren und Ideen zu entwickeln, wie sich Kommunikation und Interaktionsmuster verändern ließen.

Nach der Auswertung wird das Klientensystem aufgefordert, die Aktion, auf die man sich geeinigt hat, umzusetzen.

In der folgenden Sitzung wird besprochen, wie sich das Klientensystem bei der Aktion erlebt hat.

Tipp

Hier lässt sich gut eine Hausaufgabe anschließen: Diese Übung soll zwei weitere Male zu Hause gemach werden. Das Datum wird durch Zufall entschieden, die Durchführung erfolgt wie bereits in der Therapiesitzung geübt.

Intervention 69: Vertrautheit finden und Vertrauen schenken

Anke Lingnau-Carduck

Ziel der Intervention

Der Soziologe Niklas Luhmann formulierte in seinem Buch *Vertrauen* bereits im Jahre 1968 die Erkenntnis, dass Vertrauen eine wirksame Form zur Reduktion sozialer Komplexität ist. Die Vertrauensforschung der neueren Zeit stimmt diesen Ideen zu, und sie findet sich in den Veröffentlichungen der positiven Psychologie ebenfalls wieder. Vertrauen setzt Vertrautheit voraus und stellt uns vor die Aufgabe, praktische und umsetzbare Ideen zu generieren, wie wir beides in Bewusstheit schaffen können.

Bei dieser Intervention fungiert die eigene Hand als Frageleitfaden. Das vorliegende Arbeitsmaterial ist unterteilt in die rechte Hand (eine selbstreflexive Anleitung zur Bewusstwerdung der eigenen Vertrautheit) und in die linke Hand (eine Anleitung zum Dialog mit dem Ziel, Vertrauen zu schenken).

Dauer der Intervention

Bei Anwendung mit einer Einzelperson insgesamt 45 Minuten, unterteilt in 20 Minuten rechte Hand, 20 Minuten linke Hand und 5 Minuten Formulieren des Fazits; bei Anwendung mit einem Paar insg. 90 Minuten, wobei die Zeitaufteilung wie o. g. bleibt, zunächst hintereinander beide rechten Hände, dann beide linken Hände, und abschließend formulieren beide ihr eigenes Fazit.

Zielgruppe, Alter und Setting

Diese Intervention ist für ältere Jugendliche und Erwachsene geeignet, mit Einzelnen zur Eigenreflexion oder als Partnerübung

Therapiephase

Sie eignet sich gut in der Vertiefungsphase und auch als Abschlussintervention mit der »Handreichung« für die Eigenarbeit in der Zukunft nach Therapieende.

Anlass, Themen und Symptome

Diese Intervention ist sehr zu empfehlen beim Verlust von Vertrauen in sich selbst oder bei Trennungsüberlegungen in Partnerschaften und Beziehungen.

Benötigtes Material

Arbeitsblatt (s. Abb. 41 u. Abb. 42); die Hand gibt es auch als ausgestanzte farbige Pappe für Klient:innen zum Mitnehmen.

Spezifische Hinweise für Therapierende

Die beschriebenen Fragen sollten angepasst werden an die spezifische Situation und Sprache der Klient:innen.

Spezifische Instruktionen für Klient:innen

»Diese Befragung der eigenen Hände wird vielleicht merkwürdig neu für Sie sein. Ich möchte Sie dennoch einladen, sich auf dieses kleine Experiment einzulassen, denn wenn es nützlich für Sie ist, so werden Sie es jederzeit leicht für sich nutzen können in Zukunft. Schließlich haben wir unsere Hände immer mit dabei!«

Arbeitspapiere für Klient:innen

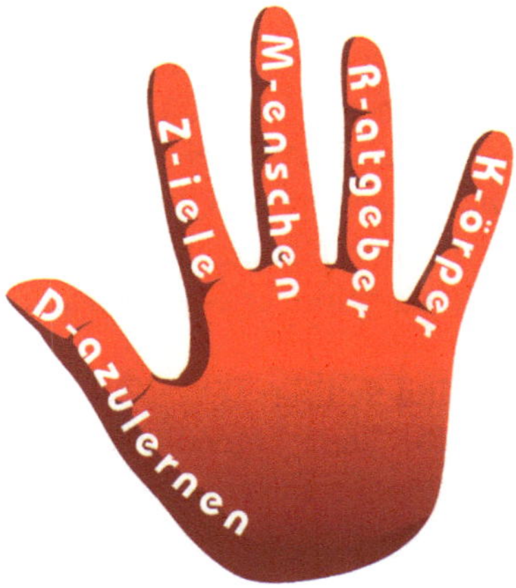

Abb. 41: Die rechte Hand

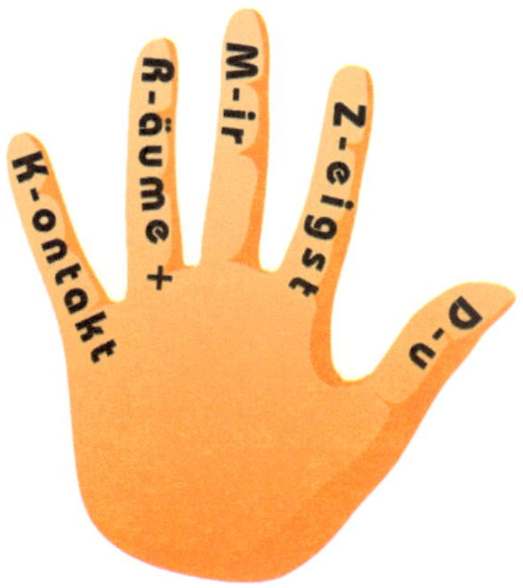

Abb. 42: Die linke Hand

Durchführung der Technik

Das vorliegende Arbeitsmaterial ist unterteilt in die rechte Hand (eine selbstreflexive Anleitung) und in die linke Hand (eine Anleitung zum Dialog).

Ich gebe meiner Klient:in zunächst eine der ausgestanzten Hände, lasse die Farbe wählen, um gleichzeitig einen Zugang zu unterbewussten Ressourcen zu ermöglichen. Zunächst erkläre ich kurz die Idee der Unterscheidung zwischen Vertrautheit und Vertrauen. Anschließend schauen wir gemeinsam auf die Beschriftung der Finger und starten mit den Fragen der rechten Hand analog zu dem Arbeitsblatt. Mit systemischen Fragetechniken führe ich einen Dialog zu eigenem Lernwachstum, erreichten und anstehenden Zielen, den sozialen Ressourcen, der eigenwirksamen Entscheidung für die Nutzung von Ratgebern und der passenden Körperwahrnehmung.

Rechte Hand – Vertrautheit finden

»
- **D**aumen steht für **D**azulernen
- **Z**eigefinger steht für **Z**iele
- **M**ittelfinger steht für **M**enschen
- **R**ingfinger steht für **R**atgeber:in
- **K**leiner Finger steht für **K**örper

Der **Daumen** lässt Sie fragen:

- ›Was habe ich bisher alles gelernt und was möchte ich als Nächstes lernen?‹

Der **Zeigefinger** lässt Sie fragen:

- ›Welchem meiner Ziele bin ich bis heute bereits ein Stück nähergekommen?‹

Der **Mittelfinger** lässt Sie fragen:

- ›Welche Menschen sind daran beteiligt? Wer sind meine Förderer und wer meine Bremser?‹

Der **Ringfinger** lässt Sie fragen:

- ›Welchen liebevollen Rat, von mir selbst oder anderen, nehme ich mit in meine Zukunft?‹

Der **kleine Finger** lässt Sie fragen:

- ›Was nehme ich hierzu in meinem Körper wahr, welche Bewegungsimpulse spüre ich?‹«

Nun wechseln wir zu der linken Hand und wir führen einen von systemischen Fragetechniken geleiteten ressourcenorientierten Dialog in Vorbereitung zu einem künftigen Gespräch mit der von der Klient:in ausgewählten Person.

Linke Hand – Vertrauen schenken

»**D**aumen steht für **Du**
Zeigefinger steht für **Zeigst**
Mittelfinger steht für **Mir**
Ringfinger steht für **Räume**
Kleiner Finger steht für **Kontakt**

Der **Daumen** lässt Sie fragen und sagen:

- ›Wem möchte ich etwas mitteilen?‹ (Z. B.: ›Du hast mir gutgetan, als ...‹)

Der **Zeigefinger** lässt Sie fragen und sagen:

- ›Was zeigst du mir?‹ (Z. B.: ›Du zeigst mir, wie wertvoll ich bin, indem du ...‹)

Der **Mittelfinger** lässt Sie fragen und sagen:

- ›Welche Bedeutung hast du für mich?‹ (Z. B.: ›Mir gefällt besonders gut an oder mit dir ...‹)

Der **Ringfinger** lässt Sie fragen und sagen:

- ›Welcher Raum öffnet sich für uns?‹ (Z. B.: ›Mit dir wage ich es auch, neue Wege zu gehen.‹)

Der **kleine Finger** lässt Sie fragen und sagen:

- ›Wie bin ich in Kontakt mit dir und wie möchte ich zukünftig in Kontakt mit dir sein?‹
- ›Einen guten Kontakt mit dir kann ich leicht gestalten, wenn …‹«

Nach diesem Dialog ermutige ich die Klient:in, ein Fazit zu ziehen und vielleicht sogar den ersten Schritt für einen vertrauensvollen Dialog in der Zukunft zu formulieren und nach Möglichkeit zu terminieren.

Literatur

Luhmann, N. (1968): Vertrauen: Ein Mechanismus der Reduktion sozialer Komplexität. Konstanz (UVK Verlagsgesellschaft), 5. Aufl. 2014.

Intervention 70: Licht und Schatten

Anke Lingnau-Carduck

Ziel der Intervention

Mit dieser Intervention ist es möglich, inneres Erleben, Erinnerungen und innere Bilder wie einen fotografischen Schnappschuss zu visualisieren und in die Kommunikation des Systems einzubringen. Gleichzeitig wird durch eine erste Sortierung auf die Licht- oder Schattenseite für alle Systemmitglieder die persönliche Bewertung des Erlebten sichtbar. Wertschätzende Kommunikation zu schweren Themen wird leichter möglich, und die Anstrengung findet einen Ausgleich in der leichteren Kommunikation auf der Seite des Lichtes.

Dauer der Intervention

10 Minuten für das Aufbauen von Raumteilern, Lichtquellen und Sitzgelegenheiten; 15 Minuten für das Finden und Zeichnen/Beschriften der (ersten) Schnappschüsse; 5 Minuten für das Platzieren aller Bilder in beiden Räumen; 15–30 Minuten für einen ersten prozessorientierten Dialog

Zielgruppe, Alter und Setting

Von 4–104 Jahren im Familien-Setting, Multifamilien-Setting, Paar-Setting, Geschwister-Subsystem

Therapiephase

Zielkärung und Vertiefung

Anlass, Themen und Symptome

Besonders zu empfehlen ist diese Intervention für die Arbeit mit Systemen, in denen Metathemen wie Tabus, Scham und/oder große Schrecken mustererhaltende Wirkung entfalten und Veränderungsenergien in dem System blockieren. Paar- oder Familiensysteme, in deren Geschichte es beschämende und entwürdigende Momente gab, erleben die Möglichkeit der Schattenseite entlastend und passend zugleich in der Trennung von der Lichtseite. So kann die achtsame (Er-)Findung einer würdevollen Kommunikation auch zu den vulnerablen Erfahrungen stattfinden.

Ebenso nützlich ist die Möglichkeit des selbstbestimmten Wechsels auf die Lichtseite. Der Schattenseite abgewandt darf Freude, innere Berührung und Lachen erzählt werden. Eigene Sortierung und Entscheidung in ambivalentem Erleben wird geübt und Eigenwirksamkeit erfahrbar.

Ein weiterer Anlass könnte der Wunsch sein, die Kinder aktiver einzubeziehen. Kinder lieben es mitzuhelfen, das Setting aufzubauen und Erinnerungen zu malen!

Benötigtes Material

Paravent oder Vorhang/Raumteiler; verschiedene Lichtquellen (Lampen, Kerzen, LEDs etc. ...); Fotopapiere oder Karteikarten, Stifte, Schere; bei mehreren Systemen gleichzeitig (MFT = Multifamilientherapie) braucht man noch verschieden farbige Seile oder selbstklebendes Kreppband zur Markierung der Familienräume

Spezifische Hinweise für Therapierende

Sinnvoll ist es, die Technik einzuführen als ein erstes Experiment, das bei Gelingen und Lust in den nächsten Sitzungen fortgesetzt werden kann. So nimmt es den Systemmitgliedern den Druck, heute alle wichtigen Erinnerungsmomente finden zu müssen.

Spezifische Instruktionen für Klient:innen

»Wir wissen ja, unser Gehirn denkt in Bildern, und so können wir zu jeder Erinnerung nicht nur Worte, sondern auch ein Bild in uns finden. Nun bitte ich Sie, die Erinnerungen Ihrer letzten ... Monate/Jahre kurz aufzumalen oder mit einem Titel, einer Überschrift aufzuschreiben. Nehmen Sie bitte pro Erinnerung ein Blatt Fotopapier und skizzieren darauf Ihr Erinnerungsfoto. Nach 15 Minuten stoppen wir erst einmal und gehen dann einen Schritt weiter.«

Was es sonst noch zu bedenken gibt

Diese Intervention ist auch in der MFT einsetzbar. Hierbei ist zu beachten, dass es pro Familie jeweils einen markierten Raum auf der Licht- und auf der Schattenseite gibt. So können alle Familien gleichzeitig in den Dialog zu ihren Erinnerungsbildern gehen.

Durchführung der Technik

Gemeinsam mit der Familie/dem Klientensystem baue ich das Setting auf. Kinder helfen dabei sehr gerne mit! Mithilfe einer Trennwand, eines Paravents oder eines Vorhangs teilen wir den Raum in »Licht und Schatten«. Die Seite des Lichts wird mit unterschiedlichen Lichtquellen ausgestattet. Tolle Effekte wie wechselndes LED-Licht oder ein geschliffener Glaskristall vor hellem Licht zaubern gute Atmosphäre. Beide Räume bekommen nach Möglichkeit auch noch Sitzkissen oder Hocker, denn in ihnen finden Gespräche statt.

Nun verteile ich das Fotopapier und die bunten Stifte. Nach der spezifischen Instruktion (siehe oben) zeichnen alle einige Erinnerungen auf das Papier. Wer fertig ist oder wenn die Zeit um ist, entscheidet jeder Blatt für Blatt, ob diese Erinnerung in den Licht- oder in den Schattenraum gelegt wird. Alle legen gleichzeitig ihre Bilder in die Räume. Anschließend einigt sich die Familie/das System auf eine Reihenfolge der Personen. In dieser Reihenfolge werden wir in einen Raum zu einem bestimmten Erinnerungsfoto eingeladen und erfahren zunächst im Zuhören von dieser Person, welche besondere Erinnerung dies ist. Die Aufgabe der Therapeut:in ist es, mithilfe systemischer Fragetechniken, mit Neugier und Humor die respektvolle Kommunikation der Systemmitglieder anzuregen und mit einem würdigenden Abschlusskommentar zu dem nächsten Systemmitglied überzuleiten und damit zum nächsten Erinnerungsfoto. Sowohl der Licht- als auch der Schattenraum sollten in der Sitzung besucht werden.

Tipp

Manchmal ist schon der erste Schritt, das Sammeln der Erinnerungen, in einer Sitzung Aufgabe genug. Das Malen auf Fotopapier könnte dann auch eine freudvolle (Haus-)Aufgabe werden zur Vorbereitung der nächsten Sitzung.

9 Interventionen, die sich für verschiedene Settings eignen

Viele der bisher vorgestellten Interventionen sind in unterschiedlichen Settings einsetzbar. Sie können sich darüber im Technikkompass einen Eindruck verschaffen (s. S. 407). Hier sind jetzt nur die Interventionen aufgeführt, die sich für alle drei Settings in gleicher Form eignen, also für kein Setting spezifisch sind. Diese Techniken sind für viele Therapeut:innen und Berater:innen wichtig, um immer wieder einmal andere Interventionsideen zu haben, wenn sie einen Prozess begleiten.

Intervention 71: Migrationswege

Asiye Balıkçı-Schmidt

Ziel der Intervention

Migrationswege sichtbar machen, Ressourcen und Herausforderungen erkunden, die eigenen Ressourcen und Stolpersteine beim Thema Migration und Ankommen sichtbar machen; daneben werden mit der Intervention vergangene Bewältigungsstrategien im Umgang mit Kontextwechsel, Entwurzelung und Ankommen im Rahmen der Migration deutlich gemacht

Dauer der Intervention

45 Minuten bei einer Person, bei mehreren Personen länger

Zielgruppe, Alter und Setting

Einzelpersonen, Paare und Familien-Setting möglich

Therapiephase

Vertiefungsphase

Anlass, Themen und Symptome

Bei Systemen, die auf das Herkunftsland schauen und ein Teil noch dort »hängt«; bei Systemen, die mit dem Herkunftsland »verwickelt« sind

Benötigtes Material

Seil, Moderationskarten

Spezifische Instruktionen für Klient:innen

»Denken Sie an den Weg, den Sie zurückgelegt haben von Ihrem Herkunftsland nach Deutschland.«

Durchführung der Technik

Die Therapeut:in legt ein Seil auf den Boden und markiert damit den Weg der Migration. Dann werden zwei Karten auf den Boden gelegt –

an beide Enden des Seils. Auf der einen Karte seht das Herkunftsland, auf der anderen Karte steht Deutschland. Die Klient:in hat die Aufgabe, sich an die Stelle, wo das Herkunftsland steht, hinzustellen und langsam entlang des Seils den Weg nach Deutschland zu gehen.

Dabei können folgende Fragen hilfreich sein:

- »Wer kam auf die Idee zur Migration?«
- »Wer war dafür, wer dagegen zu migrieren?«
- »Warum zu dem Zeitpunkt?«
- »Welches Bild von Deutschland und den Deutschen hatten Sie, was Sie bewogen hat zu migrieren? Was davon stimmte, was nicht?«
- »Über welchen Weg kamen Sie bzw. Ihre Eltern/Großeltern/Ehegatten nach Deutschland?«
- »Welche (positiven/negativen) Erfahrungen haben die Einzelnen (Ausgewanderten) im Rahmen der Migration nach Deutschland gemacht?«
- »War es rückblickend eine gute Entscheidung, das Herkunftsland zu verlassen?«
- »Welche Emotionen hat die Migration bei Ihnen ausgelöst?«
- »Welche Emotionen hat sie bei den Hinterbliebenen (Verwandte, Freund:innen, Nachbar:innen) ausgelöst?«
- »Welche Rituale und Traditionen mussten Sie in der Migration/in Deutschland aufgeben?«
- »Welche kulturellen Rituale und Traditionen haben Sie mitgenommen?«
- »Ist etwas an Ritualen und Traditionen in Deutschland dazugekommen?«
- »In welcher Kultur/Gesellschaft/Land fühlt sich wer aus der Familie zu Hause?«
- »Gibt es Enttäuschungen über das Leben in Deutschland? Wenn ja, welche?«
- »Was hat sich durch den Umzug verändert (familiär-gesellschaftlich-religiös etc.)?«
- »Wer ist gut in Deutschland angekommen?«
- »Hat jemand Schwierigkeiten, hier anzukommen? Wenn ja, warum?«
- »Sehnt sich in der Familie bei Ihnen jemand ins Herkunftsland zurück? Wenn ja, wer?«
- »Gibt es jemanden in der Familie, der wieder zurückkehren möchte?«
- »Wenn Sie noch einmal die Entscheidung treffen könnten: Würden Sie es noch mal genauso machen?«

Intervention 72: Ressourcen in Krisen

Asiye Balıkçı-Schmidt

Ziel der Intervention
Eigene Ressourcen im Umgang mit Krisen (wieder-)entdecken

Dauer der Intervention
45 Minuten bei 1–2 Personen, bei mehr Personen 60 Minuten

Zielgruppe, Alter und Setting
Einzelpersonen, Paare und Familien-Setting möglich

Therapiephase
Vertiefungsphase

Anlass, Themen und Symptome
Bei Systemen, die sich in Krisen befinden und nach alten/neuen Ressourcen suchen

Benötigtes Material
Viele Moderationskarten für die verschiedenen Ressourcen

Spezifische Instruktionen für Klient:innen

»Denken Sie an Ihre wichtigsten Krisen in der Vergangenheit. Überlegen Sie, mit welchen Ressourcen Sie diese bewältigt haben. Was hat Ihnen geholfen? Was war hilfreich?«

Arbeitspapiere für Klient:innen
Moderationskarten, je Ressource eine Karte

Durchführung der Technik
Die Therapeut:in fragt nach den wichtigsten Krisen der Klient:innen in der Vergangenheit. Die Aufgabe besteht darin, dass sie in Einzelarbeit auf Moderationskarten die Ressourcen aufschreiben sollen, die hilfreich waren, um die Krise auszuhalten, sie zu bearbeiten und/oder zu überwinden – pro Karte eine Ressource.

Bei einer Person können die Karten aufgedeckt auf den Boden gelegt werden. Ab zwei Personen können alternativ die Karten umgedreht auf dem Boden liegen. Dann fängt eine Person an, eine Karte vom Boden aufzuheben (die eigene oder eine andere) und die Ressource laut vorzulesen. Jetzt haben alle die Aufgabe, das, was ihnen zu der Ressource auffällt/einfällt, pantomimisch darzustellen. Wenn die Ressource Tanzen lautet, machen alle die Bewegung, die sie mit dem Wort Tanzen verbinden.

Dann kommt die nächste Person an die Reihe. Das geht so lange weiter, bis alle Ressourcen-Karten vorgelesen wurden.

Es ist eine sehr lustige und kreative Übung, um die eigenen und auch andere Ressourcen (wiederzu)entdecken. Die Bewegungen im Kollektiv führen häufig zu witzigen Formen und geben Gelegenheit, herzlich zu lachen.

Im Anschluss können Sie folgende Interventionsfragen stellen:

- »Wie fühlte sich die Bewegung der eigenen Ressourcen an?«
- »Wie fühlte sich die Bewegung von den Ressourcen der anderen an?«
- »Bei welcher Ressource gab es die stärkste Energie/Kraft/Freude?«
- »Bei welcher Ressource gab es die geringste Energie/Kraft/Freude?«
- »Welche Ressource aus der Bewältigung der ›alten‹ Krise könnte in der aktuellen Krise hilfreich sein?«

Ziel der Übung ist es, die eigenen Ressourcen zu identifizieren und zu spüren. Daneben kann man mit der Übung vergangene Bewältigungsstrategien im Umgang mit Krisen deutlich machen und überprüfen, ob und welche Ressourcen in der aktuellen Krise noch (bzw. wieder) passen könnten.

Intervention 73: Skalierungsarbeit mit einem Seil

Irene Hochstrat

Ziel der Intervention

Symbolisierung einer Skala auf dem Boden für eine Fokussierung oder das Messen von Gefühlen, Zielklärung, zur Unterschiedsbildung, Perspektivenerweiterung, Ressourcen- und Lösungsarbeit, Selbstwirksamkeitserhöhung

Dauer der Intervention

Je nach Fragestellung(en) und Anzahl der beteiligten Personen kann eine Skalierungsarbeit zwischen 10 und 30 Minuten dauern.

Zielgruppe, Alter und Setting

Diese Intervention kann mit Einzelpersonen, Paaren, Familien und Gruppen im Alter ab dem 8. Lebensjahr angewendet werden.

Therapiephase

Die Technik der Skalierungsarbeit kann am Anfang, in der Mitte und am Ende einer Sitzung sowie in allen Therapiephasen zur Anwendung kommen.

Anlass, Themen und Symptome

Um eine Perspektivenerweiterung und Selbstwirksamkeitserhöhung im weitesten Sinn bei der Klient:in oder beim System zu erreichen, hilft die Skalierungsarbeit dabei, Unterschiedsbildungen herauszuarbeiten und bei mehreren Personen in den Austausch darüber zu kommen sowie hilfreiche Lösungen zu kreieren.

Benötigtes Material

Wir benötigen mindestens ein Seil, je nach Anzahl der beteiligten Personen sollte es zwischen 3 Meter und 5 Meter lang und 8 Millimeter dick sein; außerdem 3 DIN-A4-Blätter mit den Ziffern 1, 5, 10. Der Raum sollte über eine entsprechende Größe verfügen, da im Stehen gearbeitet wird.

Spezifische Hinweise für Therapierende

Instruktion des Klientensystems/der Klient:innen in die Methode »Skalierungsarbeit«. In diesem Fall wird die Skalierung mithilfe eines Seiles, welches auf dem Boden liegt, durchgeführt.

Bevor wir diese Intervention durchführen, bedarf es der

1) Erklärung der Vorgehensweise einer Skalierungsarbeit
2) Erklärung der Skala mit den Ziffern 1 bis 10 (Seil mit den Ziffern 1 bis 10) und der Bedeutungszuordnung (1 = wenig/klein/schlecht/nicht erwünscht/..., und 10 = viel/groß/sehr gut/sehr erwünscht/...)
3) Die Veröffentlichung der ersten Frage, z. B.

»Auf einer Skala von 1 bis 10: Wie geht es Ihnen gerade? Welcher Zahl würden Sie sich in diesem Augenblick zuordnen? 1 steht für ›Mir geht es schlecht‹, die 10 für ›Es geht mir sehr gut‹. Bitte suchen Sie sich die für Sie passende Zahl aus und stellen sich entsprechend hin.«

4) Interview zur Bedeutungsgebung der zugeordneten Zahl usw., wie unten beschrieben.

Was es sonst noch zu bedenken gibt

Wenn wir eine Skalierungsarbeit mit Kindern durchführen, können wir Symbole anstatt von Ziffern verwenden, z. B. unterschiedlich große gleiche Gegenstände, die Kinder ansprechen. Auch in diesem Fall ist es wichtig, die Skala zu erklären, damit das Kind eine Zuordnung und spätere Unterscheidung vornehmen kann.

Symptomträger:innen sollten in Familiensitzungen zuletzt befragt werden.

Durchführung der Technik

Die Berater:in und die Klient:in/Familie stehen im Raum, und es gibt die Instruktion zu der Methode wie unten beschrieben. Nachfolgend findet die Durchführung der Skalierungsarbeit inklusive dem Interview statt.

1) Ein Seil von 3 bis 5 Metern Länge – je nach Anzahl der teilnehmenden Personen – und 8 Millimetern Dicke wird gerade auf den Boden gelegt.
2) An das eine Ende des Seiles legen Sie ein Blatt mit der Ziffer 1 und am anderen Ende ein Blatt mit der Ziffer 10. Zur besseren Orientierung können Sie in der Mitte des Seiles ein Blatt mit der Ziffer 5 platzieren.
3) Nachdem wir besprochen haben, wofür die Ziffer 1 und die Ziffer 10 stehen (1 z. B. dafür, dass es der Klient:in »schlecht« geht, das

sie mit etwas »unzufrieden« ist oder etwas zu »wenig hilfreich« ist, und 10 dafür, dass es ihr »sehr gut« geht, sie »zufrieden« oder dass etwas »sehr hilfreich« ist), kann eine einzelne Person (oder auch mehrere Personen – Paar, Familie) eingeladen werden, sich auf der Skala von 1 bis 10 nach ihrer eigenen Bewertung entsprechend der Fragestellung den Zahlen 1, 2, 3, 4, 5, 6, 7, 8, 9 oder 10 zuzuordnen und sich neben dem Seil hinzustellen.

4) Wenn sich die Klient:in oder bei mehreren Personen alle zugeordnet haben, können Sie mit dem Interview zur Bedeutungsgebung der jeweilig ausgesuchten Zahl im Kontext der Fragestellung beginnen.

»Was genau bedeutet es für Sie, dass Sie sich die ›4‹ ausgesucht haben?«

Dann z. B.

»Was wäre anders, wenn Sie bereits auf der ›6‹ stehen würden?« ... etc.

5) Danach können wir weitere Fragen zur möglichen Verbesserung/Verschlimmerung etc. stellen. Neue Zuordnungen neben dem Seil können eingenommen werden, wozu wiederum eine Abfrage durchgeführt wird, z. B.:

»Wie zuversichtlich sind Sie jetzt gerade, dass Sie ihr Problem lösen, auf einer Skala von 1 bis 10? Die 1 bedeutet, Sie sind pessimistisch/nicht besonders zuversichtlich, und die 10 steht dafür, dass Sie sehr zuversichtlich sind. Bitte ordnen Sie sich wieder einer Zahl entsprechend auf diesem Seil zu.«

6) Erneute Befragung der Personen zur eigenen Bedeutungsgebung entsprechend der Zuordnung auf dem Seil. Da wir an Differenzierungen, Unterschiedsbildungen und weiteren Perspektiven (z. B. »vorher und nachher«, »das Problem besteht oder ist kleiner geworden«, »vor einiger Zeit oder in Zukunft«) interessiert sind, können wir geeignete Fragen aussuchen und mehrere Durchgänge durchführen (skalieren lassen). Die Skalierungsarbeit lässt sich mit allen lösungsorientierten und zirkulären Fragen verbinden und kann in jeder Prozessphase angewendet werden. Da die Methode im Raum ausgeführt wird, benötigen wir entsprechend viel Platz.

Tipp
Sie sollten einen großen Raum für die Arbeit wählen und eine eigene Fragensammlung parat haben.

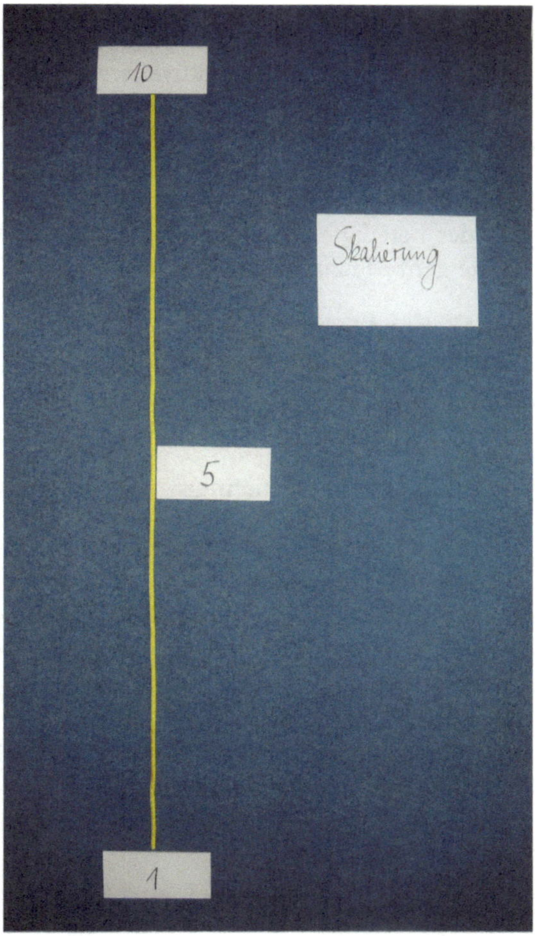

Abb. 43: Skalierung mit einem Seil

Literatur

Berg, I. K. (1997): Zusammenhalt(en). Dortmund (modernes lernen).
Caby, F. u. A. Caby (2009): Die kleine Psychotherapeutische Schatzkiste. Dortmund (Borgmann).

Intervention 74: Timeline-Tau

Irene Hochstrat

Ziel der Intervention

Bewusstmachung, Stärkung und Perspektivenerweiterung, Problemveränderung im Zusammenhang mit einer Verbesserung in der Zukunft, Ressourcenaktivierung

Dauer der Intervention

Je nach Anzahl der beteiligten Personen kann die Arbeit mit dem Timeline-Tau eine ganze Sitzung oder länger dauern.

Zielgruppe, Alter und Setting

Einzelklient:innen, Paare, Familien mit Kindern ab dem 8. Lebensjahr und Gruppen

Therapiephase

Diese Intervention ist für die Vertiefungs- und Abschlussphase geeignet.

Anlass, Themen und Symptome

In dem Therapieprozess wird die zeitliche Komponente von Vergangenheit, Gegenwart und Zukunft einbezogen. Sie hilft dem System, neue Perspektiven zu entwickeln und alte Muster zu unterbrechen. Die neugewonnenen Informationen oder ein erweiterter anderer Blick auf Vergangenes können das Veränderungspotenzial in Richtung Zukunft verbessern. Die Arbeit mit dem Timeline-Tau eignet sich für eine Lösungs- und/oder Ressourcenarbeit hinsichtlich einer zukünftigen Problemveränderung.

Benötigtes Material

Ein Seil von 3–6 Metern Länge und 4–10 Millimetern Dicke, sowie verschiedenfarbige und unterschiedliche Formen an Moderationskarten, Filzstifte

Spezifische Hinweise für Therapierende

Aus dem Prozess liegen uns möglicherweise schon Hinweise vor, z. B. zu erworbenen Fähigkeiten und bestehenden Ressourcen, die wir anhand einer Zeitlinie näher beleuchten oder verstärken möchten, um sie für die Klient:in bzw. die Familie in der Zukunft nutzbar zu haben.

Spezifische Instruktionen für Klient:innen

Vor der Durchführung dieser Intervention und dem, was wir uns im Prozess mit den Klient:innen anschauen wollen, erklären wir die Methode. Angenommen, wir arbeiten mit einer Einzelperson, dann lassen wir die Person ein drei Meter langes Seil und die Farbe der Moderationskarten auswählen. Bei mehreren Personen kann man mit einem längeren Seil und verschiedenfarbigen Moderationskarten arbeiten.

Was es sonst noch zu bedenken gibt

Bei mehreren Personen bekommt jede Person eine eigene Farbe bei den Moderationskarten. Der Prozess mit mehreren Personen dauert in der Regel länger und benötigt eine Zwischendokumentation, um eine Anschlussfähigkeit in der nächsten Sitzung zu haben.

Durchführung der Technik

1) Ein Seil wird ausgesucht und in seiner kompletten Länge auf den Boden gelegt. Die Klient:innen dürfen eingebunden werden, Kinder »helfen« besonders gerne.
2) Danach schreiben wir die erste Jahreszahl für den Zeitraum, zu dem wir arbeiten wollen, auf ein Blatt oder eine Karte und legen diese am Anfang des Seiles auf die linke Seite neben das Seil. Je nach therapeutischer Intention schreiben wir weitere Jahreszahlen auf. Diese können auch in der Zukunft liegen – z. B. in einem, drei oder fünf Jahren von heute. Bei kürzeren Abständen, zu denen gearbeitet werden soll, kann es sinnvoll sein, Monatsangaben auf Karten zu schreiben und sie ebenfalls neben dem Seil zu platzieren.
3) Auf dem Boden haben wir nun ein Seil, auf dessen linker Seite geordnet aufsteigende Jahreszahlen liegen.
4) Die rechte Seite des Seiles nutzen wir für die Moderationskarten, auf die wir Ereignisse, Krisen oder Veränderungen schreiben, an die sich die Klient:in erinnert und wo ihr etwas besonders gut gelungen ist, sie sich kompetent gefühlt hat, es besondere Begegnungen mit anderen Menschen gab,

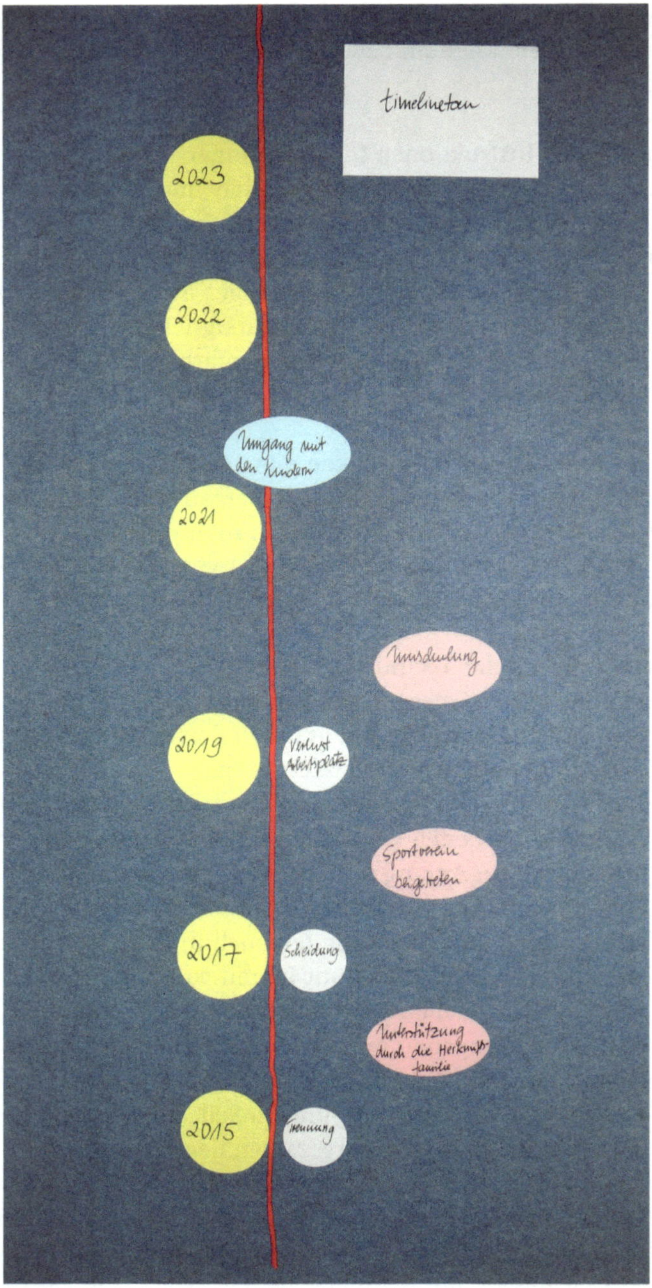

Abb. 44: Timeline-Tau

sie etwas erreicht hat, sodass Bewältigungsstrategien deutlich werden oder die Klient:in Ressourcen entdecken kann.

5) Während der Arbeit wird die Klient:in oder die Familie mit hypothetischen Fragen, Ausnahmefragen, Bewältigungsfragen, Skalierungsfragen, Fragen zu biografischen Erfahrungen oder zirkulären Fragen begleitet.
6) Alles, was der Klient:in oder der Familie in diesem Prozess, der Arbeit an dem Thema, einfällt und was zur Verbesserung der Situation beitragen kann, wird auf Moderationskarten geschrieben und auf den Boden neben das Seil gelegt.
7) Danach beginnt der Transfer in die Zukunft: Alles Hilfreiche, Entlastende, Stärkende wird mit konkreten Veränderungsschritten und -ideen verbunden und in eine Zeitschiene platziert – in einem Monat, in einem halben Jahr oder was für die Klient:in bzw. die Familie passt.
8) Nach der Arbeit mit dem Timeline-Tau kann die Klient:in oder die Familie die hilfreichen, stärkenden oder entlastenden Vorschläge auf den Moderationskarten mit nach Hause nehmen.

Tipp

Beachten Sie die benötigte Raumgröße!

Literatur

Hargens, J. (2007): Lösungsorientierte Therapie ... was hilft, wenn nichts hilft ... Dortmund (Borgmann).

Nemetschek, P. (2011): Systemische Familientherapie mit Kindern, Jugendlichen und Eltern. Stuttgart (Klett-Cotta).

Intervention 75: Lebenslinien-Seil

Irene Hochstrat

Ziel der Intervention

Biografiearbeit, Selbsterfahrung, Ich-Stärkung, Paarstärkung, Ressourcenaktivierung

Dauer der Intervention

60–90 Minuten/mehrere Sitzungen

Zielgruppe, Alter und Setting

Erwachsene Einzelklient:innen, Paare

Therapiephase

Die Intervention eignet sich in der Vertiefungsphase, wenn die Auftrags- und Zielklärung abgeschlossen ist.

Anlass, Themen und Symptome

Informationsgewinnung, Ich-Stärkung, Entlastung, Bedürfnisklärung, Perspektivenerweiterung, Musterunterbrechung, Selbstwirksamkeitserhöhung, Anregung zur Veränderung, Ressourcen nutzbar machen

Benötigtes Material

8 Millimeter dickes Seil von 6 Meter Länge, Moderationskarten in verschiedenen Farben, Formen und Größen, Filzstifte

Spezifische Hinweise für Therapierende

Die Lebenslinienarbeit kann mit Symbolen oder Fotos der Klient:in angereichert werden. Wenn wir mit einem Paar arbeiten, benötigt jede Person ein eigenes Seil. Die Seile können parallel beschriftet und bestückt werden. Der Zeitpunkt, an dem das Paar zusammengefunden hat, kann mit einer Überkreuzung der Seile markiert werden.

Spezifische Instruktionen für Klient:innen
Hinweis auf Biografiearbeit mit der Möglichkeit, lebensbedeutende Gegenstände, Fotos oder Symbole einzubringen, um sie an dem Lebenslinienseil zu platzieren.

Was es sonst noch zu bedenken gibt
Da die Durchführung über mehrere Sitzungen gehen kann, sollte man im Vorfeld besprechen, wie mit dem Zwischenergebnis umgegangen wird. Gibt es einen Platz für die Arbeit oder wird ein Foto angefertigt etc.

Durchführung der Technik

1) Die Klient:in sucht ein 6 Meter langes Seil für sich aus und wählt die Farbe der Moderationskarten.
2) Das Seil wird in seiner gesamten Länge gerade auf den Boden gelegt.
3) Auf der linken Seite des Seiles werden nacheinander gleichfarbige Moderationskarten platziert – auf denen kann z. B. stehen: *Geburt (1980) Kindergarten (1983), Schulbeginn (1986), Schulwechsel (1990), Schulende ..., Lehrbeginn/Studiumsbeginn/Auslandsjahr etc., erste Freundin/erster Freund, Berufseinstieg, Heirat, Geburt erstes Kind, Tod einer Großmutter oder eines Elternteiles und weitere wichtige Ereignisse aus dem Leben der Klient:in.* Diese werden in einem Interview mit der Klient:in abgefragt. Die Moderationskarten schreiben wir beim Abfragen der Biografie entsprechend dem Lebensverlauf auf und können sie zur besseren Orientierung noch mit Jahreszahlen versehen, bevor wir sie auf den Boden neben das Seil legen.
4) Auf der rechten Seite des Seiles werden parallel zu den abgefragten Ereignissen z. B. erworbene Fähigkeiten, Ressourcen, Erfolge, Belastungen etc. auf andersfarbige Moderationskarten geschrieben und in der Höhe der linken Karten platziert – sodass auf beiden Seiten des Seiles verschiedenfarbige beschriftete Karten liegen.
5) Über die Ereignisse und die damit verbundenen Bewältigungsstrategien, erworbenen Kompetenzen usw. können wir mit den Klient:innen in einen »Solution Talk« unter der Verwendung von Bewältigungsfragen, hypothetischen Fragen, Ausnahmefragen, zirkulären Fragen, Fragen nach Veränderungen oder Verschlimmerungsfragen eintreten.

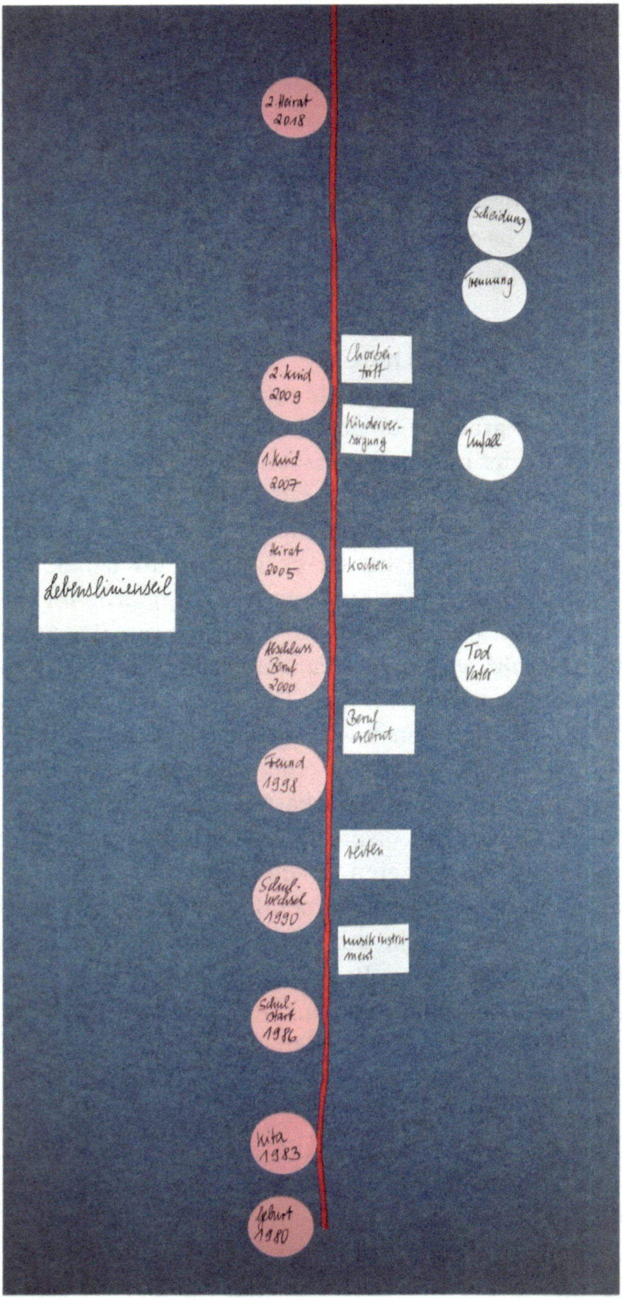

Abb. 45: Lebenslinienseil

Literatur

Hildenbrand, B. (2021): Grundlagen der Genogrammarbeit. Göttingen (Vandenhoeck & Ruprecht).

Schieche, M. u. S. Schreiber (Hrsg.) (2020): Ins Tun kommen – Prozess- und ressourcenorientierte Tools der Systemische Therapie. Stuttgart (Klett-Cotta).

Weber, R. (2015): Paare in Therapie. Stuttgart (Klett-Cotta).

Intervention 76: Das Glückskleeblatt

Kerstin Kurzius

Der Finder eines vierblättrigen Kleeblatts kann sich glücklich schätzen. Diesem Glück kann man mit der folgenden Übung ein wenig nachhelfen ...

Ziel der Intervention

Das Glückskleeblatt ermöglicht der Therapeut:in, mit den Klient:innen bzw. dem Klientensystem eine transparente Auftragsklärung durchzuführen. Das Ziel besteht darin, mit der Klient:in den Weg vom Anlass zur Inanspruchnahme der Beratung bis zum Auftrag an die Therapeut:in in kleinen Schritten zu durchwandern. Somit wird direkt zu Beginn der Therapie der Fokus auf die Erarbeitung des Auftrags gelenkt.

Dauer der Intervention

Im Einzel-Setting bis 50 Minuten; bei einem Paar oder einer Familie mit 3 Personen sollte man mit mindestens 50–60 Minuten rechnen

Zielgruppe, Alter und Setting

Durch diese Übung kann man alle Zielgruppen ansprechen.

Therapiephase

Gut einsetzbar in der Vertiefung der Zielklärung zu Beginn einer Therapie und dem daraus resultierenden Auftrag an die Therapeut:in; innerhalb eines therapeutischen Prozesses kann die Übung für beide Seiten als Kontrolle dienen, ob die momentanen Anliegen der Klient:in mit dem Therapieziel übereinstimmen

Anlass, Themen und Symptome

Es gibt kein Ausschlusskriterium. Auch in einem Zwangskontext lassen sich durch diese Übung Unsicherheiten und Vorbehalte gegenüber dem Beratungsprozess gut klären.

Benötigtes Material

Papier/Flipchart (als größere Variante); bei häufigerem Gebrauch könnte ein selbst hergestelltes Glückskleeblatt aus Tonpapier eindrucksvoll sein (s. Abb. 46).

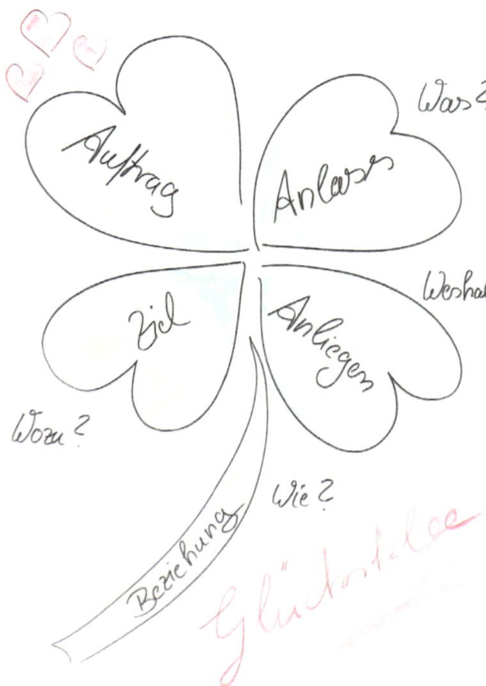

Abb. 46: Kleeblatt

Spezifische Hinweise für Therapierende

Das Glückskleeblatt bezieht neben einer inhaltlichen Dimension die Gestaltung der Beziehung zwischen Klientensystem und Therapeut:in während des Therapieprozesses ein. Diese Möglichkeit kann die Therapeut:in nutzen, um »gute« Grenzen (Distanz und Nähe) anzusprechen und überhöhte Erwartungen an die Therapeut:in im Vorfeld abzuschwächen.

Arbeitspapiere für Klient:innen

Duplikat oder Foto des erarbeiteten Glückskleeblatts für die Klient:in

Was es sonst noch zu bedenken gibt

Die hier in der Übung genutzten Fragen sind erfahrungsgemäß hilfreich, sollten von Therapierenden jedoch der spezifischen Situation angepasst werden.

Durchführung der Technik

Die Therapeut:in malt schwungvoll ein vierblättriges Kleeblatt auf ein Blatt Papier und achtet darauf, dass der Stiel des Kleeblattes genügend Freiraum hat, um ihn beschriften zu können. Die einzelnen Blätter des aufgemalten Kleeblattes werden mit folgenden *vier* Schritten des Auftragsklärungsprozesses beschriftet: Beginn ist rechts oben mit dem *Anlass* für die Inanspruchnahme einer Beratung, rechts unten folgt das *Anliegen* der Klient:in, links unten das *Ziel* für den Prozess und links oben der *Auftrag* von der Klient:in an die Therapeut:in. Der Stiel des Kleeblattes steht für die *Beziehungsgestaltung* zwischen Therapeut:in und Klient:in während des Therapieprozesses.

Folgende Fragen können Sie mit den einzelnen Schritten verbinden:

Fragen zum *Anlass*, eine Therapie/Beratung aufsuchen zu wollen:

- »Was ist im Vorfeld geschehen, dass Sie die Nummer der Beratungsstelle/der Therapeut:in gewählt haben?«
- »Welche Hoffnung oder Befürchtungen haben Sie in dem Moment damit verbunden?«

Fragen zum *Anliegen* der Klient:in, die er in die erste Sitzung mitgebracht hat:

- »Worüber würden Sie gerne sprechen?«
- »Wie könnte die Situation aussehen, wenn Sie zufrieden sind?«

Fragen zum *Ziel* der Klient:in, welches er durch den Gesprächsprozess erreichen möchte:

- »Wann sollten unsere Gespräche wieder beendet werden?«
- »Wie unterscheiden sich Ihre Ideen von denen anderer Menschen in Ihrer Umgebung?«

Fragen zum *Auftrag* der Klient:in an die Therapeut:in:

- »Was erwarten Sie von mir?«
- »Gibt es etwas, das ich nicht ansprechen sollte?«

Fragen zur *Beziehungsgestaltung* zwischen Klient:in und Therapeut:in während des Therapieprozesses:

- »Wie würden Sie gerne mit mir arbeiten?«
- »Was sollte ich vermeiden oder worauf besonders achten?«

Durch das Einsetzen des Schaubildes wird der Klient:in vor Augen geführt, dass sich die einzelnen Gedankenschritte voneinander unterscheiden, obwohl sie eng beieinander zu liegen scheinen. Der Prozess ist als Externalisierung der Auftragsklärung zu verstehen, die nicht nur die Klient:in, sondern auch die Therapeut:in unterstützt, sich im Erstgespräch zu fokussieren.

Ein Beispiel zur Verdeutlichung: Ein Elternpaar kommt in die Beratungsstelle und berichtet über aggressive Auseinandersetzungen zwischen ihrem ältesten Sohn und seinem jüngeren Bruder. Heftige Vorwürfe und Androhungen von Gewalt nehmen in letzter Zeit zu. Die Eifersucht zwischen den Brüdern bestimmt das Familienklima.

Anlass:
Nach der letzten Auseinandersetzung zwischen den Brüdern hat der Älteste drei Tage lang nicht mehr sein Zimmer verlassen.

Anliegen:
MUTTER Ich möchte, dass unsere Söhne zu Ihnen in die Beratung kommen ...
VATER Eigentlich würde ich gerne mal hier darüber sprechen wollen, was unsere Söhne so eifersüchtig machen könnte ...

Ziel:
MUTTER UND VATER Wir würden gerne mit unseren Söhnen die Situation klären ...
VATER Mein Ziel wäre: gute Zeiten zu viert ...

Gemeinsam entwickelter Auftrag:
ELTERN Wir brauchen Ihre Unterstützung, um die Situation zuerst zu verstehen, und danach soll es Familiensitzungen geben ...

Beziehungsgestaltung:
ELTERN Wir wollen vor Ihnen offen reden können und keine Vorwürfe bekommen ...

Die Therapeut:in sollte den konkreten Auftrag annehmen und den Eltern die Wünsche zur Beziehungsgestaltung bestätigen, wenn es seiner Person entspricht.

Tipp

Die Fokussierung auf die Auftragsklärung sollte genügend Raum für Klagen und Fragen lassen! Eigene Ideen, evtl. bereits gefallene bewusste bzw. unbewusste Entscheidungen können gleich zu Beginn des Prozesses angesprochen werden.

Alle nicht gehörten Bedenken vor der Beratung können später Hindernisse sein, die Einfluss auf das Gelingen des Prozesses nehmen.

Literatur

Schwing, R. (2014): Therapeutische Beziehung und Strukturierung des Erstinterviews. In: T. Levold u. M. Wirsching (Hrsg.): Systemische Therapie und Beratung – das große Lehrbuch. Heidelberg (Carl-Auer), S. 160–166.

Intervention 77: Die Zirkularität im Miteinander

Kerstin Kurzius

Ziel der Intervention

Die Zirkularität im Miteinander verstehen lernen und erkennen, dass ein Verhalten sowohl verursacht als auch verursachend ist; Ziel ist die Entlastung des Symptomträgers durch das Auflösen von Schuldzuweisungen.

Dauer der Intervention

Im Einzel-Setting bis 50 Minuten; bei einem Paar oder einer Familie mit 3 Personen sollte man mindestens 50–60 Minuten einplanen.

Zielgruppe, Alter und Setting

Die Technik ist ab 10 Jahren durchführbar und gut im Einzel-, Paar- und Familien-Setting zu nutzen.

Therapiephase

Gut einsetzbar in der Vertiefungsphase

Anlass, Themen und Symptome

Wenn Schuldzuweisungen keine Veränderungsschritte zulassen

Benötigtes Material

Ein Blatt Papier – je größer, desto besser dient es der Veranschaulichung; mehrere Stifte unterschiedlicher Farben

Spezifische Hinweise für Therapierende

Die Therapeut:in achtet darauf, dass alle beteiligten Personen in der Situation einbezogen werden.

Spezifische Instruktionen für Klient:innen

Die Klient:in oder das Familiensystem sollten gedanklich nur eine ausgewählte Situation betrachten.

Was es sonst noch zu bedenken gibt

Im ersten Schritt schauen wir uns eine ausgewählte Situation sehr genau an und erarbeiten die Zirkularität. Im zweiten Schritt suchen wir nach ähnlichen Situationen, in denen ebenfalls diese Dynamik erkennbar ist.

Durchführung der Technik

Das Klientensystem entscheidet über die Interaktionen mehrerer Personen in einer ausgewählten Situation, über die sie vertiefend nachdenken wollen. Die Therapeut:in ordnet die beteiligten Personen in dieser Situation mit deren Namen kreisförmig auf der Flipchart an.

1) Unter den Namen der Personen werden vom Klientensystem besondere Verhaltensweisen zusammengetragen, die die Person in dieser konkreten Situation zeigt. Hierfür benutze ich die Farbe Rot (Abb. 47 links).
2) Nun überlegen wir miteinander, wer in dieser Situation wann was wie tut. Verhalten, die sich aus einem anderen Verhalten ableiten, werden mit farbigen Pfeilen verbunden. Hier unterscheide ich zwischen Befürchtungen, hervorgehoben durch die Farbe Blau, und Forderungen bzw. Wünsche, die ich mit der Farbe Grün markiere (Abb. 47 rechts).

Die Zirkularität in dem Beziehungsnetzwerk wird langsam sichtbar.

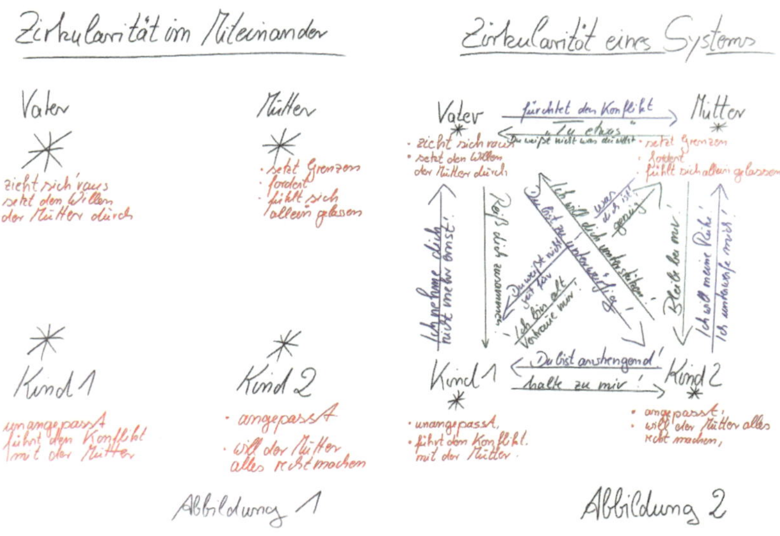

Abb. 47: Zirkularität im Miteinander

Tipp

Um diese Übung verständlich einzuführen, ist es hilfreich, den Klient:innen evtl. anhand eines Kreisels die Zirkularität in jedem System näherzubringen. Der Kreisel wird durch eine Kraft von außen in Bewegung gesetzt und nimmt Fahrt auf. Indem dieser Kreisel sich um seine eigene Achse dreht, setzt er sich in Bewegung und läuft allein weiter. Menschliche Interaktionen sind vergleichbar. Möglicherweise wirken bestimmte Kräfte aus dem Kontext auf das System ein, die eine Interaktion zwischen den einzelnen Mitgliedern des Familiensystems hervorrufen. Diese können eine Explosion auslösen, die nicht aufhaltbar zu sein scheint. In dieser systemischen Sichtweise werden Ursachen und Wirkungen von menschlichem Verhalten zirkulär verstehbar.

Intervention 78: Bunte-Zettel-Übung – das Kunstwerk

Kerstin Kurzius

Ziel der Intervention

Ziel dieser Übung ist die Konzentration der Klient:in/des Paares auf den eigenen inneren Prozess zu einer konkreten Fragestellung.

Dauer der Intervention

Im Einzel-Setting bis 50 Minuten; bei einem Paar oder einer Familie mit 3 Personen sollte man mit mindestens 50–60 Minuten rechnen.

Zielgruppe, Alter und Setting

Die Technik ist ab 14 Jahren durchführbar und gut im Einzel-, Paar- und Familien-Setting zu nutzen; je mehr Personen, desto sorgfältiger müssen die Veränderungsschritte erarbeitet werden.

Für eine Gruppe ist diese Übung ebenfalls nützlich. Voraussetzung ist der Konsens einer einheitlichen Fragestellung. Auch im beruflichen Coaching ist diese Übung hilfreich.

Therapiephase

Die Übung ist in jeder Phase einsetzbar.

Anlass, Themen und Symptome

Diese Intervention ist für ein Einzel-Setting zu empfehlen, wenn eine Fokussierung auf ein Thema angestrebt wird. Darüber hinaus ist sie in der Paararbeit hilfreich, wenn die Auseinandersetzungen eines Paares Wiederholungsmuster zeigen, die überwunden werden sollen.

Benötigtes Material

Bunte Notizzettel in einer Größe ca. 7,5 × 7,5 Zentimetern in unbegrenztem Umfang

Spezifische Hinweise für Therapierende

Die Therapeut:in beschränkt sich auf kurze, klare Instruktionen während der Übung, um den inneren Prozess der Klient:in aufrechtzuerhalten.

Spezifische Instruktionen für Klient:innen

Die Übung wird still durchgeführt. Jeder ist bei sich selbst.

Was es sonst noch zu bedenken gibt

Die Übung braucht Platz zur Bewegung.

Durchführung der Technik

Zu Beginn der Übung erarbeiten wir eine gemeinsame Fragestellung, für die eine Lösung gefunden werden soll. Diese Fragestellung muss so konkret wie möglich sein.

Beispiel: Ein Paar kommt verärgert in die Sitzung. Auf die Frage des Therapeuten, wie die vergangene Woche gelaufen ist, beschwert sich die Partnerin, dass ihr Mann wiederholt Absprachen nicht eingehalten hat …

Erarbeitete Fragestellung für die Übung:

»Wie können wir verhindern, dass diese nicht eingehaltenen Absprachen unser Zusammensein im Alltag so massiv beeinflussen?«

Jede beteiligte Person bekommt einen kleinen Stapel bunter Notizblätter in die Hand.

Die erste Instruktion der Therapeut:in lautet:

»Stelle mithilfe dieser bunten Zettel die gerade erarbeitete Fragestellung einfach oder auch ganz kreativ auf dem Fußboden oder auf dem Tisch dar.«

Es folgt eine Zeit des stillen Arbeitens, in der nicht gesprochen wird.

Wenn alle Beteiligten mit ihrer Darstellung fertig sind, nimmt die Therapeut:in still mit einer freundlichen Geste die übriggebliebenen Zettel den Klient:innen aus der Hand und bittet sie, ihre dargestellte Fragestellung von allen Seiten zu umwandern.

Durch das Umwandern wird ein Perspektivwechsel angeregt. Die zusammengestellten Zettel haben für die Klient:in eine Bedeutung. Durch die Betrachtung des Kunstwerkes von allen Seiten regt dieser Moment dazu an, Lösungen zu (er)finden.

Wenn dieser Schritt abgeschlossen ist, gibt die Therapeut:in jeder Klient:in erneut die vorher eingesammelten bunten Zettel mit folgender Instruktion in die Hand:

»Stellen Sie sich vor, dass diese Zettel ihre persönlichen Fähigkeiten, ihre finanziellen Möglichkeiten, ihr soziales Umfeld darstellen. Bedenken Sie alle Ressourcen, die Ihnen zur Verfügung stehen. Bitte legen Sie diese Ressourcen an die Stellen zu Ihrem Kunstwerk, wo sie eine Hilfe darstellen könnten, um einer Problemlösung zu der Fragestellung näherzukommen.«

Abb. 48: Zettelübung

Wiederum arbeitet jeder für sich.

Ideen zu dem obengenannten Beispiel:

Ressourcen der Partnerin: Erinnerungsfunktion des Handys nutzen/ Absprachen, die öfters nicht eingehalten wurden, nicht mehr treffen/ soziale Unterstützung in Anspruch nehmen (Oma holt das Kind aus dem Kindergarten ab) …

Ressourcen des Partners: Kalender führen/wichtige Absprachen besonders markieren/rechtzeitig Bedenken äußern, wenn Zweifel bei der Einhaltung von Absprachen entstehen können …

Wenn dieser Schritt bei allen abgeschlossen ist, endet die Übung. Alle setzen sich wieder hin. Die Kunstwerke bleiben auf dem Boden/ Tisch liegen.

Nun leitet die Therapeut:in ein Gespräch an, in dem alle sich über den inneren Prozess austauschen, den jede einzelne Person für sich erlebt hat. Im Vordergrund stehen die Lösungsimpulse, die jede:r für sich in Bezug auf die konkrete Fragestellung gefunden hat.

An dieser Stelle ist es wichtig, dass die Klienten die Bedeutung der einzelnen Notizzettel und deren Farben nicht erläutern. Dies würde vom Wesentlichen ablenken.

Zum Abschluss lädt die Therapeut:in ein, dass alle Klient:innen die für sie wichtigen Notizblätter als Erinnerung mit nach Hause nehmen.

Tipp

Nicht selten ist die erste Reaktion auf die Aufforderung, die Fragestellung kreativ darzustellen: »Das kann ich nicht.« Durch Ermutigung und Zeitlassen kann jedoch jede:r sein persönliches Kunstwerk entwickeln, mit dem die Therapeut:in später arbeiten kann.

Intervention 79: Abschiedskoffer

Michelle Sowa

Ziel der Intervention

Die Gestaltung des Abschiedskoffers kann erreichte Ziele, erworbene Ressourcen und/oder Veränderungen visuell darstellen und damit verankern und festhalten. Ebenso können dadurch die erreichten Fortschritte Wertschätzung erfahren, die eigenen Ressourcen werden gestärkt und lassen sich auch mit anderen teilen. Auch kann die Klient:in oder die Familie dadurch Komplimente, Wertschätzung und Aufwertung ihrer bisherigen Arbeit für sich erarbeiten und mit nach Hause nehmen.

Dauer der Intervention

Im Einzel-Setting mit Kinder und Jugendlichen ca. 30 Minuten, bei Familien mit mehreren Mitgliedern durch gemeinsame Diskussionen etwas länger

Zielgruppe, Alter und Setting

Die Intervention kann sowohl im Einzel- und Familien-Setting als auch in Gruppentherapien durchgeführt werden; sie ist meist ab dem Grundschulalter sinnvoll. Aber auch Kinder, die noch nicht schreiben können/bzw. Probleme mit dem Schreiben haben, können sich durch Malen beteiligen oder Hilfestellung von einem Erwachsenen bzw. der Therapeut:in bekommen.

Therapiephase

Der Abschiedskoffer lässt sich gut zum »Abschied«, also Beendigung eines Therapieprozesses nutzen, um Fortschritte sowie erworbene Ressourcen zu visualisieren und zu verankern. Ebenso können Sie den Koffer in einer Zwischenphase einsetzen, um bisherige Kompetenzen, Ressourcen und Fortschritte festzuhalten. Auch kann er hilfreich sein, wenn es um die Verankerung von Dingen gehen soll, die die Klient:in vielleicht eine Zeit lang mit sich im »Gepäck« führt.

Anlass, Themen und Symptome

Die Intervention kann universal eingesetzt werden und ist besonders hilfreich zur visuellen Verankerung, um einen Abschluss zu markieren. Viele Familien melden zurück, dass sie es sehr schätzen, mit etwas »in den Händen« die Therapiestunde zu verlassen.

Benötigtes Material

Große (weiße) Blätter (bewährt hat sich das Format A3); große Auswahl an bunten Stiften; ggf. Sticker oder Stempel, da Kinder (besonders im Einzel-Setting) den Koffer oftmals bunt verzieren möchten (möglich sind aber auch andersfarbige Blätter oder solche in kleinerem Format, z. B. A4).

Spezifische Hinweise für Therapierende

Im Familien-Setting braucht die Familie oftmals erst eine »Anwärmzeit«, bis sie die Aufgabe gemeinsam umsetzt, und ggf. ist eine Strukturierung durch die Therapeut:in nötig, damit alle Beteiligten ins Arbeiten kommen.

Bei längeren Diskussionen einzelner Mitglieder kann die Therapeut:in Hilfestellung im Prozess leisten.

Spezifische Instruktionen für Klient:innen

Zunächst wird die Aufgabe erklärt:

> »Sie wissen, wie das ist, wenn man in den Urlaub fährt. Man packt zu Hause seinen Reisekoffer mit den wichtigsten Gegenständen, die einem wichtig, nützlich und hilfreich sind und die man für eine gewisse Zeit bei sich hat und braucht. Ähnliches möchte ich heute mit Ihnen gestalten. In der gemeinsamen Zeit, die Sie zu mir kommen, haben Sie viel gelernt und neue Fähigkeiten erworben, sodass es jetzt an der Zeit ist, diese einmal zu sammeln und gemeinsam aufzuschreiben, also ›in einen Koffer zu packen‹, damit nichts verloren geht und Sie diese immer bei sich haben.«

Arbeitspapiere für Klient:innen

Die Klient:in/die Familie bekommt den fertigen »Koffer« mit nach Hause.

Was es sonst noch zu bedenken gibt

Es ist darauf zu achten, dass eine Grundmotivation zum gemeinsamen Arbeiten vorliegt.

Durchführung der Technik

Geben Sie eine kurze Erklärung der Aufgabe mit Nennung der Instruktionen. Anschließend stellen Sie die Materialien bereit und bitten die Klient:in, einen großen Kofferumriss auf das Blatt zu zeichnen, sodass in der Mitte des Blattes (also im »Koffer« selbst) viel Platz zum freien Gestalten ist. Dieser Umriss sollte so gestaltet werden, dass die Ränder des Koffers ca. 5–7 Zentimeter Abstand zu den Rändern des Bildes haben und so wirken, als würde man von vorne auf einen geschlossenen Koffer blicken. Alternativ kann auch eine Vorlage benutzt werden, oder die Therapeut:in hilft mit.

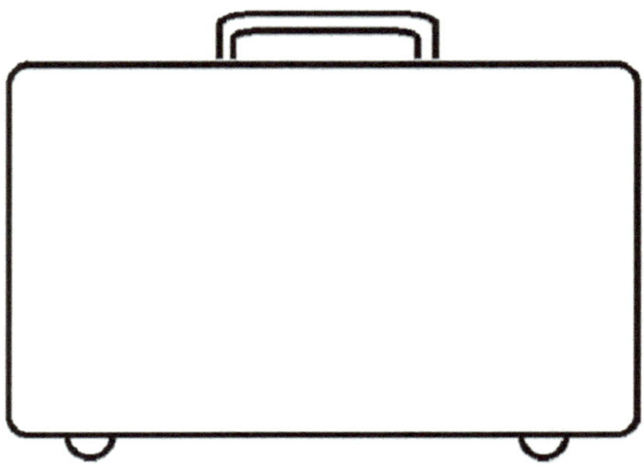

Kofferumriss »leerer Koffer«

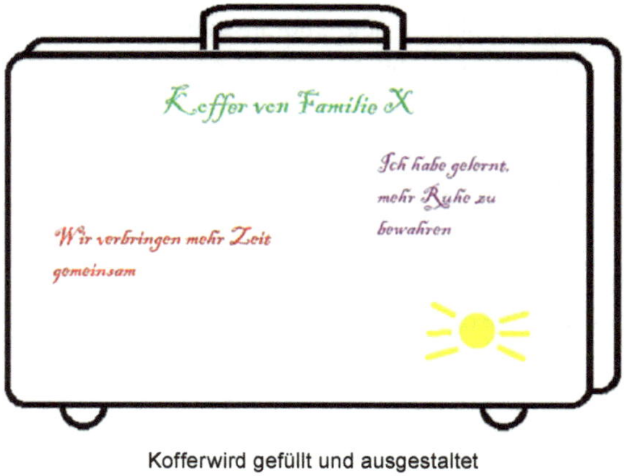
Koffer von Familie X
Ich habe gelernt, mehr Ruhe zu bewahren
Wir verbringen mehr Zeit gemeinsam

Kofferwird gefüllt und ausgestaltet

Abb. 49: Abschiedskoffer

Anschließend wird die Familie/die Klient:in gebeten zu überlegen, was alles in den Koffer sollte, was die Klient:in/die Familie immer bei sich haben wird, auch wenn sie die Therapie verlässt. Viele Familien schreiben ihre erreichten Erfolge, gefundenen Stärken, Fortschritte etc. in den Koffer, es ist aber auch möglich, diese bildlich oder mit Symbolen darzustellen.

> **Tipp**
> Halten Sie Ersatzmaterialien bereit, falls mal etwas ersetzt werden muss.

Weitere Bemerkungen

Variante: Im Gruppen-Setting (z. B. eine Gruppe von Jugendlichen oder eine Multifamilientherapie-Gruppe) können Sie diese Intervention auch ein wenig abgewandelt durchführen: Nach der ersten Aufgabe (so wie oben beschrieben) wird als zweiter Schritt jeder Koffer einmal im Kreis an jedes weitere Gruppenmitglied weitergereicht. Jede Gruppenteilnehmer:in soll in jeden Koffer einen Satz schreiben, was ihm am anderen während der gemeinsamen Zeit Positives aufgefallen ist (»Die gemeinsame Zeit mit dir war schön, weil …«).

Intervention 80: Mein nächster Schritt (Fußabdruck)

Michelle Sowa

Ziel der Intervention

Die folgende Intervention kann Ziele durch die Überlegung und Gestaltung von konkreten nächsten (kleinen) Schritten visuell darstellen und damit für die Klient:innen/Familien verankern und festhalten. Ebenso gibt diese Intervention Struktur in den Therapieprozess und konkretisiert die Arbeit. Da sich jeder festlegen muss, kommt es zu verbindlichen Absprachen, die visuell festgehalten werden.

Dauer der Intervention

Im Einzel-Setting mit Kindern und Jugendlichen ca. 15 Minuten, bei Familien/im Mehrpersonen-Setting länger bis zu ca. 30 Minuten (da alle nacheinander das Bild abzeichnen und gemeinsam arbeiten)

Zielgruppe, Alter und Setting

Die Intervention kann etwa ab dem Grundschulalter und sowohl im Einzel- als auch Familien-Setting durchgeführt werden; auch als Aufgabe innerhalb eines Gruppen-Settings möglich. Mit Hilfestellung ist es zudem möglich, dass Kinder, die noch nicht schreiben können, den nächsten Schritt malend darstellen oder mit der Hilfe ihrer Eltern den nächsten Schritt aufschreiben.

Therapiephase

In jeder Phase möglich, um einen nächsten Schritt festzuhalten, oftmals nach Zielklärung sinnvoll oder zur visuellen Verankerung

Anlass, Themen und Symptome

Besonders hilfreich, wenn es um visuelle Unterstützung geht und darum, verbindlich abzusprechen, was die Klient:in/die Familienmitglieder als Nächstes tun werden. Die Klient:in/die Familie geht mit einem selbstgestalteten Bild nach Hause.

Benötigtes Material

Weiße Blätter (bewährt hat sich das Format A4, aber es muss so groß sein, dass der Fuß der Klient:innen/Familienmitglieder darauf passt); Auswahl an bunten Stiften; ggf. Sticker oder Stempel, da Kinder gerne ihr Bild bunt verzieren möchten; Sie können aber auch mit andersfarbigen Blättern arbeiten (dann gibt es später bunte Fußabdrücke); bei mehreren Personen zusätzlich ein größeres DIN-A3-Blatt, Klebestift, Schere

Spezifische Hinweise für Therapierende

Es hat sich bewährt, ein Foto des fertigen Ergebnisses zu machen. Zum einen sind viele Familien stolz auf ihre Ergebnisse, zum anderen ist so die Möglichkeit gegeben, dass die Therapeut:in in den nächsten Sitzungen jederzeit darauf zurückgreifen kann.

Spezifische Instruktionen für Klient:innen

- »Was kann ein guter nächster Schritt sein, um deinem/Ihrem Ziel ein Stück näher zu kommen?«
- »Was können Sie (jeden Anwesenden persönlich ansprechen) konkret in nächster Zeit tun, um dem gemeinsamen Ziel ein Stück näherzukommen?«

Arbeitspapiere für Klient:innen

Die Klient:in/Familie bekommt die fertigen »Schritte« (aufgeklebt auf einem Blatt Papier) mit nach Hause.

Was es sonst noch zu bedenken gibt

Es ist darauf zu achten, dass eine Grundmotivation zum gemeinsamen Arbeiten vorliegt und dass jede Person für sich selbst überlegt, was ein geeigneter nächster Schritt wäre und was sie konkret machen könnte, um das Ziel zu erreichen.

Durchführung der Technik

Nach der o.g. Instruktionen teilen Sie an die Klient:in oder im Mehrpersonen-Setting an jedes Familienmitglied ein Blatt und ein Stift aus. Jede:r kann sich aussuchen, mit welchem Fuß er/sie den nächsten Schritt machen möchte. Anschließend soll die Familie sich absprechen – z.B., dass ein Mitglied den Fuß auf das Papier stellt und ein anderes Mitglied den Umriss abzeichnet (z.B. zeichnet erst die

Mutter den Fußabdruck des Kindes nach und anschließend umgekehrt usw.). Als Nächstes wird die Familie/die Klient:in gebeten zu überlegen, was von den möglichen Schritten jetzt in diesem Moment am wichtigsten erscheint und welcher der nächste richtige Schritt für jede:n Einzelne:n sein könnte. Ist dieser nächste Schritt gefunden, wird das in den Schuhabdruck geschrieben (oder alternativ von kleineren Kindern gemalt).

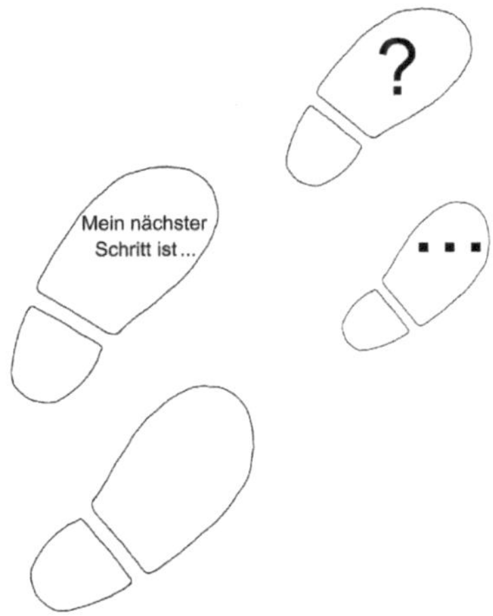

Abb. 50: Die nächsten Schritte

Am Ende hat die Klient:in ein Blatt mit ihrem Schuh-/Fußabdruck und darin – geschrieben bzw. gemalt – den Schritt, den sie als Nächstes erreichen möchte. Ähnliches gilt im Familien-Setting: Jedes einzelne Familienmitglied schneidet seinen Abdruck aus. Auf ein ausreichend großes Blatt Papier wird jeder fertige Schuhabdruck aufgeklebt, sodass am Ende die Familie eine Art »Plakat« mitnehmen kann, auf dem vermerkt ist, wo die Familie »hingeht« und was jedes Mitglied als Nächstes dafür tun möchte.

Tipp

In der Praxis hat sich gezeigt, dass sowohl Schuhumrisse als auch Fußumrisse möglich sind. Wenn eine Person den Schuh anbehalten möchte, ist das kein Problem. Vielen Menschen ist es peinlich, mit Socken auf ein Blatt Papier zu treten. Dagegen ziehen Kinder im Grundschulalter oftmals von selbst den Schuh aus und möchten ihren Fuß abgemalt haben, während Eltern ihre Schuhe meist lieber anbehalten möchten.

Intervention 81: Handwerker gesucht!

Michelle Sowa

Ziel der Intervention

Die folgende Intervention kann einerseits erreichte Ziele oder Fortschritte visuell darstellen und damit für die Klient:innen/Familien verankern und festhalten. Andererseits aktiviert sie im zweiten Schritt Ressourcen in der Familie und sorgt dafür, dass verbindliche Absprachen getroffen und Verantwortung übernommen werden kann.

Dauer der Intervention

Im Einzel-Setting mit Kindern und Jugendlichen ca. 30 Minuten, bei Familien/Mehrpersonen-Setting bis zu 45 Minuten

Zielgruppe, Alter und Setting

Kann ca. ab Grundschulalter und sowohl im Einzel- als auch Familien-Setting durchgeführt werden, vorzugsweise im Mehrpersonen-Setting; mit Anpassung auch als Aufgabe innerhalb eines Gruppen-Settings möglich

Therapiephase

In jeder Phase möglich, um einen nächsten Schritt festzuhalten, oftmals nach Zielklärung sinnvoll oder zur visuellen Verankerung; gut während des Therapieprozesses, um bspw. Familienmitglieder miteinzubeziehen und diese als Ressource zu gewinnen

Anlass, Themen und Symptome

Hilfreich, wenn es um visuelle Unterstützung geht und um eine Möglichkeit, dass Familienmitglieder Verantwortung für Ziele übernehmen; besonders für Menschen, die sich manchmal eher als weniger zentral im Alltag ihres Kindes einschätzen (z. B. getrenntlebende Elternteile), die man versucht, als Ressource für die Familie zu aktivieren, ist diese Aufgabe hilfreich. In der Praxis hat sich diese handwerklich praktische Aufgabe gut bewährt, wenn Familien verbal schlechter zu erreichen waren – besonders Jungs und Väter können sich da gut hineindenken und arbeiten aktiver mit.

Benötigtes Material

Bauklötze, die sich zu einem Turm aufstapeln lassen, bspw. wie bei dem Kinderspiel »Wackelturm«; es ist schön, wenn die Bauklötze unterschiedliche Farben haben, dies ist jedoch kein Muss; zusätzlich weiße Etiketten, ein Stift (z. B. Kugelschreiber).

Spezifische Hinweise für Therapierende

Es hat sich bewährt, ein Foto des fertigen Ergebnisses zu machen. Einerseits sind viele Familien stolz auf ihre Ergebnisse, andererseits ist so die Möglichkeit gegeben, dass die Therapeut:in in den nächsten Sitzungen jederzeit darauf zurückgreifen kann.

Spezifische Instruktionen für Klient:innen

»Die meisten Menschen können sich gut vorstellen: Um ein Haus zu bauen, braucht man Handwerker:innen und Helfer:innen. So ist das auch beim Erreichen von Zielen: Man hat Ziele und vielleicht schon eine gute Basis geschaffen. Darauf lassen sich wiederum neue Dinge aufbauen. Aber manche Dinge lassen sich nicht ganz allein lösen, und so benötigt man helfende Hände, wie beim Hausbau auch.«

Arbeitspapiere für Klient:innen

Keine; man kann jedoch am Ende die Ergebnisse aufschreiben, oder die Familie kann ihr fertiges »Bauwerk« fotografieren.

Was es sonst noch zu bedenken gibt

Eine Grundmotivation zum gemeinsamen Arbeiten sollte vorliegen.

Durchführung der Technik

Nach der o. g. Instruktion überreichen Sie der Klient:in oder im Mehrpersonen-Setting der Familie einen Korb mit Bauklötzchen. Die Therapeut:in beginnt mit der »Grundsteinlegung«, indem sie mit der Klient:in/der Familie überlegt, was z. B. schon gut gelingt. Dabei wird oder werden erste Klötzchen in die Mitte gelegt, auf denen ein Turm entstehen kann. Ähnlich wie bei den Spielen »Wackelturm« oder »Stapelturm« werden 2–3 nebeneinandergelegt und anschließend in die Höhe gebaut. So wird unter Anleitung ein Turm aus Klötzen erstellt. Dabei steht jedes Klötzchen für eines der erreichten Ziele, für Fortschritte oder gelungene Momente.

Mit dem Turm lässt sich dann aber ebenfalls visuell darstellen, dass es auch noch Dinge gibt, die »wackeln« oder noch nicht in den Turm passen. Hier kommt die Familie ins Spiel und wird aktiv eingebunden: Wer kann bei welchen Klötzchen helfen? Wer gibt eine Hilfestellung? Wer übernimmt die Verantwortung, gemeinsam mit dem Kind dieses Klötzchen im Stapel zu verankern?

Manchmal ist es sinnvoll, einzelne Klötzchen kurz zu beschriften, damit die Übersicht nicht verloren geht. Gibt es Klötzchen in unterschiedlichen Farben, so kann man auch durch Farben differenzieren.

Am Ende sollte in einer Art »Abschlussrunde« jedes Familienmitglied kurz angeben, was er/sie für sich mitnimmt und welchen Job der »Handwerker:in« oder »Unterstützer:in« er/sie in der nächsten Zeit vermehrt übernehmen wird.

Weitere Bemerkungen

Im Einzel- wie im Gruppen-Setting ist ein Turmbau abgewandelt auch möglich, um Fortschritte und Ressourcen visuell darzustellen. Im Gruppen-Setting zum Beispiel auch in Feedback- und »Komplimenterunden« möglich, indem z. B. jede Teilnehmer:in von den anderen hört, was sie schon alles erreicht hat, und dies in Form eines Bauklotzes auf den entstehenden Turm stapelt.

Intervention 82: Glücksmomente

Michelle Sowa

Ziel der Intervention

Die Intervention »Glücksmomente« richtet den Fokus auf positive Erlebnisse, indem schöne Momente des Familienalltags als positive Erinnerungen benannt, gemeinsam aufgeschrieben und mit den Familienmitgliedern geteilt werden.

Während der Corona-Pandemie, als oftmals nur Subsysteme zur Sitzung kamen (z. B. ein Elternteil und die Patient:in), hat sich diese Intervention bewährt, um in einer sehr schwierigen Zeit auch den Fokus auf positive Dinge zu ermöglichen und diese schriftlich zu verankern.

Dauer der Intervention

Im Familien- oder Mehrpersonen-Setting mit Kindern und Jugendlichen möglich, ca. 15–20 Minuten

Zielgruppe, Alter und Setting

Kann im Familien- und Mehrpersonen-Setting durchgeführt werden; im Einzel-Setting für die Patient:in in abgewandelter Form der Aufgabe ebenfalls möglich; meist ab dem Grundschulalter sinnvoll, da Kinder schon schreiben können sollten. Kinder, die noch nicht sicher schreiben können bzw. Probleme mit dem Schreiben haben, sollten sich auf Hilfestellung durch die Eltern bzw. Therapeut:in einlassen können.

Therapiephase

In jeder Therapiephase möglich

Anlass, Themen und Symptome

Kann universal eingesetzt werden, zur Stärkung der vorhandeneren Ressourcen, Fokusverschiebung auf Positives, Teilen von Wertschätzung, zur Herausarbeitung von (positiven) Ausnahmen in Familiensystemen

Benötigtes Material

Ein Blatt, auf dem die Umrisse eines Regenbogens abgedruckt sind (z. B. Format DIN A4), dessen einzelnen Streifen breit genug sein sollten, um hineinzuschreiben; Schreibstifte und ein paar bunte Stifte

Spezifische Hinweise für Therapierende

Es kann Familien oder einzelnen Mitgliedern schwerfallen, schöne Momente zu benennen. Dabei ist es wichtig zu betonen, dass es (auch) um Kleinigkeiten geht, die Freude bereitet haben, so klein oder kurz diese Momente auch gewesen sein mögen. So kann man mögliche Hürden abbauen, um zu verhindern, dass nur große Erlebnisse herausgesucht werden.

Zudem ist es sinnvoll, den Zeitraum für »schöne Momente« einzugrenzen (z. B. die letzten 2 Wochen), da andernfalls das Teilen und auch das Erinnern der anderen Mitglieder schwierig werden kann.

Spezifische Instruktionen für Klient:innen

»Im Alltag begegnen uns viele kleine schöne Momente mit anderen, die uns freuen oder glücklich machen. Meistens kommt es aber vor, dass wir sie nicht richtig würdigen oder teilen können, weil unser Alltag gerade so stressig ist oder wir sie wieder vergessen. Schöne Momente teilen kann aber sehr wertvoll sein. Es hilft uns, auch in schwierigen Zeiten zusammenzuhalten und das Schöne zu sehen.

Ich möchte jeden für sich bitten, dass jeder für sich kurz im Stillen überlegt, wo es kleine schöne Momente mit seiner Familie in der letzten Zeit gab, an die man sich gerne zurückerinnert.

Wenn Sie überlegt haben, halten wir diese gemeinsam auf einem Bild fest. Anschließend teilen wir sie gemäß dem Spruch ›Geteilte Freude ist doppelte Freude‹.«

Arbeitspapiere für Klient:innen

Ein Regenbogen mit gesammelten schönen Momenten

Durchführung der Technik

Kurze Erklärung der Aufgabe mithilfe der obigen Instruktionen. Nachdem die Klient:innen schöne Momente überlegt und benannt haben, spricht sich die Familie ab (wenn nötig unter Anleitung der Therapeut:in), wer und in welcher Reihenfolge in den Regenbogen schreibt (z. B. jede Person abwechselnd). Wenn alles aufgeschrieben ist, bitten Sie die Familie, das gemeinsame Bild zu betrachten und vorzulesen. Alle (anwesenden) Familienmitglieder teilen in diesem Moment schöne Erinnerungen.

Anschließend kann man mithilfe des Bildes den Fokus von vergangenen Momenten auf die Zukunft lenken: Jetzt überlegen Sie gemeinsam mit der Familie, was für schöne Momente sie denn zukünftig gerne erleben würde. Dafür wird der Regenbogen als Metapher genutzt: Am Ende des Regenbogens steht ein »Topf voll Gold«. Im übertragenen Sinne überlegt man gemeinsam, was für die Familie ihr persönlicher »Goldtopf« – also ein schöner zukünftiger Glücksmoment – sein könnte und was getan werden muss, damit dieser in der nächsten Zeit auch Wirklichkeit werden könnte. Auch dabei geht es wiederum um eine Kleinigkeit im Alltag, die, wenn jeder mithilft, zu einem schönen gemeinsamen Familienerlebnis werden könnte.

Tipp
Halten Sie Ersatzmaterialien bereit, falls jemand noch mal von Neuem anfangen möchte.

Weitere Bemerkungen
Diese Intervention kann, in abgewandelter Form, auch im Einzel-Setting stattfinden: Dabei schreibt die Patient:in ihre schönen Momente auf, sodass das Blatt am Ende eine Sammlung persönlicher Glücksmomente beinhaltet. Auch hier können Sie gemeinsam mit der Patient:in überlegen.

Intervention 83: Verwicklungen und Verführungen

Asiye Balıkçı-Schmidt

Ziel der Intervention

Selbsterkenntnis über Verwicklungen/Verführungen, die Klient:innen aus ihrer Mitte, aus ihrer Balance herausholen bzw. rauskatapultieren

Dauer der Intervention

60 Minuten bei einer Person, bei mehr Personen besser eine Doppelsitzung

Zielgruppe, Alter und Setting

Ab 12 Jahren, Einzel-, Paar- und Familien-Setting

Therapiephase

Vertiefungsphase

Anlass, Themen und Symptome

Empfehlenswert ist diese Methode bei Einzelpersonen, Paaren und Familiensystemen, die immer wieder ihre Mitte, ihren Kern, ihre Basis verlieren – aufgrund von äußeren Einflüssen und Situationen, z. B. durch bestimmte Sätze, Worte oder Verhaltensweisen von Personen – und diesem Phänomen auf die Spur kommen und gleichzeitig auch erfahren möchten, wie sie wieder zurück in ihre Mitte zurückfinden können.

Das können Verwicklungen/Verführungen im beruflichen wie privaten Bereich sein.

Benötigtes Material

Papier, Karten, Stifte, Seile

Spezifische Hinweise für Therapierende

Je nach Klient:innentyp können Sie für die Visualisierung Papier, Seile oder Karten benutzen.

Spezifische Instruktionen für Klient:innen

»Schauen Sie, welche Materialien Sie am meisten ansprechen, um aufzuschreiben, aufzumalen oder aufzustellen, wo Sie Ihre Mitte/Ihre Basis immer wieder verlassen, weil Sie verwickelt oder verführt werden.«

Durchführung der Technik

Die Therapeut:in bittet die Klient:innen, an eine bestimmte Situation denken, wo sie eine bestimmte Art von Haltung/Basis/Mitte/Meinung/Standing hat, die immer wieder verloren geht, weil eine Verwicklung/Verführung durch außen oder innen stattfindet.

Diesen Prozess kann die Therapeut:in auf der Flipchart, auf einem Blatt Papier oder mit Seilen visuell begleiten.

Durch Vertiefungsfragen kann die Therapeut:in die Klient:in dazu interviewen, welche konkreten Verführungen bzw. Verwicklungen sie von dieser Mitte wegführt, wo sie dann landet und wie ein Schwenk zur Mitte aussehen könnte.

Folgende Fragen können hierbei hilfreich sein:

- »Wie sieht der ideale Zustand in der Mitte/Basis aus? Welche Form hat dieser Zustand? Welche Farbe? Wie nah oder fern ist dieser Zustand für Sie spürbar? Wo spüren Sie diese Mitte?«
- »Welche Situationen, Verhaltensweisen oder Sätze können Sie dazu verführen/ verwickeln, dass Sie Ihre Mitte verlassen?«
- »Ab wann merken Sie eine Verwicklung/Verführung?«
- »Wo landen Sie dann konkret? Innerlich und im Kopf?«
- »Wie geht es Ihnen, wenn Sie verwickelt/verführt sind? Was sagt Ihr Herz/Bauch oder auch Ihr Knie? Was sagt Ihr Kopf?«
- »Welche inneren Dialoge führen Sie dann?«
- »Was denken Sie dann von sich? Welches Bild haben Sie dann von sich?«
- »Welche Strategien/Methoden haben Sie bereits, um wieder in die Mitte/Balance zu kommen?«
- »Was glauben Sie, was Ihre Partner:in/Ihr Kollege/ihre Vorgesetzte/ihr bester Freund tun würde, um wieder zurück zur Mitte zu kommen?«

Kontraindikationen

Maximal 4 Personen, sonst wird der Zeitaufwand zu groß

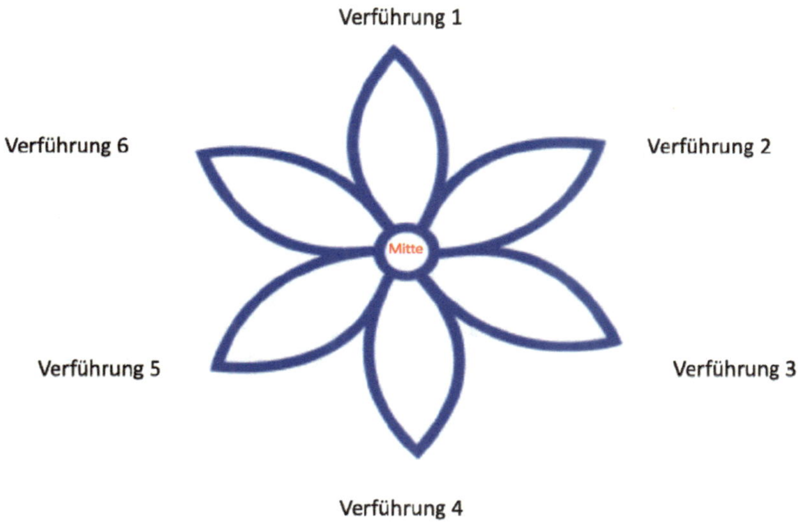

Abb. 51: Verführungen und die Rückkehr zur Mitte

Tipp
Visualisierungen in allen Formen können hier hilfreich sein, um das Thema bildhaft darzustellen: die Mitte, die Verwicklung/Verführung, den Sprung von der Mitte und den Rücksprung zurück in die Mitte.

Intervention 84: Das Lebensflussmodell oder die Lebensstraße

Angelika Wörle-Gremler

Ziel der Intervention

Das Lebensflussmodell kann als ein Therapieschulen-übergreifendes Modell angesehen werden, das Elemente der Alltagstrance nutzt. Bereits das Wort »Lebensfluss« stellt eine Metapher dar, die heilsame Kräfte anregen kann. Eine ähnliche Technik ist die Time-Line-Arbeit.

Es ist auch ein analoges Externierungsmodell. Die Klient:in kann es ressourcenorientiert als hypnotherapeutische Visualisierungsmethode für Problemlösungen nutzen und für den erstrebten Wunschzustand, der weit in die Zukunft reicht. Die Arbeit regt die konstruktiven, lösungsorientierten Kräfte an und bringt sie zum Fließen. Ressourcen der Vergangenheit lassen sich in die Zukunft transportieren und dort zur Problembewältigung nutzen.

Die Lebensflussarbeit eignet sich ebenso für die Darstellung einer Lebensphase, der Lebensgeschichte oder der Familiengeschichte und ermöglicht so vielfältige Perspektiven. Es können Ressourcenlandschaften und Bindungslandschaften entstehen. Es lassen sich unterschiedliche Lösungswege erarbeiten, ablaufen und erspüren.

Die Arbeit mit dem Lebensflussmodell führt häufig zu einem positiven Stimmungswechsel und zur kreativen sowie ressourcenorientierten Lösungsfindung.

In der Problemdarstellung erkennen die Klient:innen oft systemische Zusammenhänge und erhalten neue Sichtweisen. Manchmal relativiert sich die Problemsicht, weil die Klient:innen wieder Zugang zu Ressourcen und Problembewältigungen der Vergangenheit bekommen.

Auch zur Stabilisierung oder zur Integration von Problemen, Krankheiten und Krisen können Sie die Lebensflussarbeit nutzen.

Dauer der Intervention

Im Einzel-Setting 20–50 Minuten; bei einem Paar oder einer Familie mit 3 Personen sollte man mindestens 50–60 Minuten einplanen;

werden einzelne Themen intensiviert oder angereichert, kann es auch 90 Minuten dauern oder in zwei Sitzungen erfolgen.

Zielgruppe, Alter und Setting

Die Intervention ist in fast allen Altersstufen einsetzbar (bei Kindern, die keinen Fluss kennen, nehme ich manchmal alternativ eine Straße); sie kann für die Einzelarbeit, für Paararbeit, für Familien, für Kinder oder für Teams genutzt werden. Im Familienkontext habe ich schon mit 5-jährigen Kindern mit dem Modell gearbeitet.

Therapiephase

Nach der vertrauensbildenden Phase; in der Phase der Problemdarstellung und der Zielformulierung sowie der Lösungssuche; gut möglich auch als Abschlussintervention – z. B., um den Therapieprozess mit seinen Veränderungen, Herausforderungen, Erfolgen und Entwicklungen darzustellen

Anlass, Themen und Symptome

Vielfältig einsetzbar: in Lebenskrisen, bei langanhaltenden Symptomen und Verfestigungen, bei Stagnationen; bei einer Aufeinanderfolge von verschiedenen belastenden Lebensereignissen; in der Arbeit mit Kindern nutze ich das Modell gerne, wenn es z. B. um Trennungsthemen geht. Die oft schnelle Abfolge von Ereignissen und Veränderungen im Leben der Kinder können dann in Ruhe mit Figuren anhand des Lebensstraßenmodells oder Lebensflussmodells nachvollzogen werden. Gefühle lassen sich externalisieren. Der Blick in die Zukunft ermöglicht Hoffnung.

Benötigtes Material

Verschiedene Seile, mind. 5–10 (unterschiedlich lang, unterschiedliche Farben, unterschiedlich dick), eventuell verschiedene Symbole oder Figuren, vielleicht Kärtchen und Filzstifte; die Seile können auf den Tisch gelegt werden oder auf den Boden; Platz zum Gehen.

Spezifische Hinweise für Therapierende

Die Klient:in sollte das Seil selbst legen. Die Therapeut:in sollte sprachlich zu einer lösungs- und ressourcenfokussierten Arbeit hinführen. Die Abschnitte (Vergangenheit, Gegenwart, Zukunft und Zukunft II) und die Frage, wie viel Raum jeweils gegeben wird, sollten

Sie mit der Klient:in absprechen, sodass er/sie sich wohl fühlt. Die Lebensflussarbeit wird mit den Fragen aus der BASK-Technik verknüpft.

- »Und wenn du jetzt im Futur II stehst und zurückblickst auf das, was du geschafft hast, was denkst du, was empfindest du, wo fühlst du es in deinem Körper, was sagst du zu dir selbst, welche Botschaft schickst du dir aus dieser Zukunft?«
- »Und wenn du jetzt diesen Lösungsweg entlanggehst: Wie stimmig fühlt er sich für dich an?«

Je nach Interventionsziel werden die Instruktion und die Anreicherung des Modells unterschiedlich ausfallen. Doch sollte unbedingt der Fokus auf die Ressourcen erhalten bleiben und auch die Haltung: Die Klient:in ist Expert:in für sich selbst, er/sie kann Einladungen annehmen, ablehnen und verändern.

In der Arbeit mit Kindern erfolgt die Arbeit etwas zügiger. Manchmal arbeite ich mit den Kindern von der Gegenwart aus, weil ihnen das Sicherheit gibt, und schaffe zusätzlich einen »sicheren guten Ort« für sie, an den sie sich während der Arbeit immer wieder zurückziehen können. Oder ich nehme ein Kuscheltier mit auf die Reise.

Spezifische Instruktionen für Klient:innen

Kinder lasse ich gerne einen Fluss malen. Ich habe verschiedene Fotos und Bilder von Flüssen, die ich vorher zeige.

»Ich möchte dich/Sie heute einladen, mit dem Bild des Flusses als Lebensfluss zu arbeiten. Wir werden den Fluss mit einem Seil symbolisieren. So unterschiedlich, wie unsere Leben und Lebensphasen sind, sind auch die Flüsse unterschiedlich. Manchmal sind sie flach und ruhig, manchmal werden sie wild, und dann treten sie über die Ufer oder rauschen wie ein Wasserfall, manchmal haben sie Strudel oder werden gestaut, manchmal liegen große Steine im Weg, um die das Wasser herumfließen muss, manchmal werden sie eng und kurvig, um danach wieder ruhig weiterzufließen. Mit dieser Metapher können wir einmal auf deinen/Ihren Lebensfluss blicken. Bitte wähle/wählen Sie ein Seil aus, das zu dir/Ihnen, deinem/Ihrem Lebensfluss passt.«

Was es sonst noch zu bedenken gibt

Wenn der Lebensfluss auf dem Boden gelegt und abgelaufen wird, ist die Arbeit intensiver, als wenn er auf dem Tisch liegt.

Durchführung der Technik

Ein mögliches Beispiel zur Problemerfassung, in Anlehnung an Astrid Keweloh:

»Bitte achten Sie bei der Arbeit darauf, dass es Ihnen gut geht. Teilen Sie mir bitte mit, wenn Ihnen etwas zu viel wird, wenn ich Sie unterstützen soll. Ich werde Sie ein wenig führen. Sie können Ihre Gedanken und Empfindungen gerne mitteilen, oder auch die Arbeit schweigend in Ihrem Inneren vollziehen.

Wir beginnen mit der ›Vergangenheit‹. Möchten Sie mit Ihrer Zeugung oder Ihrer Geburt beginnen? Suchen Sie sich ein Symbol, das Ihnen entspricht, und legen Sie es neben das Seil. Dann kommt Ihre Zeit als Kleinkind, als Kindergartenkind, als Schulkind, als pubertierende Jugendliche. Eine Zeit, in der Sie sehr vieles gelernt, ausprobiert und erfahren haben. Was hat Ihnen damals Freude gemacht, worin waren Sie gut, worauf waren Sie stolz oder Ihre Eltern, was ist Ihnen schwergefallen, worüber haben Sie gerne gelacht, wer war wichtig in dieser Zeit für Sie? Was hat Ihnen Kraft gegeben? Was für ein Kind darf ich mir vorstellen? Bitte suchen Sie sich auch hierfür ein Symbol, das Sie danebenlegen, oder malen Sie eines auf die Karte.

Und dann kam es zu einer ›Krise‹. Markieren Sie diese Krise bitte mit einem Symbol. Wie würden Sie den Lebensfluss in der Krise beschreiben, wie hat sich der Fluss verändert, wo spüren Sie das am meisten in Ihrem Körper? Krisen können mit dem Seil auch als Kurve dargestellt werden, hier habe ich auch noch schwarze Steine, die Sie gerne nutzen können. Bitte suchen Sie einen Ort, an dem Sie die Krise positionieren. Die Krise hat Sie hierhergeführt, und Sie haben ›Kontakt‹ zu mir aufgenommen, damit wir gemeinsam eine Lösung suchen. Markieren Sie bitte die Kontaktaufnahme.

Und dann gibt es das ›Jetzt‹. Sie sind hier angekommen in einer Situation, die für Sie mit Herausforderungen verbunden ist. Sie suchen nach Unterstützung und Lösungen, vielleicht haben Sie selbst auch schon einiges ausprobiert. Suchen Sie sich einen geeigneten Platz für die Kontaktaufnahme zum Jetzt und teilen Sie mir mit, wenn Sie den nächsten Schritt in Richtung ›Lösung‹ gehen wollen. Den werden wir ›Geschafft‹ nennen. So, wie der Fluss sich wieder beruhigt, stellen Sie sich vor, werden auch Sie eines Tages die Krise gemeistert haben, Ihr Lebensfluss wird wieder ruhiger sein. Suchen Sie für dieses Gefühl einen Platz und ein Symbol. Gehen Sie in Richtung ›Geschafft‹, es können auch ganz kleine Schritte sein, oder stellen Sie sich daneben, machen Sie den ersten Schritt. Wie fühlt es sich an, die Krise gemeistert zu haben? Was denken Sie, wenn Sie zurückschauen, welchen Unterschied nehmen Sie in Ihrem Körperempfinden wahr? Wie stehen Sie? Was hören Sie? Was hören Sie von anderen? Was sagen Sie zu sich selbst? Nehmen Sie sich Zeit. Achten Sie darauf, dass es sich stimmig anfühlt. Welchen Impuls spüren Sie? Nehmen Sie sich Zeit für die Wahrnehmungen. Wenn Sie wollen, können Sie gerne darüber berichten.

Und dann, dann sind wir noch nicht am Ende. Es wird eine Zeit geben, da schauen Sie zurück auf die Krise, und sie wird sehr lange her sein, der Lebensfluss ist weitergeflossen. Sie können entspannt zurückblicken. Sie werden sehen, dass Sie die Herausforderung gemeistert haben und dass Sie daran gewachsen sind. Sie werden die Anstrengungen sehen, aber nicht mehr spüren. Vielleicht sehen Sie aus dieser Perspektive sogar einen Sinn, der Ihnen jetzt noch verborgen ist. Und dann suchen Sie sich bitte einen Platz und ein Symbol für diesen Ort in der Zukunft. Ich nenne ihn ›Zukunft II‹. Und wenn Sie bereit sind, gehen Sie bitte wieder in kleinen Schritten zu diesem Ort. Und nun können Sie sich umdrehen und auf die Vergangenheit blicken. Welchen Rat würden Sie Ihrem jüngeren Ich in der Situation der Herausforderung geben?

Wenn Sie wollen, können Sie in das Jetzt zurückgehen und schauen, ob der Rat, der Satz angekommen ist und ob es eine wahrnehmbare Veränderung gibt im Jetzt, weil Sie neues Wissen von der Reise aus der Zukunft mitgebracht haben.

Es besteht nun die Möglichkeit, die einzelnen Etappen noch einmal abzugehen. Was ist Ihnen wichtig? Was fehlt Ihnen noch? Nehmen Sie sich Zeit. Sie können auch eine Außenperspektive einnehmen und den ganzen Prozess von außen betrachten.«

Danach findet ein Gespräch über den Prozess und die Wahrnehmungen, Veränderungen sowie Blockaden statt.

Kontraindikationen

Akute Schizophrenie, akute Psychose, schwere Depression, massive Angstsymptomatik, Panik, akutes Trauma

Tipp

Manchmal helfen Begleiterfiguren oder sichere Orte im Außen. In der Arbeit mit Kindern geht man nicht so ausführlich und vertiefend vor. In der Arbeit mit Kindern kann die Bewegung körperlich vielfältig, auch etwas übertrieben ausgestaltet werden.

Weitere Bemerkungen

Es ist wichtig, die Orte »Geschafft« und »Futur II« für die Klient:innen erreichbar zu gestalten.

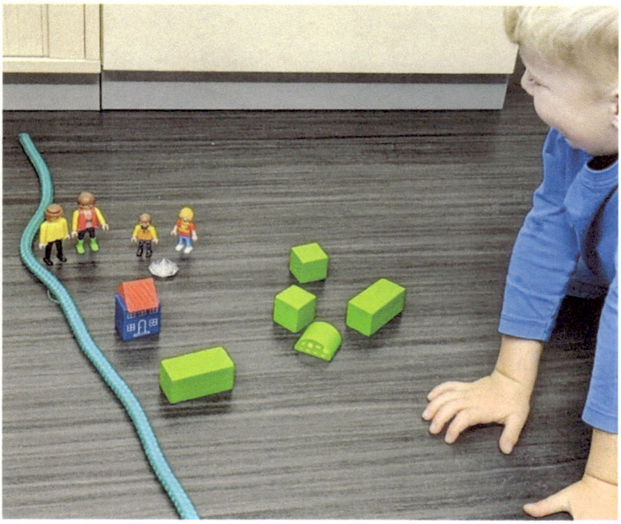

Abb. 52: Lebensflussmodell 1

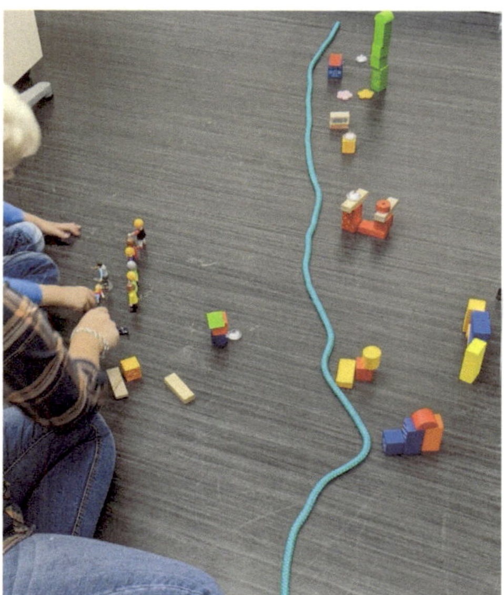

Abb. 53: Lebensflussmodell 2

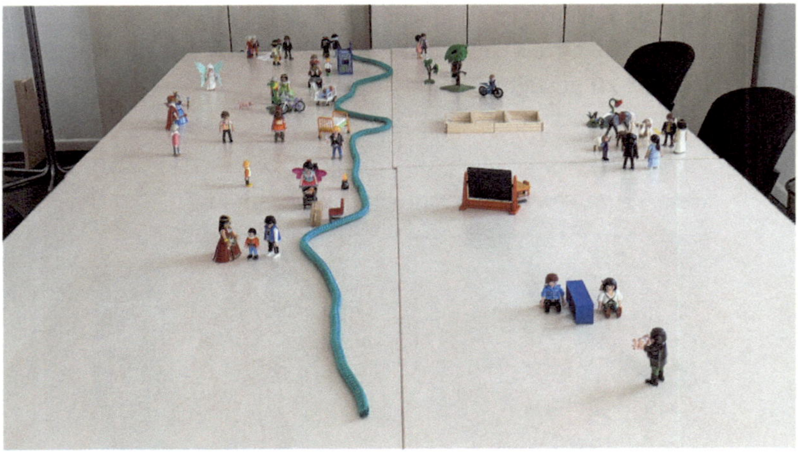

Abb. 54: Lebensflussmodel 3

Literatur

Keweloh, A. (2018): Einführung in das Lebensflussmodell, Heidelberg (Carl- Auer).

Intervention 85: Kreative Diagnostik und Evaluation mithilfe von Bildkarten

Stephanie Rusche

Ziel der Intervention

Die Technik ist lösungsorientiert ausgerichtet und kann sowohl als diagnostisches Mittel als auch zur Zwischen- sowie zur Endevaluation genutzt werden. Die Bildkarten ermöglichen der Klient:in einen kreativen und visuell assoziativen Zugang vom Problem bis zur eigenen Zielformulierung sowie den ersten Schritten zur Umsetzung. Hierbei lassen sich neue Lösungsideen sowie Lösungsbilder aktivieren. Subsysteme können hierüber in einen sehr guten und vereinfachten verbalen Austausch kommen.

Dauer der Intervention

Die Dauer beträgt ca. 50–100 Minuten.

Zielgruppe, Alter und Setting

Die Intervention ist ab ca. 6 Jahren geeignet – sowohl im Einzel-Setting als auch im Familien-, Paar- und Eltern-Kind-Setting. Sie ist für unterschiedlichste Zielgruppen geeignet. So kann die Technik als ressourcenorientierte Methode dienen, spricht aber auch Personen an, denen eine Verbalisierung schwerfällt. Ebenso kann sie bei Personen, die überwiegend kognitiv und sprachlich aktiv sind, therapeutisch eingesetzt werden, um über einen sprachfreien Zugang Erfolge zu generieren (Lösungsaktivierung durch Perspektivwechsel).

Therapiephase

Die Methode ist vor allem in der Phase der Zielklärung sowie als Zwischen- und Endevaluation gut nutzbar.

Anlass, Themen und Symptome

Die Methode ist durch ihre Auslegung für jegliche Symptomatik zu empfehlen.

Benötigtes Material

Bildkarten (u. a. im Buchhandel zu kaufen); Papier DIN A3; Stifte

Spezifische Hinweise für Therapierende

Beim familientherapeutischen Einsatz der Methode sind diagnostisch vor allem die unterschiedlichen Narrative für Problem- und Lösungsideen interessant. Jedes einzelne Familienmitglied sollte ausreichend Zeit und Möglichkeit bekommen, die individuellen Lösungsfantasien sowie die ersten Schritte dorthin ausdrücken zu können. Diese aktivieren im Idealfall weitere Lösungsideen bei den anderen Familienmitgliedern.

Spezifische Instruktionen für Klient:innen

»Während du dir die ganzen Bildkarten anschaust, suche dir doch mal eine passende Karte aus, von der du denkst, dass sie dein Problem/Symptom gut darstellt ... Wenn du eine passende Karte gefunden hast, nimm sie ruhig in deine Hand ... Jetzt stelle dir mal vor, das wäre heute unsere letzte Stunde, dein Therapieziel ist erreicht, und du beschreibst mir mit einer Bildkarte, wie die Situation sich nun für dich anfühlt. Welche Bildkarte könnte dazu passen? Nimm auch diese Karte in die Hand ... Was glaubst du, welcher kleine Schritt könnte dir bei der Umsetzung deines Ziels helfen? Wie könnte so ein kleiner Schritt aussehen? Suche auch hierfür eine Karte aus, und wenn du eine gefunden hast, nimm auch diese in die Hand ...«

Arbeitspapiere für Klient:innen

Die Klientinnen und Klienten dürfen das fertige Bild mit nach Hause nehmen, sofern es nicht mehr für weitere Therapiestunden benötigt wird.

Was es sonst noch zu bedenken gibt

Sollte das Kind/die Familie keine passenden Karten finden können, so kann natürlich auch eine selbst gestaltet bzw. gemalt werden. Kann die Familie sich nicht einigen, so wird auch diese Situation diagnostisch genutzt. Sie könnten bspw. fragen: »Kommt Ihnen diese Situation bekannt vor? Wie gehen Sie zu Hause damit um? Was hat sich bei Ihnen zu Hause in so einem Fall als hilfreich herausgestellt?«

Kann sich eine Person zwischen zwei Karten nicht entscheiden, so könnte bspw. die Entscheidung auf diejenige Stellvertreterkarte fallen, die das Problem widerspiegelt, an dem sie zuerst arbeiten will.

Durchführung der Technik

Alle Bildkarten werden sichtbar ausgebreitet. Bitten Sie die Person, eine Stellvertreterkarte aus dem Stapel auszusuchen, mit der sie die aktuelle Situation/das Problem verbindet. Ist eine Karte gefunden, so soll sie noch eine weitere Karte aussuchen, die die Situation symbolisiert, wenn die Therapie beendet bzw. das Therapieziel erreicht ist.

Im Anschluss werden beide Karten beschrieben, mit der »Problem- bzw. Startkarte« wird begonnen. Diagnostisch ist es u.a. von Bedeutung zu erfahren, welche Narrative die Person für die Problembeschreibung nutzt. Was genau verbindet die Person mit der »Problem- oder Startkarte« und warum hat sie sich für genau diese Karte entschieden?

Danach soll die »Zielkarte« ausgiebig beschrieben werden. Hierbei sollte die Klient:in möglichst lange im Zielgefühl verbleiben, um den Fokus auf die Lösungsaktivierung zu lenken. Mit der Methode des BASK (s. Kap. 5) lässt sich dies noch verstärken und konkretisieren. Darauf aufbauend soll überlegt werden, was ein erster kleiner Schritt zum Ziel sein könnte, und auch dafür soll schließlich eine Stellvertreterkarte ausgesucht werden.

Zum Schluss werden Kopien aller drei Karten auf ein DIN-A3-Blatt verortet und aufgeklebt. Mit Stiften werden nun die drei Karten – vom Problem zum Ziel hin – in eine Landschaft hinein gemalt und eingebettet. Denken Sie darüber nach, was Ihnen bspw. begegnen könnte: Stolpersteine, Hürden, Hilfen und Unterstützer:innen, ...

Wird die Methode innerhalb eines familientherapeutischen Settings genutzt, so könnte die Anleitung folgendermaßen beginnen:

»Sucht euch *gemeinsam* eine Bildkarte aus, die stellvertretend für euer Problem steht/die die aktuelle Situation zurzeit bei euch wiederspiegelt.«

Die Familie bekommt ausreichend Zeit, sich zu besprechen und sich schließlich für eine Karte zu entscheiden. Die weiteren Schritte können von oben übernommen werden.

Tipp

Das Material kann je nach Belieben erweitert oder ergänzt werden (z. B. Glitzersteine, Naturmaterialien, Sticker etc.). Anstatt der Bunt- oder Filzstifte können natürlich auch Wasser- oder Fingerfarben zum Einsatz kommen.

Bei der Umsetzung bietet es sich an, die ausgesuchten Bildkarten farbig zu kopieren. Diese können dann ausgeschnitten und auf das gestaltete Papier aufgeklebt werden. So können die Klient:innen das Bild mit nach Hause nehmen, und die Bildkarten bleiben der Therapeut:in für andere Therapien erhalten.

Intervention 86: Aufstellung mit K(n)öpfchen

Nadja Gabriel

Ziel der Intervention
Externalisierung, Visualisierung von Beziehungen in Familiensystemen und allgemein sozialen Systemen

Dauer der Intervention
Im Einzel-Setting ab ca. 30 Minuten, im Mehrpersonen-Setting ca. 45 Minuten

Zielgruppe, Alter und Setting
Ab ca. 12 Jahren nutzbar; in Einzel-, Paar- und Familien-Setting und anderen sozialen Systemen

Therapiephase
vornehmlich Vertiefungsphase

Anlass, Themen und Symptome
Für Themen, die mit einer Aufstellung bearbeitet werden können – z. B. Darstellung und Klärung von Beziehungen in einem Familiensystem oder einer Gruppe

Benötigtes Material
Auswahl an möglichst verschiedenen Knöpfen (alte, neue, abgenutzte, edel aussehende, rustikale, ausgefallene, verspielte, unscheinbare, kleine, große, aus Holz, Metall, Glas, Kunststoff, Horn ...)

Spezifische Hinweise für Therapierende
Knöpfe sind nicht nur nützliche Gebrauchsgegenstände. Sie können schmücken und etwas über die Trägerin oder den Träger aussagen. In verschiedenen Epochen war an Knöpfen teilweise der Stand der Person in der Gesellschaft abzulesen. Es gibt Religionsgemeinschaften, in denen Knöpfe nicht gerne gesehen oder sogar verboten sind, weil sie mit Prunk und Eitelkeit assoziiert werden. In den meisten Kulturen sind sie aber einfach ein praktisches und schmückendes

Accessoire, mit dem sich der Stil eines Kleidungsstückes maßgeblich beeinflussen lässt: Stellen Sie sich nur einmal vor, Sie befestigen an einem westlichen Herrenanzug bunte Strassknöpfe oder auffällig verschnörkelte Metallknöpfe anstatt der heute üblichen schlichten Kunststoffknöpfe.

- Knöpfe haben Charakter, symbolisieren Stile und Merkmale: Es gibt leise und laute, schrille und zurückhaltende, unscheinbare, praktische, zierende, teure, einfache, ...
- In den Knöpfen herumsuchen, sie anfassen, die Assoziationen zu den Knöpfen fließen lassen macht vielen Klient:innen schon Spaß und regt die Kreativität an.
- Sie sind »Einsteiger-Material«, wenn oder wem eine Aufstellung mit Tieren oder Figuren zu heikel erscheint. Außerdem sind sie auch gut zum Mitnehmen, da klein und handlich.

Durchführung der Technik

Der Einstieg funktioniert im Prinzip wie bei anderen Aufstellungsfiguren auch. Da die Knöpfe aber etwas abstrakter sind als z. B. Playmobil-Figuren oder Tiere, lohnt es sich, sich zunächst etwas mit dem Material auseinanderzusetzen.

Beispiel für eine Aufstellung im Einzel-Setting, bei dem es um Fragen zur Herkunftsfamilie geht:

- »Ich habe hier eine Sammlung verschiedener Knöpfe. Mögen Sie sie einmal anschauen?«
- »Besitzen Sie Kleidungsstücke, bei denen Sie die Knöpfe besonders mögen?«

Fragen Sie nach Assoziationen zu den Knöpfen, um mehr mit dem Material in Kontakt zu kommen:

Welche von diesen hier gefallen Ihnen besonders? Welche finden Sie ungewöhnlich?« usw.

Auswahl der Knöpfe als Vertreter für die Personen:

- »Welcher Knopf könnte zu Ihrer Mutter/Ihrem Vater/Bruder/Ihnen (usw.) passen?«
- »Warum passt dieser Knopf für die Person?«

Dann kann man die Knöpfe in Stellvertretung für die Personen in Beziehung setzen, indem die Klient:in die Knöpfe nach und nach auf dem Tisch positioniert. Regen Sie dabei mit hilfreichen Fragen für das jeweilige Aufstellungsthema zur Reflexion an und steuern Sie den Prozess – z. B.:

»Wer steht wem in der Familie bei diesem Konflikt nahe? Wo sind Allianzen und wo sind Differenzen?« usw.

Im weiteren Verlauf können Sie je nach Fragestellung verschiedene Reflexionen zu dem aufgestellten Familiensystem anregen, außerdem können Wünsche und Impulse zur Veränderung usw. geäußert und mit dem Material ausprobiert werden.

Kontraindikationen

Es funktioniert, wenn das Klientensystem sich auf das Material einlassen kann, Assoziationen zu den verschiedenen Knöpfen entstehen und die Abstraktionsfähigkeit bei allen Anwesenden ausreichend ausgeprägt ist.

Tipp

Das Material eignet sich auch sehr gut für andere Settings, wie etwa Teams oder Coachings, aber auch zur Aufstellung von inneren Anteilen. Eine weitere Möglichkeit zum Einsatz von Knöpfen ist eine Timeline im Kleinformat – z. B. mit einer Schnur auf dem Tisch können die Knöpfe als Marker für besondere Lebensstationen und Ereignisse genutzt werden.

Intervention 87: Elfenglas

Anke Lingnau-Carduck

Ziel der Intervention

Diese Intervention ist eine kreative und nachhaltige Ressourcenarbeit im Dreischritt der Ressourcenaktivierung: Auffinden – Aktivieren – Ankern. So erarbeiten wir gemeinsam mit der Familie die Ressourcen des Systems und »konservieren« sie für bedürftige und ressourcenarme Zeiten. Die metaphorische Arbeit mit dem Elfenglas lässt sich in unterschiedlichem Ausmaß erweitern und kann unter aktiver Beteiligung aller Systemmitglieder ein selbstwertstärkendes Ritual werden.

Dauer der Intervention

20 Minuten für den Anfang und das Auffinden erster Fähigkeiten des Systems; 10 Minuten für das Dichten erster Elfchen; im Therapieprozess immer wieder mal ein kleines Elfchen schreiben

Zielgruppe, Alter und Setting

Ab 8 Jahren auch mit Schreiben, ab 4 Jahren mit Schreibunterstützung

Therapiephase

Die Arbeit mit dem Elfenglas begleitet beständig den gesamten Therapieprozess: Anfang, Beziehungsaufbau, Zielklärung, Vertiefung, Abschluss.

Anlass, Themen und Symptome

Besonders zu empfehlen bei Familien mit Kindern und Familien mit geringem Selbstwert

Benötigtes Material

Die Familie sollte sich ein schönes Elfenglas besorgen. Dafür wäre es schön, als Inspiration ein Beispielglas der Therapeut:in zu sehen.

Durchführung der Technik

Zunächst einmal stelle ich der Familie das Elfenglas vor, beschreibe, was ein Elfchen ist, und zeige mein Beispielglas. Anschließend sammeln wir gemeinsam die guten Fähigkeiten aller Systemmitglieder und des Gesamtsystems, die in Reflexion und Gespräch zeigen, was sie schon alles können und noch können möchten, und schreiben sie auf. Bereits bei dem ersten Gedanken »Diese Fähigkeit hätte ich gerne« oder wenn jemand mir sagt, ich könnte sie gut gebrauchen, beginnt der Samen zu keimen, und das Wachstum dieser Stärke beginnt ... Zu jeder der gesammelten Fähigkeiten (er)finden wir ein Elfchen (siehe unter »Tipp«), das auf ein kleines Blatt geschrieben den Weg in das schöne Elfenglas findet. Die Sammlung im Elfenglas darf in ihrem eigenen Tempo wachsen. Manchmal dauert das Wachstum eine Stunde, manchmal Tage oder Wochen, und manchmal bleibt ein Elfenglas sogar Lebensbegleiter:in. In energiearmen Zeiten darf sich jedes Systemmitglied ein Elfchen aus dem Glas nehmen oder schenken lassen. Behalten Sie das Elfchen als Mutmacher, Kraftgeberin oder »Lächelnzauberin«. Und bei dem Erkennen von neu gewonnenen Fähigkeiten dürfen weitere Elfchen den Weg in das Elfenglas finden.

Elfenglas
im Hausflur
glitzernd und geheimnisvoll
glaubt an meine Kraft
Zauberhaft!

Tipp

Was ist ein »Elfchen«? Ein Elfchen ist ein Gedicht, das aus 11 Wörtern besteht. Hier eine Kurzanleitung für die Dichtkunst:

Thema ________________________________

Wer, was oder wo? ________________________

Wie? Beschaffenheit, Zustand ________________

Wie genau? ____________________________

Fazit ________________________________

Literatur

Rechenberg-Winter, P. u. R. Haußmann (2015): Arbeitsbuch kreatives und biografisches Schreiben, Gruppen leiten. Göttingen (Vandenhoeck & Ruprecht).

Intervention 88: Gehirnscanner

Anke Lingnau-Carduck

Ziel der Intervention

Diese Intervention fördert die Mentalisierungsfähigkeiten, die Erforschung der eigenen Innenwelt und der Innenwelt der anderen. Mich selbst und den anderen »lesen lernen«, das haben viele Menschen, vor allem diejenigen mit unsicheren oder ambivalenten Bindungserfahrungen, nicht so gut gelernt. So trainiert diese Intervention die Fokussierung auf Gedanken, Gefühle und Wahrnehmungen im Hier und Jetzt und bietet durch die Kommunikation der Fremdwahrnehmung verschiedene Perspektiven und Erklärungsweisen an. Emotionale Beteiligung darf zunehmend stattfinden, und so können Affekte immer besser reguliert werden.

Dauer der Intervention

45 Minuten

Zielgruppe, Alter und Setting

Im Kontext der Arbeit mit Multiproblemfamilien, Gesamtfamilien, MFT (Multifamilientherapie), Paaren; ab 10 Jahren

Therapiephase

Beziehungsaufbau, Zielklärung, Vertiefung

Anlass, Themen und Symptome

Besonders zu empfehlen für die Arbeit mit Familien, in denen es mehrgenerationale Bindungsschwächen oder vermutete bis diagnostizierte Bindungsstörungen gibt

Spezifische Hinweise für Therapierende

In Einzelsitzungen sollte die Therapeut:in sich bereits vorher bewusst entscheiden, ob sie sich selbst auch für die Übung zur Verfügung stellt. Manchmal könnte es fallspezifisch kontextuelle gute Gründe geben sowohl für die Abstinenz an dieser Stelle als auch für die Beteiligung auf Augenhöhe.

Arbeitspapiere für Klient:innen

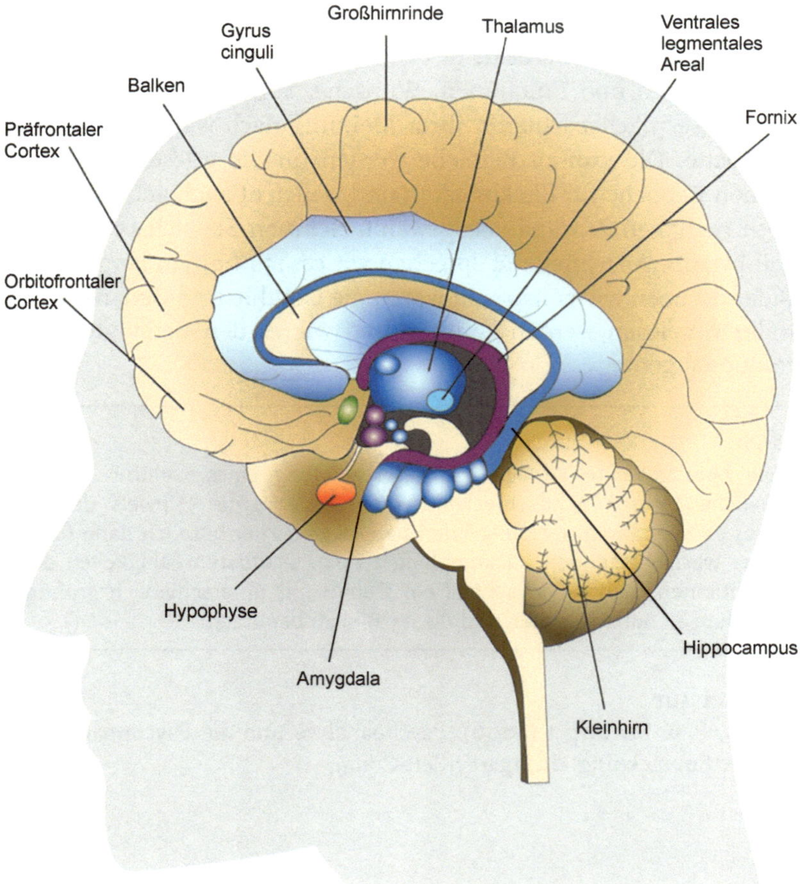

Abb. 55: Das menschliche Gehirn

Durchführung der Technik

Ich beginne mit einer kleinen tranceinduktiven Einstimmung im Blick auf eine herausfordernde Gegenwart in der Gesamtgesellschaft und in Familien. Hierbei fokussiere ich auf die kleinen Glücksmomente des Lebens, wie z. B. die jahreszeitbedingten Wunder der Natur, die Freude an Bewegung, die Begegnungen mit freundlichen Menschen und die Möglichkeiten gelingender Selbstfürsorge. Anschließend bitte ich die Klient:innen, zu zweit zusammenzukommen und 25 Minuten lang einen neugierigen und wertschätzenden Dialog zu den Glücksmomenten und Sicherheitsfaktoren ihres Gegenwartssystems zu führen. Anschließend nimmt jede:r die Kopiervorlage und schreibt in die Bereiche des Gehirns all die mentalen Zustände, die Gedanken und Emotionen, Wünsche, Sorgen und Sehnsüchte, die die Gesprächspartner:in ihrer Meinung nach während des Dialogs hatte. Die großen Bereiche werden für die größeren und die kleinen Bereiche für die kleineren und vielleicht auch geheimnisvolleren mentalen Zustände ausgewählt. Nehmen Sie sich 15 Minuten Zeit hierfür. Anschließend sprechen wir ca. 15 Minuten lang miteinander darüber, wie genau und woran die Gefühle und Gedanken des anderen gelesen werden konnten und wie es den Beteiligten jetzt emotional geht.

Tipp

Die bereitgestellte Vorlage mit der Abbildung eines Gehirns ist für manche Menschen abschreckend – ein erster guter Hinweis darauf, dass es Mentalisierungsfähigkeiten bereits gibt! Hier bitte ich dann nach einer wertschätzenden Rückmeldung zu den sichtbaren Fähigkeiten die Klient:innen, sich selbst schnell ein Gehirn mit unterschiedlich großen Windungen aufzuzeichnen und dieses Bild zu benutzen.

Literatur

Fonagy, P. u. M. Target (2006): Psychoanalyse und die Psychopathologie der Entwicklung. Stuttgart (Klett-Cotta).

Technikkompass: Überblick über alle Interventionen

Nummer der Intervention	Name der Intervention	Seitenzahl	Einzeltherapie	Mehrpersonen	Paartherapie	Alter	Zeit	Material	Körper	Verbal	Kreativität	Anfangsphase	Zielklärung	Vertiefung	Abschluss
1	Ein jüngeres Selbst versorgen	S. 83	***	–	–	ab 16	30 min			X				X	
2	Besuch im Kinderzimmer	S. 88	***	–	–	ab 16	15 min			X				X	
3	Das Problem im Verhältnis	S. 91	***	**	**	ab 9	15 min	ja		X	X	X	X	X	
4	Arbeit mit Bodenankern	S. 94	***	*	*	ab 14	50–90 min	ja	X	X			X	X	X
5	Tetralemma mit Bodenankern	S. 99	***	*		ab 14	50–90 min	ja	X	X			X	X	
6	Anteile-Aufstellungs-Arbeit mit Comicfiguren oder Tieren	S. 103	***	*	*	ab 8	50–90 min	ja		X	X		X	X	
7	Angstbotschaften	S. 109	***			ab 14	50 min	ja	X	X	X	X		X	
8	Ressourcen skizzieren	S. 114	***	*	*	ab 6	10–30 min	ja	X	X	X	X	X		
9	Zielaufstellung »Leuchtturm«	S. 117	***			ab 12	60 min	ja	X	X			X	X	–
10	Sicherer Ort – aktiv(iert)	S. 120	***	*	*	ab 3	100 min	ja	X		X			X	X

Nummer der Intervention	Name der Intervention	Seitenzahl	Einzeltherapie	Mehrpersonen	Paartherapie	Alter	Zeit	Material	Körper	Verbal	Kreativität	Anfangsphase	Zielklärung	Vertiefung	Abschluss
11	Bedeutende Filmszenen	S. 124	***	*	*	ab 12	50 min oder mehr	ja			X		X	X	
12	»… mehr als 1000 Worte«	S. 128	***	*	*	ab 8	50 min	ja		X	X	X	X	X	X
13	Teilearbeit bei Kindern und Jugendlichen	S. 133	***			ab 7	50–120 min	ja	X	X	X			X	
14	Das habe ich von Mama – Überlieferungstriaden	S. 137	***				50 min und mehr								
15	Das Experten-Interview	S. 140	***	***		ab 6–14	30 min	ja		X	X			X	X
16	Wozu-Kaskade	S. 142	***		*	ab 16	10 min			X				X	
17	Persönlicher Wertekompass	S. 144	***		*	ab 16	60 min			X	X			X	
18	Ein Haufen Probleme – wortwörtlich	S. 147	***	*	*	ab 8	10 min				X	X	X		
19	»Ungeliebtes Kind«	S. 149	***	*	*	ab 14	30 min	ja		X	X	X		X	
20	Mehrgenerative Stuhlarbeit	S. 152	***		**	ab 18	75–90 min	ja	X	X			X	X	
21	Ein Tag als Tierfamilie – verzauberte Familie	S. 158	***	**		ab 3	20 min	ja		X	X	X	X		

Nummer der Intervention	Name der Intervention	Seitenzahl	Einzeltherapie	Mehrpersonen	Paartherapie	Alter	Zeit	Material	Körper	Verbal	Kreativität	Anfangsphase	Zielklärung	Vertiefung	Abschluss
22	Interview mit dem Schutzengel	S. 163	***	*	*	ab 21	10 min		X	X	X			X	X
23	Mind full oder mindful? Gestärkt durch herausfordernde Zeiten	S. 166	***	**		ab 12	30 min		X	X	X		X	X	X
24	Zukunftscollage	S. 171	***	*	*	ab 6	30 min	ja		X	X	X	X	X	
25	Ich mache mir ein Bild von mir	S. 175	***		***	ab 12	40 min	ja	X		X		X	X	
26	Klötzchenskulptur im Mehrpersonen-Setting	S. 179		***	***	ab 12	90 min	ja		X		X		X	
27	Co-therapeutische Steuerungsregeln für die Arbeit im Mehrpersonen-Setting	S. 182		***	***		90 min		X	X		X	X	X	X
28	Das Spielgespräch	S. 185	**	***	**	ab 6	20–40 min	ja		X	X			X	
29	Geheime Aufgabe zwischen den Sitzungen	S. 189		***	*	ab 6	20 min				X			X	
30	Vom Problembild zum Lösungsbild	S. 193	**	***	**	ab 9	50–90 min	ja			X		X	X	
31	Zirkuläres Gestalten	S. 197	*	***	**	ab 9	50–60 min	ja			X	X	X	X	

Nummer der Intervention	Name der Intervention	Seitenzahl	Einzeltherapie	Mehrpersonen	Paartherapie	Alter	Zeit	Material	Körper	Verbal	Kreativität	Anfangsphase	Zielklärung	Vertiefung	Abschluss
32	Seilübung – Raum schaffen für das System	S. 201		***		ab 6	60–90 min	ja	X		X		X	X	
33	Rang und Reihe	S. 207		***		ab 5	45–60 min	ja	X	X				X	
34	Kumite (abgesprochener Kampf) mit zwei »Waffen, dem JA und dem NEIN«	S. 213		***	**	ab 12	10 min	nein	X	X				X	
35	Skulpturarbeit mit Verbindungsseilen	S. 217	–	***	*	ab 4	45 min	ja	X	X				X	X
36	Killerphrasen und Totschlagargumente systemisch entschärfen	S. 221		***	**	ab 18	45min	nein		X	X			X	
37	Bewegte Konfliktkompetenz	S. 223	**	***	**	ab 12	50 min	ja	X	X	X	X		X	
38	Die Lob-Brücke	S. 228	*	***	**	ab 8	5–10 min	nein		X		X			
39	Die Lob-Ninjas	S. 234	*	***	**	ab 8	bis 90 min	optional		X				X	
40	Die Lobvergifteten	S. 238	*	***	**	ab 8	bis 50 min	ja		X	X			X	
41	Skalierungen	S. 242	*	***	*	ab 5	10–20 min	ja		X	X	X	X	X	X
42	Strukturelle Intervention	S. 245		***		ab 6	30–60 min			X		X	X	X	

Nummer der Intervention	Name der Intervention	Seitenzahl	Einzeltherapie	Mehrpersonen	Paartherapie	Alter	Zeit	Material	Körper	Verbal	Kreativität	Anfangsphase	Zielklärung	Vertiefung	Abschluss
43	Raum nehmen	S. 247		***		ab 6	50 min	X	X			X	X	X	X
44	Aufstellungen mit Schuhen und Stiefeln	S. 250	**	***	***	ab 6	15–70 min	ja	X	X	X	X	X	X	X
45	Eingangsfragen in Therapie, Beratung und Supervision	S. 255	**	***	***	ab 8	5–15 min			X	X	X		X	X
46	Medienkreise	S. 259	*	***	*	ab 6	75 min	ja		X	X	X	X	X	
47	Kompetenzbaum aus Tauen/Seilen	S. 264	*	***	***	ab 6	90–120 min	ja	X	X	X			X	X
48	Seilhaus der Beziehungen	S. 268	*	***	***	ab 4 .	90 –120 min	ja	X	X	X			X	X
49	Wunderfrage in Bewegung	S. 273	***	*	***	ab 8	50 min		X	X			X	X	
50	Klagemauer	S. 277	*	***	***	ab 8	50 min	ja	–	X	X			X	
51	Zeit für mich – Zeit für dich	S. 280	–	–	***	ab 21	10 min			X		X		X	
52	Auswirkungen von Veränderungen erleben	S. 282	*	***	***	ab 12	45–60 min	ja		X				X	
53	Mein Herkunftshaus	S. 285	***	***	***	ab 14	50 min	ja		X	X			X	
54	Mein Land – dein Land	S. 289	*	**	***	ab 10	30–40 min	ja	X	X		X		X	

Nummer der Intervention	Name der Intervention	Seitenzahl	Einzeltherapie	Mehrpersonen	Paartherapie	Alter	Zeit	Material	Körper	Verbal	Kreativität	Anfangsphase	Zielklärung	Vertiefung	Abschluss
55	Skulptur: Verbindung von Emotion und Körpergefühl	S. 293	**		***	ab 16	10–20 min		X	X				X	
56	WERTvolle Paarzeit	S. 296	*	**	***	ab 17	60–90 min	ja	X	X	X			X	
57	Gute Zeiten – schlechte Zeiten	S. 300		**	***	ab 18	50 min	ja		X	X			X	
58	Let's talk about Sex	S. 302		**	***	ab 18	50 min			X				X	
59	Von der Klage zur Lösung	S. 305		***	***	ab 18	60 min	ja		X			X	X	
60	Paarkonflikte doppelt verdreifachen	S. 307			***	ab 16	60–90 min	X		X	X		X	X	
61	Beziehungs-TÜV	S. 310			***	ab 17	60 min	ja			X			X	
62	Friedensvertrag – Versöhnungsvertrag	S. 312		**	***	ab 15	60 min	ja		X	X			X	X
63	Wir sind aneinandergebunden	S. 316			***	ab 17	60 min	ja	X	X	X			X	
64	Ich bin dir nah – ich bin dir fern	S. 319		*	***	ab 18	50 min		X	X	X			X	
65	Mein Land – dein Land – unser Land	S. 322			***	ab 18	50 min	ja	X	X	X			X	

Nummer der Intervention	Name der Intervention	Seiten-zahl	Einzel-therapie	Mehr-personen	Paar-therapie	Alter	Zeit	Material	Körper	Verbal	Krea-tivität	Anfangs-phase	Ziel-klärung	Ver-tiefung	Ab-schluss
66	Du bist so süß – ich zeige dir meine Schokoladenseite	S. 326		*	***	ab 18	50 min	ja		X	X		X	X	
67	Ich will ein großes Stück vom Kuchen	S. 329		**	***	ab 18	50 min	ja		X	X		X	X	
68	Leg dein Geld auf den Tisch	S. 332		**	***	ab 10	50 min			X	X		X	X	
69	Vertrautheit finden und Vertrautheit schenken	S. 335	***	*	***	ab 16	40 –90 min	ja	X	X	X		X	X	X
70	Licht und Schatten	S. 340	*	***	***	ab 4	60 min	ja	X	X	X		X	X	
71	Migrationswege	S. 344	***	***	***	ab 12	45–60 min	ja		X			X	X	
72	Ressourcen in Krisen	S. 346	***	***	***	ab 6	45–60 min	ja	X	X			X		
73	Skalierungsarbeit mit einem Seil	S. 348	***	***	***	ab 6	10–30 min	ja	X		*	X	X	X	
74	Timeline-Tau	S. 352	***	***	***	ab 8	45–90 min	ja	X	X				X	X
75	Lebenslinienseil	S. 356	***	***	***	ab 16	60–90 min	ja	X	X				X	X
76	Das Glückskleeblatt	S. 360	***	***	***	ab 8	50 min	ja		X	X	X	X		
77	Die Zirkularität im Miteinander	S. 365	***	***	***	ab 14	30 min	ja		X	X			X	

Nummer der Intervention	Name der Intervention	Seitenzahl	Einzeltherapie	Mehrpersonen	Paartherapie	Alter	Zeit	Material	Körper	Verbal	Kreativität	Anfangsphase	Zielklärung	Vertiefung	Abschluss
78	Bunte-Zettel-Übung – das Kunstwerk	S. 368	***	***	***	ab 14	50 min	ja	X	X	X	X	X	X	X
79	Abschiedskoffer	S. 372	***	***	***	ab 6	30 min	ja		X	X			X	X
80	Mein nächster Schritt (Fußabdruck)	S. 376	***	***	***	ab 6	15–30 min	ja	X		X	X	X	X	X
81	Handwerker gesucht!	S. 379	***	***	***	ab 6	30–45 min	ja	X	X	X	X	X	X	X
82	Glücksmomente	S. 382	***	***	***	ab 6	15–20 min	ja		X	X	X	X	X	X
83	Verwicklungen und Verführungen	S. 385	***	***	***	ab 12	30 min	ja		X			X	X	X
84	Das Lebensflussmodell oder die Lebensstraße	S. 388	***	***	***	ab 5	50 min	ja	X	X	X		X	X	X
85	Kreative Diagnostik und Evaluation mithilfe von Bildkarten	S. 395	***	***	***	ab 8	50–100 min	ja		X	X	X	X	X	X
86	Aufstellung mit K(n)öpfchen	S. 399	***	***	***	ab 12	35–40 min	ja	X		X			X	
87	Elfenglas	S. 402	***	***	***	ab 4	30 min	ja		X	X	X	X	X	
88	Gehirnscanner	S. 404	***	***	***	ab 10	60 min	ja		X		X		X	

Literatur

Anderson, H. u. H. Goolishian (1992): Der Klient ist Experte: Ein therapeutischer Ansatz des Nicht-Wissens. *Zeitschrift für Systemische Therapie* 10 (3): 176–189.

Antonovsky, A. (1997): Salutogenese. Zur Entmystifizierung der Gesundheit. Tübingen (dgtv).

Beilfuß, C. (2021): Fragen können wie Küsse schmecken. Systemische Fragetechniken für Anfänger und Fortgeschrittene. Heidelberg (Carl-Auer), 10. Aufl.

Berg, I. K. (1997): Zusammenhalt(en). Dortmund (modernes lernen).

Berns, U. (2006): Psychotherapieausbildung im Licht empirischer Psychotherapieforschung. *Psychotherapeut* (51): 26–34.

Bleckwedel, J. (2008): Systemische Therapie in Aktion. Göttingen (Vandenhoeck & Ruprecht).

Bonney, H. (2003): Kinder und Jugendliche in der familientherapeutischen Praxis. Heidelberg (Carl-Auer).

Borst, U. (2018a): Grundhaltung und Rahmung. In: K. von Sydow u. U. Borst (Hrsg.): Systemische Therapie in der Praxis. Weinheim (Beltz), S. 70–84.

Borst, U. (2018b): Auftrags- und Zielklärung. In: K. von Sydow u. U. Borst (Hrsg.): Systemische Therapie in der Praxis. Weinheim (Beltz), S. 115–22.

Borst, U. et al. (2022): Methodentheorie und Wirkfaktoren. In: R. Hanswille (Hrsg.): Basiswissen Systemische Therapie. Gut vorbereitet in die Praxis. Göttingen (Vandenhoeck & Ruprecht), S. 79–106.

Boscolo, L. (1994): Die Zeiten der Zeit. Heidelberg (Carl-Auer).

Boszormenyi-Nagy, I. a. J. L. Farmo (1965): Intensive family therapy. New York (Harper & Row).

Boszormenyi-Nagy, I. u. G. M. Spark (2006): Unsichtbare Bindungen. Die Dynamik familiärer Systeme. Stuttgart (Klett-Cotta), 8. Aufl.

Braun, B. G. (1988): The BASK model of dissociation. *Dissociaton* 1 (1): 4–23.

Brem-Gräser, L. (1995): Familie in Tieren. München (Ernst Reinhardt).

Caby, A. u. F. Caby (2011): Die kleine Psychotherapeutische Schatzkiste. Teil 2. Dortmund (Borgmann).

Caby, F. u. A. Caby (2009): Die kleine Psychotherapeutische Schatzkiste. Dortmund (Borgmann).

Cecchin, G. (1988): Zum gegenwärtigen Stand von Hypothetisieren, Zirkularität und Neutralität: Eine Einladung zur Neugier. *Familiendynamik* 3 (13): 190–203.

Cecchin, G., H. Lane u. W.A. Ray (1993): Respektlosigkeit – eine Überlebensstrategie für Therapeuten. Heidelberg (Carl-Auer).

de Jong, P. u. I.K. Berg (2014): Lösungen (er)finden. Das Werkstattbuch der lösungsorientierten Kurztherapie. Dortmund (modernes lernen), 7. Aufl.

de Shazer, S. (1989): Wege der erfolgreichen Kurztherapie. Stuttgart (Klett-Cotta).

Dießner, H. (2014): Familien Coaching: Soziales Lernen für Familien. Dortmund (Borgmann).

Eberhardt, H. u. P.J. Knill (2010): Lösungskunst – Lehrbuch der kunst- und ressourcenorientierten Arbeit. Göttingen (Vandenhoeck & Ruprecht).

Eickhorst, A. u. A. Röhrbein (Hrsg.) (2019): Systemische Methoden in der Familienberatung und -therapie. Göttingen (Vandenhoeck & Ruprecht).

Engelmann, B. (2010): Reiseziel Glück. Machen Sie sich auf den Weg! Heidelberg (Carl-Auer).

Fischer, H.R., U. Borst u. A. von Schlippe (2015): Was tun? Fragen und Antworten aus der systemischen Praxis. Stuttgart (Klett-Cotta).

Foerster, H. von (1999): Sicht und Einsicht. Versuche einer operativen Erkenntnistheorie. Heidelberg (Carl-Auer).

Foerster, H. von u. B. Pörksen (1998): Wahrheit ist die Erfindung eines Lügners. Gespräche für Skeptiker. Heidelberg (Carl-Auer), 2. Aufl.

Fonagy, P. u. M. Target (2006): Psychoanalyse und die Psychopathologie der Entwicklung. Stuttgart (Klett-Cotta).

Fritzsche, K. u. W. Hartman (2014): Einführung in die Ego-State-Therapie. Heidelberg (Carl-Auer), 2. Aufl.

Fürstenau, P. (2007): Psychoanalytisch verstehen – Systemisch denken – Suggestiv intervenieren. Stuttgart (Klett Cotta).

Geyerhofer, S., M. Ritsch u. C. Thoma (2018): Systemische Haltungen und störungsspezifisches Wissen – vom Entweder-oder zum Sowohl-als-auch. *Systeme Interdisziplinäre Zeitschrift für systemisch orientierte Forschung und Praxis in den Humanwissenschaften* 1 (32): 61–89.

Grawe, K. (1995): Grundriß einer Allgemeinen Psychotherapie. *Psychotherapeut* 40: 130–145.

Grawe, K. (2000): Psychologische Psychotherapie. Göttingen (Hogrefe), 2., korr. Aufl.

Grawe, K. (2004): Neuropsychotherapie. Göttingen (Hogrefe).

Haken, H. u. G. Schiepek (2010): Synergetik in der Psychologie. Selbstorganisation verstehen und gestalten. Göttingen (Hogrefe), 2. Aufl.

Hanswille, R. (2011): Ressourcenorientierte systemische Traumatherapie. In: A. Lenz (Hrsg.): Empowerment. Handbuch für die ressourcenorientierte Praxis. Tübingen (DGVT), S. 321–339.

Hanswille, R. (2016a): Systemische Hypothesen. In: R. Hanswille (Hrsg.): Handbuch systemische Kinder- und Jugendlichenpsychotherapie. Göttingen (Vandenhoeck & Ruprecht), 2. Aufl., S. 60–70.

Hanswille, R. (2016b): BASK und SIBAM – zwei Gesprächsmodelle. In: R. Hanswille (Hrsg.): Handbuch systemische Kinder- und Jugendlichenpsychotherapie. Göttingen (Vandenhoeck & Ruprecht), 2. Aufl., S. 501–505.

Hanswille, R. (Hrsg.) (2016c): Handbuch systemische Kinder- und Jugendlichenpsychotherapie. Göttingen (Vandenhoeck & Ruprecht), 2. Aufl.

Hanswille, R. (2020): Vor den Bergen der praktischen Interventionen liegt das Tal der konzeptionellen Ideen – Systemische Interventionen und Werkzeuge lehren. In: P. Bauer u. M. Weinhardt (Hrsg.): Systemische Kompetenzen entwickeln. Grundlagen, Lernprozesse und Didaktik. Göttingen (Vandenhoeck & Ruprecht), S. 158–176.

Hanswille, R. (2022a): Techniken und Interventionen in der Systemischen Therapie – ein Überblick. In: R. Hanswille (Hrsg.): Basiswissen Systemische Therapie. Göttingen (Vandenhoeck & Ruprecht), S. 303–337.

Hanswille, R. (2022b): Varianten der Systemischen Therapie und manualisierte/integrative Therapien. In: R. Hanswille (Hrsg.): Basiswissen Systemische Therapie. Göttingen (Vandenhoeck & Ruprecht), S. 267–301.

Hanswille, R. (Hrsg.) (2022c): Basiswissen Systemische Therapie. Göttingen (Vandenhoeck & Ruprecht), S. 107–131.

Hanswille, R. u. U. Borst (2022): Rahmungen und Grundhaltungen Systemischer Therapie. In: R. Hanswille (Hrsg.): Basiswissen Systemische Therapie. Göttingen (Vandenhoeck & Ruprecht), S. 107–131.

Hargens, J. (2007): Lösungsorientierte Therapie … was hilft, wenn nichts hilft … Dortmund (Borgmann).

Hermans, B. E. (2019): Zeigt her eure Schuh … – Systemaufstellungen mit Schuhen und Stiefeln. In: H. Lindemann (Hrsg.): Heldinnen, Ufos und Straßenschuhe – Die Arbeit mit Metaphern und der Systemischen Heldenreise in der Praxis. Göttingen (Vandenhoeck & Ruprecht), S. 96–102.

Hildenbrand, B. (2021): Grundlagen der Genogrammarbeit. Göttingen (Vandenhoeck & Ruprecht).

Hüther, G. (2008): Die Macht der inneren Bilder. Göttingen (Vandenhoeck & Ruprecht).

Janschek-Schlesinger, R. (2020): Praxisbuch Dialogisches Gestalten – Kommunizieren mit künstlerischen Mitteln. Bern (Hogrefe).

Keweloh, A. (2018): Einführung in das Lebensflussmodell, Heidelberg (Carl- Auer).

Kriz, J. (2017): Subjekt und Lebenswelt. Personenzentrierte Systemtheorie für Psychotherapie, Beratung und Coaching. Göttingen (Vandenhoeck & Ruprecht).

Kriz, J. (2022): Klassische Kernkonzepte intra- und interpersoneller Dynamiken in Paarbeziehungen, Familien und Gruppen. In: R. Hanswille

(Hrsg.): Basiswissen Systemische Therapie. Göttingen (Vandenhoeck & Ruprecht), S. 243–266.

Kriz, J. u. M. Ochs (2022): Erkenntnis- und wissenschaftstheoretische Grundlagen II: Systemtheorie. In: R. Hanswille (Hrsg.): Grundlagen Systemischer Therapie. Göttingen (Vandenhoeck & Ruprecht), S. 51–77.

Kriz, J. u. W. Tschacher (Hrsg.) (2017): Synergetik als Ordner. Die strukturierende Wirkung der interdisziplinären Ideen Hermann Hakens. Lengerich: (Pabst Science).

Kumbier, D. (2017): Das Innere Team in der Psychotherapie. Stuttgart (Klett-Cotta).

Lakoff, G. u. M. Johnson (2021): Leben in Metaphern. Konstruktion und Gebrauch von Sprachbildern. Heidelberg (Carl-Auer).

LeDoux, J. (1998): Das Netz der Gefühle. Wie Emotionen entstehen. München/Wien (Carl Hanser).

Levold, T. (2014): Der Stellenwert von Tools und Methoden. In: T. Levold u. M. Wirsching (2014) (Hrsg.): Systemische Therapie und Beratung – das große Lehrbuch. Heidelberg (Carl-Auer), S. 220–227.

Lindemann, H. (2018): Systemisch-lösungsorientierte Gesprächsführung in Beratung, Coaching, Supervision und Therapie. Göttingen (Vandenhoeck & Ruprecht).

Luhmann, N. (1968): Vertrauen: Ein Mechanismus der Reduktion sozialer Komplexität. Konstanz (UVK Verlagsgesellschaft), 5. Aufl. 2014.

Maslow, A. H. (1966): The psychology of science: A reconnaissance. Washington, D. C. (Gateway Books).

Maturana, H. R. u. F. J. Varela (1990): Der Baum der Erkenntnis. Die biologischen Wurzeln des menschlichen Erkennens. München (Goldmann).

Natho, F. (2013): Gespräche mit dem inneren Schweinhund. Göttingen (Vandenhoeck & Ruprecht), 3. Aufl.

Nemetschek, P. (2011): Systemische Familientherapie mit Kindern, Jugendlichen und Eltern. Stuttgart (Klett-Cotta).

Neumann, K. (2011): Lexikon systemischer Interventionen. Wien (Kammer).

Neumeyer, A. (2020): Positive Psychologie für Kinder und Jugendliche: 60 Übungen für mehr Mut, Glück und Zufriedenheit. Kartenset mit 8-seitigem Booklet. Beltz (Weinheim).

Ochs, M. u. J. Kriz (2022): Erkenntnis- und wissenschaftstheoretische Grundlagen I. In: R. Hanswille (Hrsg.): Grundlagen Systemischer Therapie. Göttingen (Vandenhoeck & Ruprecht), S. 31–50.

Orlinsky, D. E. a. K. I. Howard (1987): A generic model of psychotherapy. *Journal of Integrative and Eclectic Psychotherapy* (6): 6–27.

Phillips, M. u. C. Frederick (2003): Handbuch der Hypnotherapie bei posttraumatischen und dissoziativen Störungen. Heidelberg (Carl-Auer).

Porges, S. (2010): Die Polyvagal-Theorie. Neurophysiologische Grundlagen der Therapie. Emotionen, Bindung, Kommunikation und ihre Entstehung. Paderborn (Junfermann).

Preß, H. u. M. Gmelch (2014): Die »therapeutische Haltung« – Vorschlag eines Arbeitsbegriffs und einer klientenorientierten Variante. *Psychotherapeutenjournal* 4: 358–366.

Rechenberg-Winter, P. u. R. Haußmann (2015): Arbeitsbuch kreatives und biografisches Schreiben, Gruppen leiten. Göttingen (Vandenhoeck & Ruprecht).

Reiners, B. (2019): Kinderorientierte Familientherapie. Göttingen (Vandenhoeck & Ruprecht), 2., kompl. überarb. Aufl.

Renoldner, C. et al. (2006): Einfach systemisch! Systemische Grundlagen & Methoden für ihre pädagogische Arbeit. Münster (Ökotopia).

Retzlaff, R. (2008): Spiel-Räume. Lehrbuch der systemischen Therapie mit Kindern und Jugendlichen. Stuttgart (Klett-Cotta).

Rotthaus, W. u. R. Hanswille (2015): Vom Anlass über das Ziel zum Auftrag. In: R. Hanswille (Hrsg.): Handbuch systemische Kinder- und Jugendlichenpsychotherapie. Göttingen (Vandenhoeck & Ruprecht), 2. Aufl., S. 31–37.

Rufer, M. (2012): Erfasse komplex, handle einfach. Systemische Psychotherapie als Praxis der Selbstorganisation – ein Lehrbuch. Göttingen (Vandenhoeck & Ruprecht).

Satir, V. et al. (2011): Das Satir Modell. Paderborn (Junfermann).

Satir, V. u. M. Baldwin (1990): Familientherapie in Aktion. Die Konzepte von Virginia Satir in Theorie und Praxis. Paderborn (Junfermann).

Schieche, M. u. S. Schreiber (Hrsg.) (2020): Ins Tun kommen – Prozess- und ressourcenorientierte Tools der Systemische Therapie. Stuttgart (Klett-Cotta).

Schiepek, G. (2014): Synergetik: Die Wissenschaft komplexer selbstorganisierender Systeme. In: T. Levold u. M. Wirsching (Hrsg.): Systemische Therapie und Beratung – das große Lehrbuch. Heidelberg (Carl-Auer), S. 82–86.

Schiepek, G., H. Eckert u. B. Kravanja (2013): Grundlagen systemischer Therapie und Beratung. Göttingen (Hogrefe).

Schlippe, A. von u. J. Schweitzer (2012): Lehrbuch der systemischen Therapie und Beratung I. Göttingen (Vandenhoeck & Ruprecht).

Schlippe, A. von u. J. Schweitzer (2019): Gewusst wie, gewusst warum: Die Logik systemischer Interventionen. Göttingen (Vandenhoeck & Ruprecht).

Schmidt, G. (2016): Einführung in die hypnosystemische Therapie und Beratung, Heidelberg (Carl-Auer), 7. Aufl.

Schmitt, R. u. T. Heidenreich (2019): Metaphern in Psychotherapie und Beratung. Eine metaphernreflexive Perspektive. Weinheim (Beltz).
Schmitt, R. u. T. Heidenreich (2020): Metaphernreflexives Vorgehen in der Psychotherapie. *Psychotherapeutenjournal* 19 (2): 114–121.
Schulz von Thun, F. (2004): Das Innere Team in Aktion. Reinbek (rororo).
Schweitzer, J. u. C. Hunger-Schoppe (2020): Systemische Therapie. In: W. Senf et al. (Hrsg.): Praxis der Psychotherapie. Stuttgart (Thieme).
Schwing, R. (2014): Therapeutische Beziehung und Strukturierung des Erstinterviews. In: T. Levold u. M. Wirsching (Hrsg.): Systemische Therapie und Beratung – das große Lehrbuch. Heidelberg (Carl-Auer), S. 160–166.
Schwing, R. u. A. Fryszer (2010): Systemisches Handwerk. Werkzeuge für die Praxis. Göttingen (Vandenhoeck & Ruprecht).
Seligman, M. (2012): Flourish – Wie Menschen aufblühen. Die Positive Psychologie des gelingenden Lebens. München (Kösel).
Selvini Palazzoli, M. et al. (1981): Hypothetisieren — Zirkularität — Neutralität: Drei Richtlinien für den Leiter der Sitzung. *Familiendynamik* 6 (2): 123–139.
Sparrer, I. (2016): Systemische Strukturaufstellungen. Theorie und Praxis. Heidelberg (Carl-Auer), 3. Aufl.
Steiner, T. u. I. K. Berg (2006): Handbuch Lösungsorientiertes Arbeiten mit Kindern. Heidelberg (Carl-Auer), 2. Aufl.
Stierlin, H. et al. (1977): »Problemfamilien« im Erstinterview. *Familiendynamik* 2 (3): 208–229.
Storch, M. (2011): Das Geheimnis kluger Entscheidungen. Von somatischen Markern, Bauchgefühl und Überzeugungskraft. München (Piper).
Strunk, G. u. G. Schiepek (2006): Systemische Psychologie: Eine Einführung in die komplexen Grundlagen menschlichen Verhaltens. Heidelberg (Spektrum).
Sydow, K. von u. U. Borst (Hrsg.) (2018): Systemische Therapie in der Praxis. Weinheim (Beltz).
Varga von Kibéd, M. u. I. Sparrer (2011): Ganz im Gegenteil. Tetralemmaarbeit und andere Grundformen systemischer Strukturaufstellungen. Heidelberg (Carl-Auer), 7. Aufl.
Wampold, B. E., Z. E. Imel u. C. Flückinger (2018): Die Psychotherapie – Debatte. Was Psychotherapie wirksam macht. Bern (Hogrefe).
Watzlawick, P., J. H. Beavin u. D. D. Jackson (1969): Menschliche Kommunikation. Formen, Störungen, Paradoxien. Bern (Huber), 12. Aufl. 2012.
Weber, R. (2015): Paare in Therapie. Stuttgart (Klett-Cotta).
Weiss, T. u. G. Haertel-Weiss (1995): Familientherapie ohne Familie. München (Piper).

Wenzel, J. (2018): Familien im Medienzeitalter. Digitalisierung in der Beratungspraxis. Göttingen (Vandenhoeck & Ruprecht).
White, M. (2010): Landkarten der narrativen Therapie. Heidelberg (Carl-Auer).
Wüschner, P. (2016): Eine aristotelische Theorie der Haltung. Paradeigmata 35. Hamburg (Felix Meiner)

Über die Autor:innen

Christoph Arning, Facharzt für Kinder- und Jugendpsychiatrie und -psychotherapie; Systemische Therapie/Familientherapie (DGSF), Klinische Hypnose (M.E.G.), seit 2010 Chefarzt der Klinik für Kinder- und Jugendpsychiatrie am Evangelischen Krankenhaus Essen-Werden.

Asiye Balıkçı-Schmidt, Volljuristin; Systemische Therapeutin (DGSF) Trainerin für Gruppendynamik (DGGO), Supervisorin, Klärungshelferin, Trauerbegleiterin; Aus- und Weiterbildung von Systemischen Berater:innen am Praxis-Institut Süd; eigene Praxis seit 2011, freiberufliche Tätigkeit im Wirtschafts- und Sozialbereich u. a. zum Thema Konfliktmanagement, Klärungshilfe; zahlreiche Veröffentlichungen.

Ursula Bastänier, Dipl.-Sozialpädagogin; Kinder- und Jugendlichenpsychotherapeutin im Vertiefungsgebiet Systemische Therapie, Systemische Therapeutin (DGSF), Systemische Kinder- und Jugendlichentherapeutin (DGSF); Weiterbildungen in Kinderpsychodrama, traumazentrierte Spieltherapie, Ego-State-Therapie, Hypnotherapie, hypnosystemische Beratung und Therapie; selbstständig arbeitend in Praxis Weiße Villa.

Maria Behr, Dipl.-Sozialpädagogin (FH); Systemische Therapeutin (DGSF); Supervisorin (DGSF); Lehrberaterin (DGSF); Lehrtherapeutin (DGSF); Marte Meo Supervisorin; Sandspieltherapeutin (DGST); Hypnotherapie und Traumatherapie; Tätigkeit an einer psychologischen Beratungsstelle und in eigener Praxis; Trainerin im ifs Essen.

Bernd Brass, Dipl.-Sozialarbeiter, Kinder- und Jugendlichenpsychotherapeut (ST), Lehrtherapeut für Systemische Therapie und Beratung (SG), Systemischer Therapeut (SG) und Systemischer Supervisor (SG), Systemischer Traumatherapeut; 1997 Gründung des Netzwerks für Familientherapie und Beratung (AFT); eigene Praxis in Neuss seit 2003; Lehrtherapeut beim ifs Essen (Institut für Systemische Familientherapie, Supervision und Organisationsentwicklung) seit 2008.

Sebastian Clavée, Kinder- und Jugendlichen-Psychotherapeut (ST), Diplom-Kunsttherapeut, Kunst- und Gestaltungstherapeut (DFKGT), Systemischer Therapeut (DGSF), Supervisor, Erlebnispädagoge (be), Traumatherapeut (ifs); Psychotherapeut in der Kinder- und Jugendpsychiatrie Rheine, Lehrender und Supervisor für systemische Beratung/Therapie; Mitbegründer und Sprecher der DGSF-Fachgruppe »Künstlerische Prozessgestaltung«.

Monika Detscher, staatlich anerkannte Erzieherin; Systemische Therapeutin DGSF, Supervisorin DGSF, Lehrberater DGSF; eigene Praxis seit 2008; Arbeitsschwerpunkte: Beratung und Therapie mit Einzelnen, Paaren und Familien, Supervision, Trainerin beim ifs Essen.

Hannah Lea Dykast, Dipl.-Designerin (M. A.); Systemische Coach, Supervisorin und Organisationsentwicklerin, (bso), dipl. holistische Gesundheitscoach (IIN) und Achtsamkeitstrainerin (RYA); Gastdozentin und Trainerin für Fort- und Weiterbildungen in hybriden Erfahrungsräumen; KRAFTPOL Innovation Services – Agentur für kontinuierlichen Wandel – Zürich/Winterthur Schweiz.

Elke Frohn, M. A. Theaterwissenschaften/Soziologie; Psychodrama-Weiterbildungsleiterin (DFP), lehrende Supervisorin (DGSv, SG) Mediatorin (BM/BMWA), Onlineberatung/Onlinesupervision (DGOB), systemische Organisationsentwicklung; Praxis für heilkundliche Psychotherapie/Supervision und Coaching in München sowie Trainerin für szenische Arbeitsformen in unterschiedlichen Formaten.

Nadja Gabriel, Physiotherapeutin, Dipl.-Pädagogin, Systemische Beraterin, Coachin und Supervisorin (DGSF); Referentin im betrieblichen Gesundheitsmanagement, Beratung und Coaching in einem Industrieunternehmen, freiberufliche Tätigkeit als Supervisorin, Coachin und Team-/Organisationsentwicklerin sowie Lehrende in der systemischen Aus- und Weiterbildung.

David Grade, Dipl.-Pädagoge; Kinder- und Jugendlichen-Psychotherapeut (ST), Instituts- und Fliehendenambulanz KJP Datteln, Vorträge zu Belastungsstörungen, Diversity (u. a.); freie Mitarbeit in Verlagen/ Medien (Uhrwerk, Pegasus, OrkenspalterTV); Autor, Spieleentwickler; zahlreiche Veröffentlichungen.

Carsten Hennig, M. A. Medienwissenschaft (Soz./Psych.); Hochschulzert. Coaching Supervision, Erwachsenenbildung, Wirtschaftspädagogik; Supervisor/Coach (DGSv); Lehrender Systemische Supervision, Coaching, Beratung, OE (DGSF); Governing Board EAC, Vorstand DGfB; bis 2019 Sprecher DGSF-Fachgruppe Humane Arbeit; DGSF-gefördertes Forschungsprojekt »Supervisionsweiterbildung«; Coaching/Supervision seit 2004.

Björn Enno Hermans, Prof. Dr., Dipl.-Psychologe; Professur für Systemische Therapie und Beratung an der MSH Medical School Hamburg, Systemischer Kinder-, Jugendlichen- und Familientherapeut, Multifamilientherapeut, Lehrtherapeut/Lehrsupervisor (DGSF); langjährige Tätigkeit in der Kinder- und Jugendpsychiatrie sowie in Leitungsfunktionen im Sozial- und Gesundheitswesen; Mitglied der Institutsleitung des ifs Essen.

Irene Hochstrat, Dipl.-Sozialarbeiterin, Kinder- und Jugendlichenpsychotherapeutin, Systemische Therapeutin (DGSF), Systemische Supervisorin (SG), Lehrende Therapeutin (DGSF), Lehrende am ifs Essen in der Aus- und Weiterbildung von Systemischen Beratern und Therapeuten, Lehrbeauftragte im Hochschulbereich; eigene Praxis.

Stephanie Jaschke, Psychologin M. Sc., Ergotherapeutin, Systemische Familientherapeutin (DGSF), Supervisorin, Systemische Traumatherapeutin, langjährig tätig im klinischen Bereich der Kinder- und Jugendhilfe sowie in freier Praxis, Mitglied der Institutsleitung des ifs Essen.

Ulf Klein, Dipl.-Psychologe, Lehrtherapeut DGSF und SG, lehrender Coach (SG), Lehrsupervisor DGSF und SG, lehrender Organisationsentwickler (SG), Psychodrama-Therapeut, akkreditierter Supervisor und Selbsterfahrungsleiter bei der Psychotherapeutenkammer; eigene Praxis als Trainer, Coach und Organisationsberater; zahlreiche Veröffentlichungen, vorwiegend zur Verbindung von Psychodrama und Systemischer Therapie.

Tanja Kuhnert, M.A. Management von Gesundheits- und Sozialeinrichtungen, Dipl.-Sozialarbeiterin, Lehrende für systemische Beratung, (Familien-)Therapie, Supervision u. Coaching (DGSF); Traumatherapeutin (PITT), Traumafachberaterin (-pädagogin) (DeGPt, BAG); eigene Praxis: Lösungsraum Köln; Institutsleitung: cambiat-systemisches institut; Redaktionsmitglied systeme; eigene Veröffentlichungen.

Kerstin Kurzius, Krankenschwester, Heilpraktikerin (Psychotherapie), Systemische Supervisorin (SG), Systemische Therapeutin (DGSF), Traumatherapeutin/-pädagogin (zptn), Paartherapeutin (HJI), Grundausbildung in Hypnotherapie, Trainerin am ifs Essen in der Weiterbildung von Systemischen Beratern und Therapeuten, Trainerin für Teamentwicklung im Gesundheitswesen und Coaching für Führungskräfte im Sinne der NA; eigene Praxis und Zentrum für Neue (Systemische) Autorität.

Sylvia Legenbauer, Dipl.-Sozialpädagogin; Systemische Familien- und Paartherapeutin DGSF; Systemische Supervisorin und Coach DGSF; Lehrsupervisorin; Lehrende für systemische Beratung; in eigener Praxis tätig als Paartherapeutin, Supervisorin, Trainerin für Teamentwicklung, Führungscoaching, Moderation von Fachtagen und Workshops; langjährige Angestelltentätigkeit in der Jugendhilfe sowie in einer Erziehungsberatungsstelle.

Jochen Leucht, Dipl.-Pädagoge, Dipl.-Sozialpädagoge, Kinder- und Jugendlichenpsychotherapeut (ST), Systemischer Therapeut (DGSF), Systemischer Supervisor; Lehrender für Systemische Therapie und Kinder- und Jugendlichentherapie (DGSF); Psychotherapeut. Gründer und ehemaliger Leiter von tandem PRAXIS & INSTITUT; fachlich-systemische Leitung am Systemischen Institut (SI) für Aus- und Weiterbildung am Universitätsklinikum Freiburg.

Anke Lingnau-Carduck, Dipl.-Sozialpädagogin; Systemische Therapeutin, Lehrtherapeutin (DGSF); Weiterbildnerin in systemischer Beratung, Therapie, Multifamilientherapie; Supervisorin; Fortbildnerin in Kontexten der Jugendhilfe, Frühen Hilfen, Systemischen Gesundheitsförderung; Lehrbeauftragte an Hochschulen; Vorsitzende der DGSF seit 2019; Beiratsmitglied NZFH seit 2020; eigene Praxis; Veröffentlichungen.

Janine Mertens, Psychologin (M. Sc.); Psychoonkologin (IDZ/DKG), Systemische Therapeutin (DGSF), Systemische Kinder- und Jugendlichentherapeutin (DGSF), Klinische Hypnose/Hypnotherapie (i.A./M.E.G.), Positive Psychologie (IPPM/EUPPA), Trainerin für multimodale Stressbewältigung für Erwachsene, Kinder und Jugendliche; in eigener Praxis tätig und Lehrtherapeutin für systemische Beratung und Therapie.

Klaus Rader, Systemischer Therapeut (DGSF), Supervisor (DGSv), Systemischer Supervisor und Organisationsberater (DGSF), Systemischer Traumatherapeut (ifs), NLP-Master (DVNLP), Heilpraktiker (Psychotherapie), Lehrtherapeut (DGSF und SG), Lehrsupervisor (DGSv); bis 2018 Leiter einer Beratungsstelle, Lehrtherapeut am ifs Essen, Praxis für Therapie und Supervision.

Bernd Reiners, Dipl.-Psychologe, Systemischer Therapeut (DGSF), Lehrtherapeut für systemische Therapie (DGSF), Coach (DGSF), Supervisor (DGSF, DGSv), Lehrsupervisor (DGSv); Arbeitsschwerpunkte: Leitung Kinderschutz-Zentrum Aachen, Supervision, Fortbildung (Kinderschutz, Systemische Therapie); Veröffentlichungen (Kinderschutz, Kinderorientierte Familientherapie).

Stephanie Rusche, Sozialpädagogin (B. sc./NL), Systemische Familientherapeutin, Kinder- und Jugendlichenpsychotherapeutin (ST), verschiedenste therapeutische Tätigkeitsfelder: ambulant, (teil)stationär und aufsuchend; zusätzlich engagiert im Bereich Eltern-Baby-Interventionen und Erwachsenenbildung; in eigener Praxis tätig.

Jenny Schwab, Dipl.-Psychologin; Systemische Therapeutin (DGSF), KJPsychTh (ST und VT), Supervisorin beim ifs Essen, Studienrätin, abgeordnete Lehrkraft für besondere Aufgaben an der TU Dortmund, Fakultät Rehabilitationswissenschaften, Fachbereich Emotionale und Soziale Entwicklung; private Praxis.

Michelle Sowa, Psychologin M. Sc., Systemische Kinder- und Jugendlichenpsychotherapeutin; Weiterbildungen zur Systemischen Familientherapeutin sowie Multifamilientherapeutin und Mehrfamilienarbeit; seit 2012 tätig im Bereich Kinder- und Jugendpsychiatrie, Arbeitsschwerpunkt: Behandlung und Diagnostik von Kindern und deren Bezugssystemen im teilstationären Setting.

Julia Stempel, Dipl.-Psychologin; Systemische Therapeutin (SG) und Supervisorin (DGSF), Traumatherapeutin (EMDR), mehr als 10-jährige Tätigkeit in der Kinder- und Jugendpsychiatrie mit Versorgungsauftrag; Lehrtätigkeit für Soziale Arbeit (FH) und Forschung zu wirksamen Faktoren in der Jugendhilfe (NL); Trainerin für systemische Beratung und Therapie und Traumapädagogik.

Joachim Wenzel, Dr. phil., Dipl.-Pädagoge; Lehrender (DGSF), Promotionsthema »Wandel der Beratung durch Neue Medien«, langjährig tätig als Hauptamtlicher der Telefonseelsorge und wissenschaftlicher Mitarbeiter der Universität Mainz; eigene Praxis; Mitglied der Institutsleitung des ifs Essen.

Angelika Wörle-Gremler, Dipl.-Pädagogin; approbierte Kinder- und Jugendlichen-Psychotherapeutin (ST), Vertiefungen in Traumapädagogik und Traumatherapie, Hochbegabung, Tätig als Frühförderin bis 2019 im Kreis Unna; seit 2019 Kinder- und Jugendlichen-Psychotherapeutin im Jugendamt Recklinghausen mit dem Schwerpunkt plusKita.

Über den Herausgeber

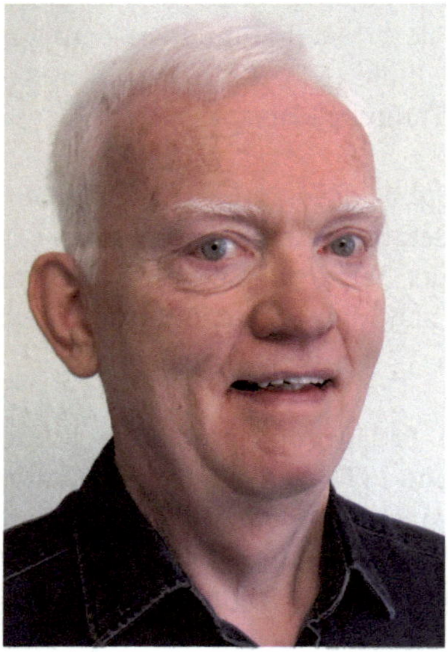

Reinert B. Hanswille, Dipl.-Päd., KJPsychTh (Fachkunde: VT und ST-Zusatztitel), Paar- und Familientherapeut, Supervisor (DGSF, DGSv), Lehrtherapeut (DGSF und SG), Lehrsupervisor (DGSF, SG und DGSv); Organisationsentwickler (DGSF), Spezielle Psychotraumatherapie mit Kindern und Jugendlichen (DeGPT), PITT, EMDR-Therapeut (EMDRIA), EFT-Therapeut, Weiterbildungsberechtigter der PTK NRW (Psychotherapeutenkammer NRW; Sachverständiger beim IMPP; bis 2021 Institutsleiter des ifs (Institut für systemische Familientherapie, Supervision und Organisationsentwicklung); ab 2021 Gesellschafter des ifs, Trainer, Supervisor, Systemische Therapie; zahlreiche Veröffentlichungen, u. a.: *Systemische Traumatherapie. Konzepte und Methoden für die Praxis* (4. Aufl. 2022, zus. mit Annette Kissenbeck).

Wilhelm Rotthaus (Hrsg.)

Fallbuch der Systemischen Therapie mit Kindern und Jugendlichen

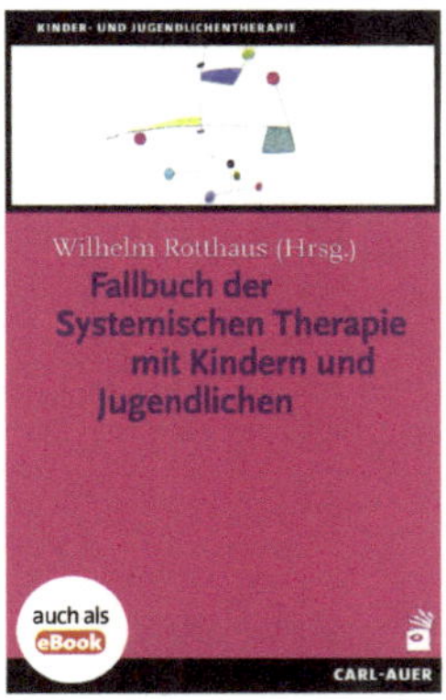

Mit Beiträgen von:
Corina Ahlers • Mathias Berg
Wiltrud Brächter • Barbara Bräutigam
Michael Buscher • Andrea Caby
Filip Caby • Björn Enno Hermans
Alexander Korittko • Maren Krüger
Simone Lamerz • Christoph Möller
Bernd Reiners • Ingo Spitczok von Brisinski • Manfred Vogt
Livia Voneschen • Claudia Wach
Anne Wichtmann • Charlotte Wirl

226 Seiten, Kt, 2020
ISBN 978-3-8497-0351-6

Psychotherapie mit Kindern und Jugendlichen ist eine komplexe Angelegenheit, die auch erfahrenen Therapeut:innen alles abverlangt. Wilhelm Rotthaus hat für diesen Band 16 Fallberichte namhafter Kolleg:innen zusammengestellt, die das Vorgehen und die Besonderheiten systemischer Kinder- und Jugendlichentherapie vermitteln. Die Beiträge decken die gängigen Therapieanlässe in der Altersgruppe von 5 bis 17 Jahren ab, von Angststörungen über Traumafolgestörungen, Anorexia nervosa, Autismus bis zu spezifischen Phobien. Die Autor:innen schildern charakteristische Aspekte ihres therapeutischen Vorgehens in der Arbeit mit Kindern bzw. Jugendlichen und deren Familien. Besonderer Wert wurde darauf gelegt, auch für Nichtsystemiker:innen jeweils nachvollziehbar zu machen, welche Überlegungen den Therapieprozess geleitet haben und welche Therapiefaktoren – Haltung, Setting, Methoden – für besonders wesentlich erachtet wurden. Für die tägliche Praxis ergeben sich daraus wichtige Impulse, um eigene Fälle richtig einzuschätzen und erfolgreich zu behandeln.

„... ein äußerst anregendes und gelungenes ‚Fallbuch der Systemischen Therapie mit Kindern und Jugendlichen', das meiner Ansicht nach in keinem systemischen Bücherregal fehlen sollte."
Systhema

Carl-Auer Verlag • www.carl-auer.de